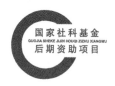

国家社科基金
GUOJIA SHEKE JIJIN HOUQI ZIZHU XIANGMU
后期资助项目

台湾地区
全民健康保险制度研究

Research on Taiwan's Health Insurance System

勇素华 著

九州出版社 JIUZHOUPRESS | 全国百佳图书出版单位

图书在版编目（CIP）数据

台湾地区全民健康保险制度研究 / 勇素华著. -- 北
京 ：九州出版社，2015.5
ISBN 978-7-5108-3680-0

Ⅰ．①台… Ⅱ．①勇… Ⅲ．①医疗保健－医疗保险－
研究－台湾省 Ⅳ．①R197.1

中国版本图书馆CIP数据核字(2015)第094563号

台湾地区全民健康保险制度研究

作　　者　勇素华　著
出版发行　九州出版社
出 版 人　黄宪华
地　　址　北京市西城区阜外大街甲 35 号（100037）
发行电话　(010)68992190/3/5/6
网　　址　www.jiuzhoupress.com
电子信箱　jiuzhou@jiuzhoupress.com
印　　刷　三河市九洲财鑫印刷有限公司
开　　本　787 毫米×1092 毫米　16 开
印　　张　15.25
字　　数　265 千字
版　　次　2015 年 6 月第 1 版
印　　次　2015 年 6 月第 1 次印刷
书　　号　ISBN 978-7-5108-3680-0
定　　价　52.00 元

国家社科基金后期资助项目
出版说明

　　后期资助项目是国家社科基金项目主要类别之一，旨在鼓励广大人文社会科学工作者潜心治学，扎实研究，多出优秀成果，进一步发挥国家社科基金在繁荣发展哲学社会科学中的示范引导作用。后期资助项目主要资助已基本完成且尚未出版的人文社会科学基础研究的优秀学术成果，以资助学术专著为主，也资助少量学术价值较高的资料汇编和学术含量较高的工具书。为扩大后期资助项目的学术影响，促进成果转化，全国哲学社会科学规划办公室按照"统一设计、统一标识、统一版式、形成系列"的总体要求，组织出版国家社科基金后期资助项目成果。

全国哲学社会科学规划办公室

2014 年 7 月

序　言

一

勇素华博士的学位论文《台湾地区全民健康保险制度研究》即将出版面世，嘱我写序。作为论文的指导教师，欣闻出版讯息，我立即向素华表示由衷的祝福。博士论文是勇素华学术生涯的重要里程碑，是她潜心治学的标志性成果。如今出版面世，则可以走向社会，转化为公共资源，以飨学界同仁，并可提供立法理政的历史借鉴，发挥其社会效益，从而实现她多年的夙愿，因此值得我们祝贺和期待。而且，我见证了论文撰写的过程，对勇素华的刻苦治学和创新精神有着颇多的感悟与体认，写序也使我回想起她当时的治学情形。

勇素华籍隶山东乳山，出身农家，沉静谦和，聪慧勤学，2000 年 7 月毕业于曲阜师范大学历史系本科，系统接受了历史专业的知识教育。当年考入南京大学中国近现代史专业，师从史全生教授，攻读硕士学位，她选择了当代台湾研究方向。史教授在民国史、当代台湾史领域具有深厚学术造诣，在学界颇具盛名。经过导师的悉心教诲、指导和提携，勇素华参与了两次重要科研实践，其史学功底和研究能力明显提高。一是参加史教授主持的审计署重大科研项目《中国审计史》第二卷第五章的撰稿，文稿质量较高，导师表示满意，《中国审计史》于 2004 年由中国时代经济出版社出版。接着，2002 年，她被甄选参加台湾郭俊鈗先生资助的"侵华日军暴行研究"项目，调查日军在华实施的细菌战、毒气战的种类与方法，按时完成了研究任务，得到课题组的肯定。同时，独立发表两篇学术论文，在同级硕士生中科研成绩突出，研究能力优秀，受到各方好评。勇素华对史教授的教导和关心颇为感念，她在本书的《后记》中写道："感谢南京大学史全生教授在学习和生活上的照顾。史老师是我硕士阶段的导师，但经常询问学生论文写作、工作的事情，令学生不胜感激。"2003 年夏，勇素华通过论文答辩，获硕士学位，并立即攻读博士学位，方向仍然是当代台湾史。我有幸担任指导教师，遂对勇素华的品行、思想和学问有了更多的了解和认知。

读博期间，勇素华在第一学年修完了全部学位课程，成绩优良，完成了所承担的科研项目，还参加了第六届两岸三地历史学研究生学术研讨会和第二次南京大屠杀史料学术研讨会，提交了会议论文，在分组会议上发言，参与学术讨论和交流。读博期间，发表了多篇学术论文。因表现优异，2005年被评为南京大学优秀研究生标兵。

第二学年，即2004年夏，勇素华开始思考博士论文的选题。在学习专业方向课时，她对台湾的社会保障制度比较关注，对医疗保障制度尤为用力。她注意了解岛内各界对医保制度的研究、评论和报道，阅读和积累了一些文献资料，还撰写了课程论文和读书报告。因此，她提出论文选题为"台湾地区全民健康保险制度研究"，并和我进行了几次讨论和交流。我对这一选题表示肯定和支持，因为岛内全民健保制度是两岸学界的薄弱领域，选题具有学术价值，也有现实针对性，值得做专题考察和研究。但是，难度很大，资料缺乏，涉及多学科的理论和方法，不易掌握和运用，遂向勇素华提出一些解决难题的方法和路径的建议，请她慎重思考和抉择。

经过一番考量和准备，勇素华就这一选题及相关问题向论文指导小组做了说明，得到教授们的认同和批准，遂进入开题阶段。2005年夏，她向指导小组提交了论文开题报告，教授们比较满意，同意撰写论文。2005年冬，勇素华开始进入艰难的研究和撰稿阶段。为了强化论文撰写过程中的及时指导和师生互动，我们约定，根据论文结构安排，逐章撰稿，每写完一章，立即发送导师审读和修改，再反馈作者，为下一章提供写作的参考和借鉴，以使作者及时发现撰写进程中的缺失和问题，并立即加以预防和修正，从而减少失误，避免问题的累积和重复，以确保论文撰写的规范和顺利。勇素华在本书《后记》中感性地回顾了这段艰辛而难忘的撰稿历程，她说："崔老师对本书的选题、立意、大纲、资料搜集、写作均提出了宝贵意见，并付出了大量心血。书中每一章完成后，崔老师均不厌其烦地对其斟字酌句，使文章整体架构更加合理，行文更加顺畅，令学生至为钦佩和敬仰。"

这样，勇素华严格按照约定撰稿，及至2006年5月，她提交了第一稿。我认真阅读了全文，并在总体上进行思考和修订，提出了具体修改建议，师生就此做了深入切磋和交流，制定了修改方案。7月，勇素华提交了第二稿。再按照一稿修改模式做新一轮互动，遂于9月发送第三稿，迅即审读、统稿和定稿。10月提交指导小组审阅通过，再按照教授们的意见做新的修改。11月进行预答辩，通过后，进一步修订。12月正式寄送评阅人，五位评阅专家对论文都予以肯定，评价成绩都是"优秀"，遂提交答辩委员会择期答辩，结果，论文顺利通过答辩，受到五位答辩专家一致好评，成绩5A，并建议授予博士学位。这样，历经两年的准备、撰稿和五次修改，勇素华终于心想事成，推出了这部研究台湾地区全民健保制度的力作，实现了撰写高水平学位论文的夙愿。

二

在论文撰写过程中，作为指导教师，我多次认真阅读和思考过这部著作，也从评阅和答辩专家的评价意见得到诸多启发，最近为了撰写序言，再度阅读了新近修改的文本，又有了新的感悟和心得，仅举其大端，简述如次。

——选题难度较大，兼具重要的学术和现实价值

对勇素华而言，专题研究台湾全民健保制度实属难度较大的选题。其一，选题涉及时间跨度较大，内容庞杂。若要厘清台湾医保制度的环境背景和制度变迁，则须查询和搜集近50年的相关文献资料。这显然是一个不易解决的困难，但却是论文成功的基本要件。其二，选题属于制度史的学术范畴，仅靠历史学理论和方法无法达成论文设定的研究目标，必须运用多学科的理论和方法，这是勇素华需要面对的又一重大难题，因为是初次尝试，更得承受颇大的学术风险。

就选题的研究进展而言，勇素华在本书绪论中认真梳理了海峡两岸关于台湾医保制度研究的学术史：

> 大陆学界多偏于对台湾地区全民健康保险的简单介绍，或从法学、行政学、保险学等角度分析研究台湾地区全民健保制度的阶段性进展，尚没有从历史学角度，对台湾地区全民健康保险制度实施的社会历史背景、制度选择的路径、制度实施过程中的制约因素、制度特点、制度演进的路径及未来发展方向进行系统的研究。

至于岛内研究状况，勇素华在做过梳理和评析后指称：

> 整体而言，岛内学界或者关注研究政策形成过程中政府与社会参与的互动，却忽视了全民健保制度本身构成要素之间互动的分析；或

者侧重分析了各要素之间的互动，又忽略了社会政治、经济对全民健保制度体系的影响。

其实，岛内各界和媒体虽然关心全民健保问题，但大都关注制度利弊得失，并带有泛政治化的倾向，甚至使全民健保问题成为朝野政治攻防的议题，或是官民冲突的热点，至于全面、系统和深入的学术研究却似嫌薄弱。勇素华决心迎难而上，对台湾全民健保制度展开全面系统的专题研究，期能从学术视角对这一涉及诸多社会层面的重要议题提出个人的研究心得，从而发挥学术补强的价值。她在本书绪论中说：

> 全民健保作为台湾地区一项重大的公共福利政策，具有重要的研究价值，它涉及台湾民众、官方、朝野政党、学界、医疗机构、保险业者等多方面利益的冲突和交集，集中体现了当代台湾各种政治和社会力量在公共政策制定上的角力与妥协。因此，有必要对台湾全民健保制度产生的路径、制度立法、制度实施绩效、制度演进等进行系统深入的考察与探讨。这是本人将台湾全民健保制度研究作为学位论文选题的主要动机。

勇素华还从人文关怀的道德高度考量选题的现实意义。她十分关注大陆颇多农民缺乏医疗保障，因病致贫，陷入困境的的状况，期盼国家能够尽快出台有效的医保制度，解决这一紧迫的社会难题。因此研究台湾全民健保制度可以为大陆医保制度建设提供有益的借鉴。

——多方面发掘和搜集文献资料，为研究建构坚实的实证基础

面对文献资料的匮乏，勇素华不畏艰辛，竭尽全力地多方面展开发掘和搜集，据她自述，有南京大学图书馆港台阅览室和报刊室、北京大学图书馆、国家图书馆、台湾大学图书馆、美国德州大学奥斯汀分校图书馆的资料，以及台港师友帮助搜集的大量文献资料，还有相关网站搜寻和下载的信息资料，以尽可能使本书的资料较为全面。其中，主要是台湾官方文献，如"立法院""行政院""总统府"公报，二代健保规划丛书，全民健保相关研讨会会议记录，全民健保统计资料，全民健保规划亲历人回忆录，《中华民国年鉴》《中华民国统计月报》等；岛内主要报刊资料；相关学术著述，包括岛内主要论著、论文及网站资料等。在比较充分占有文献资料后，她着手编制文献目录，进行整理、比对和考订，去伪存真，筛选出较具可信度的资料和数据，从而为文献和实证分析提供比较真实的资料依据，为台湾全民健保的专题研究建构坚实的实证基础，为论文的撰写提供了基本的必要条件。

——坚持历史学本位，运用多学科理论和方法，强化学理分析和论述

这是一篇史学论文，但涉及其他学科范畴。在理论和方法上，着力实现历史学和其他学科的对接与融合是本文重要的学术特色。

首先，坚持历史学本位，一是以唯物史观为基本理论导向，统领多学科研究，同时，在评判台湾全民健保制度的体系建构及其利弊得失时，坚持历史主义观点，力求客观公正地分析论证，旨在符合历史真实。二是以文献和实证分析为基本研究方法，为多学科研究提供真实可信的事实依据，确保历史学的主体性。

其次，选题属于制度史研究，并且由于全民健保制度本身具有跨学科特性，涉及制度学、公共政策学、健康经济学等多学科知识，"只有运用多种学科的理论和方法进行综合性研究，才能对台湾地区全民健保制度的演进及其未来走向进行全面、深入的把握"（勇素华语），因此，在实践中，勇素华根据章节论述需要，有针对性地运用相关学科的理论和方法，对文献和经过实证的事实展开专业性的分析与解释，力求强化学理分析力度，提升论文学术层次。如在论述台湾全民健保制度出台的背景和渊源时，运用制度学理论，检视台湾医保的制度变迁，并与发达国家或地区的医保制度展开比较分析，探讨医保制度变革的路径。在考察全民健保制度立法过程时，则运用法学理论与方法，对关键法条展开法理分析和解读，再从制度学角度深入考论，阐述全民健保制度的内涵和特色。在分析全民健保制度体系时，运用法学、制度学、公共政策学等学科理论，分别深入进行专业性的辨析，厘清其法律体系、政策体系及财务体系，从而构建完整规范的制度框架，深化了学理分析的内涵。

——实事求是地评价全民健保制度

台湾全民健保制度从立法到实施充满了各种争议，有关利弊得失的评估更是众说纷纭，莫衷一是。如何正确评价制度及其绩效成为学界深感棘手的难题，勇素华在通过大量的实证分析后，指出：

全民健保制度的实施，的确给台湾地区民众的健康和医疗带来诸多便利与益处，不仅减轻了民众的医疗费用负担，增加了就医可近性，使岛内民众满意度不断提高，而且在控制整体医疗保健支出成长等方面较有成效，所以享有较好的国际声誉。但是，全民健保在组织功能、保费负担、费率调整机制、医疗品质等方面均有待提高，尤其是医疗资源浪费严重、财务危机频现、医疗生态畸形发展等问题较为突出，已经影响到全民健保的永续经营。其中的原因除了制度本身不完善之外，全民健保制度体系各要素之间的制约机制失灵不容忽视。

这一评价源自充分的事实和数据，包括官方公布的文献资料，社会团体和医疗机构的评估资料，媒体的调查和报道，医患双方的民意调查，世界卫生组织（WHO）、医疗组织及外国专家提供的有关数据资料和评价报告，在经过认真比对、分析和论证后，再实事求是地做出独立思考和判断，因此比较客观公允，贴近岛内医保制度实施的真实状态，具有较强的可信性和说服力。这种严谨求实的科学学风是实现学术创新的基本前提，值得我们肯定和学习。

2011年，勇素华的博士论文荣幸获得国家社科基金后期资助。本书稿是她在博士论文的基础上不断修改完善而成，尤其是增加了对台湾二代健康保险制度和大陆医疗保险制度改革的相关论述。本书既是勇素华学术生涯的重要治学成果，也是她走向未来的新起点。她在台湾全民健保的研究领域，做出了重要学术贡献，但还有诸多有待改进空间。一是更加深入地发掘和搜集文献资料，进一步夯实论文实证分析的基础。二是多学科理论与方法的运用尚须提升层次和水平，包括对相关学科理论、方法的继续学习、掌握和娴熟运用，使学科之间的融合和链接更加严密，并上升为理论创新。三是继续关注台湾全民健保制度的修订及其后续发展，以印证论文的前瞻性和可信性，并可开展课题的持续研究，拟定为中长期的科研项目，长期坚持，不断积累和推进，必将有更多的发现和创新，也将使自己成长为这一研究领域有重要学术影响的新生代学者。

南京大学台湾研究所　崔之清谨识

2015年6月6日

目 录

绪　论

第一节　选题目的与意义

人力资本理论认为，任何一种可以带来未来收益的行为都是投资。每个人的健康状况就是健康资本存量，[①] 即健康本身就是一种资本：健康就是财富。[②] 但疾病、受伤害等损害健康的情事往往是突发性的、偶然性的、不可控制的，容易导致民众劳动能力和经济上的重大损失，因此，医疗保险作为抵御民众健康风险的福利机制，逐渐受到了时人的重视。构建良好的健康保险体系，维护民众的健康，不仅利于提高社会生产能力和生产效率，而且益于改善民众的贫困状况。

美国杜克大学公共政策及政治学助理教授克里斯纳（Anirudh Krishna）与其研究团队，对世界范围内降低贫困途径的成效进行的评估实验，对理解健康保险的意义具有重要的参考价值。该团队花费了四年时间，走访了印度、肯尼亚、秘鲁、乌干达等国家及美国北卡罗来纳州 200个社区的 25000 多户家庭。他们最初发现，在过去 10 年之间，全球已有数百万人受惠于经济成长、开发援助以及勤奋工作而得以脱离贫困的处境。然而，进一步研究却发现：在许多民众受惠于经济成长而摆脱贫困的同时，还有许多原本无虞匮乏的家庭却接连陷入了贫穷的困境，其数量甚至比成功脱困的贫户有过之而无不及，如南非东部的夸祖鲁 – 纳塔尔省由顺境落入困境的新贫家庭有 25%，而摆脱贫困的家庭仅有 10%。其中的原因，除了金融危机、货币崩盘等可能的肇因外，克里斯纳等人研究认为，健康医疗问题是许多家庭家道中落陷入贫困的主要原因，而体制不佳的医疗健保制度更是难辞其咎。调查发现，近 73% 的肯尼亚新贫困家庭认为，他们的经济状况日趋困窘的原因在于健康状况不良，且必须支付极高的医疗成本。印度古加拉特省更有高达 88% 的新贫困户将他们的处境归咎于

---

① 〔美〕西奥多·W. 舒尔茨 (Theodore W. Schultz) 著，贾湛、施伟等译：《人力投资》，北京：华夏出版社，1990 年，第 30 页。

② 〔美〕维克托·R. 福克斯 (Victor R. Fuchs) 著，罗汉、焦艳、朱雪琴译：《谁将生存？健康、经济学和社会选择》，上海：上海人民出版社，2000 年，第 26 页。

健保不彰。在没有良好的健康保险体系照顾的情况下，这些国家一般家庭中一旦有人长期生病，往往会导致全家陷入万劫不复的悲惨境地。即便是美国等富庶国家，也不乏这种现象，近半数破产的美国人是被过高的医疗费用拖垮的。日本则因为很早即实施了良好的全民健保，其民众的贫困率极低。[1]

这项研究结果的价值在于其不仅对各国现行的振兴经济、对抗贫穷政策导向提出了警告，而且从反面说明建立良好的健康保险制度对保障民众健康具有重要意义，且有利于降低一个国家或地区的贫困率。这也就是通常所说的健康保险之收入再分配功能。因此，克里斯纳建议，各国政治领袖除了关心经济成长率、协助贫困家庭走出逆境外，尤其重要的是，还须提供全民负担得起的可靠健康保险，以防止脱贫的家庭因健康危机再度陷入困局。同时，随着社会民主的不断发展，拥有健康保险也逐渐成为民主社会民众享有的一项基本权利，"健康之促进为国家（或地区）最佳之投资"。[2]

众所周知，台湾地区 1995 年建立了全民健康保险制度（即第一代健康保险，简称一代健保），这一举措不仅在岛内产生强烈的反响，而且引起了世界的瞩目。所谓的全民健保是以排除民众医疗经费的障碍为目的，在政府直接或间接管理之下，通过保险技术、组织管理的方式，筹措医疗财源，降低疾病所带来的不确定性，以增进民众健康的社会安全措施。[3] 全民健保制度实施后，由于制度不完善，经历了不断微调、重新规划，2011 年又通过了"全民健保法修正法案"（即第二代健康保险，简称"二代健保"）。该法案是对一代健保制度的完善与修正，从 2013 年 1 月 1 日开始实施。由于全民健康保险规范的是全体民众医疗保健照护的分配与提供，关系每一位民众从胎儿到死亡的一生健康照护，即使岛内实施的义务教育也只提供 9~12 年的保障，而其他社会保险，如失业保险与退休保险，也只不过是对部分情况或以人生的某个阶段为保障范围，均无法与全民健保相比，因此全民健康保险被视为国民党退台后实施的最重大的社会建设。[4] 全民健康保险的实施对台湾社会政治、经济都产生了深远的影响。因此，全民健保制度在台湾实施以来，引起了台湾地区社会各界的关注，也引起了国际医疗保障学者、专家的研究兴趣。笔者认为，全民健保作为

---

① 陈文和：《体制不佳健保，造就新贫》，台湾《中国时报》，2006 年 5 月 23 日（A11 版）。
② 乐晴：《全民健保谁受益？》，台湾《中央月刊》，1995 年 4 月 5 日，第 26 页。
③ 林洸民：《新制度主义的迷思：我国全民健保制度之分析》，台湾东海大学政治学系硕士论文，2002 年，第 67 页。
④ 杨志良主编：《健康保险》，台北：巨流图书公司，1993 年，第 8 页。

台湾地区一项重大的公共福利政策，具有重要的研究价值，它涉及台湾民众、官方、朝野政党、学界、医疗机构、保险业者等多方面利益的冲突和交集，集中体现了当代台湾各种政治和社会力量在公共政策制定上的角力与妥协。因此，有必要对台湾地区全民健保制度产生的路径、制度立法、制度实施绩效、制度演进等进行系统深入的考察与探讨。这是本人将台湾地区全民健保制度研究作为学位论文选题的主要动机。

同时，这一选题还具有一定现实意义。2004年8月暑假期间，我在返校的火车上遇到一位来自山东枣庄的五岁小老乡，他身患胰腺癌，疼痛不已，因无法忍受而一路哭闹不止。更让人揪心的是，他的病需要花费巨资动手术（约需要30万元人民币），而成功的几率却非常低。即使如此，为了能救孩子一命，他的父母（农民）已经把自家的住房和所有值钱的东西全部卖了，还借遍了亲友，却仍然与所需手术费相差甚远。其实，这样的悲剧每天都在发生，甚至更加惨烈。中国大陆近期医疗保障制度改革的步伐不断加快，但到目前为止尚未建立全民健康保险制度，看病贵、看病难的问题依然存在，未参加医保的民众一旦患上重大疾病，如同天塌一般孤立无助，甚至陷入万劫不复的深渊。从世界健康保险的发展来看，实行全民健康保险已经成为大势所趋。大陆目前正处于医疗体制改革和医疗保障体制改革的关键时期，台湾地区的全民健保制度的经验、教训对大陆医疗保险制度改革具有重要的借鉴意义。

第二节　学术史回顾

一、大陆学界对台湾全民健康保险的研究概况

大陆学界对台湾地区全民健保制度进行介绍性分析较多，系统性研究较少。

在期刊论文方面，严峻的《仓促上马的"全民健保制度"》（《台声》，1995年第5期），简单介绍了"行政院"和"立法院"推动台湾全民健康保险仓促上马的互动过程；陈志兴、吴伟泳的《评台湾全民健康保险实施一年结果》（《中国医院管理》，1997年第1期），介绍了岛内全民健康保险实施一年的情况，在肯定全民健康保险实施成效的同时，指出这项保险还存在保险资格、投保金额公平性等争议；《我国台湾省全民健康保险的特点与措施》（《首都医药》，1998年第8期），简单介绍了台湾健康保险制度的基本情况；刘晓强的《台湾全民健康保险制度评价》（《国际医药卫生导报》，2002年第2~3期），对全民健康保险制度进行了一般性陈述，

并评价了 1995~2000 年台湾全民健康保险实施的阶段性成果；林端宜的《台湾健康保险制度观》（《中国中医药信息杂志》，2003 年 2 月），述及台湾全民健康保险的管理体制，并从正反两方面评价了"全民健康保险计划"；宋斌文的《我国台湾地区医疗健康保障制度的演进及其启示》（《台湾研究》，2005 年第 4 期），亦对台湾全民健康保险做了简介，而对其来龙去脉并未详述；李瑞全的《台湾医疗健保制度之公平性：一个初步分析》（《医学与哲学》，2007 年 12 月），采用丹尼尔斯（Norman Daniels）的健康照护改革 10 个基本公平性标记，评价了台湾全民健康保险的公平性；廖添土《中国台湾全民健康保险财务危机论析》（《广东金融学院学报》，2007 年第 1 期）一文分析了台湾全民健保实施到 2007 年发生的三次财务危机，作者认为根源在于健保自身存在管理制度、财务收入和财务支出等方面制度缺陷，要达成健保财务平衡，应该从健保的制度层面上做一番彻底而有效的改革；沈惠平的《台湾"全民健保"制度分析》（《台湾研究》，2010 年第 6 期）认为，台湾在过去几十年里用心检讨十几个国家健保制度的优劣，研拟出一套人人皆可获得医疗服务、高效率的全民健保制度，但是健保也存在财务危机，严重扭曲医疗文化、医疗品质、医学专科平衡发展等问题；朱铭来等的《论台湾地区全民健康保险财务危机——经验与教训之借鉴》（《保险研究》，2010 年第 6 期），重点分析了全民健保融资模式完善机制及相关商业健康保险市场的发展，进而对大陆医疗保障制度建设提出建议；肖林榕等的《2000~2010 年台湾地区全民健康保险发展与改革》（《福建中医药大学学报》，2011 年第 3 期），简述了台湾地区二代健保制度的规划及 2000~2010 年台湾地区全民健康保险的改革措施；林珊珊的《台湾"全民健保"制度改革走向：从"一代健保"到"二代健保"》，分析了从一代健保到二代健保的发展及其存在的不足之处；林珊珊的《台湾"全民健保"制度变迁的考察与启示》（《湘南学院学报》，2012 年第 1 期）分析了台湾地区全民健保的公平与效率，评析了台湾地区 2011 年通过的二代健保法案，并对大陆医疗制度改革提出几点建议；朱婷的《中国大陆全民医保与台湾地区全民健保福利性之比较》（《西北人口》，2012 年第 4 期），指出中国大陆全民医保与台湾地区全民健康保险存在较大差异，借鉴台湾地区健保经验，提出大陆应把医疗保险发展成统一的全民健保等建议；王琬的《台湾医疗保险组织体制：演进路径及其动因分析》（《武汉大学学报（哲学社会科学版）》，2013 年第 1 期），分析了台湾地区医疗保险组织体制的演进及其利弊；周菊香等的《台湾全民健保制度基本情况及启示》（《医院管理论坛》，2014 年第 1 期）从背景、给付范围、自付设计、经费来源、支付设计等方面评介了台湾地区全民健康保险制度，并对大陆医疗保险改革提出建议。

在硕博士论文方面，刘卫东的《海峡两岸医疗保险制度之公民参与比较研究与借鉴》（2005年南京大学社会学系硕士论文）对海峡两岸医疗保险中的公民参与进行了若干分析研究；庄伟廷的《台湾全民健保制度得失论》（2007年中国政法大学行政法学硕士论文），重点分析了有关全面健保的各项法律争议及其解决，并分析了全民健保"中央健保局"、医事服务机构与保险人之间的法律关系；唐绎妍的《台湾全民健康保险及其对大陆的启示》（2007年武汉科技大学社会保障专业硕士论文）通过对台湾地区全民健康保险制度的立法背景、主要内容、实施成效及面临的阶段性问题进行较为全面的分析，进而对大陆医疗保险制度建设提出建议；何艾芸的《台湾地区社会健康保险制度之研究》（2009年复旦大学行政管理专业硕士论文）主要介绍了台湾全民健保的政策演变过程、保险对象及投保单位、保险给付及保险财务，指出全民健保制度的优缺点，并对健保制度的弊端提出改进建议；金伯营的《台湾地区全民健保制度的发展与评析》（2011年吉林大学行政学院硕士论文），分析了一代健保制度相对于旧健保制度、二代健保制度相对于一代健保制度的优越性，指出全民健保制度和二代健保制度改革中存在的问题。

在著作方面，郑秉文等人主编的《当代东亚国家、地区社会保障制度》（北京：法律出版社，2002年），对台湾地区的医疗保险做了介绍，但并未展开分析研究。而黎宗剑等人主编的《台湾地区全民健康保险制度研究与借鉴》（北京：中国经济出版社，2007年），则主要是从保险学的角度对台湾全民健保制度进行研究。

可见，到目前为止，大陆学界多偏于对台湾地区全民健康保险的简单介绍，或从法学、行政学、保险学等角度分析研究台湾地区全民健保制度的阶段性进展，尚没有从历史学角度，对台湾地区全民健康保险制度实施的社会历史背景、制度选择的路径、制度实施过程中的制约因素、制度特点、制度演进的路径及未来发展方向进行系统的研究。

二、台湾地区全民健康保险研究概况

台湾地区全民健保制度的实施，不仅关系岛内每位民众的健康，而且对岛内医疗体系乃至经济、政治发展均有重要影响，故而成为岛内社会各界关注的政策热点。岛内对全民健保的评价和研究可谓汗牛充栋，台湾学

者刘淑惠将之分为两大类：①

第一类是为配合全民健保政策实际运作所需的制度设计的相关探讨，主要是在既定的政策框架内讨论问题，包括在全民健保政策实施前出现的大量论文，以及实施后对各种现实问题与可能的改革方案的探讨。如"卫生署"的委托计划、"经济建设委员会"的规划与探讨、"国家卫生研究院"和"中央研究院经济研究所"的专家学者对全民健保政策走向的预测与建议等。这些政策讨论对全民健保制度研究具有重要的参考价值，有的甚至已经成为全民健保制度的重要内容。但是，正如刘淑惠观察到的，这些由政府所主导的健保议题及学者的相关研究，多半属于全民健保政策实施的技术层面的论述或对个别实质问题的探讨，主要是为配合推动健保政策实施的需求而来，②难以揭示全民健保制度演变的历史及全貌。

第二类著述主要是各高等院校社会学系、社会福利研究所的教授和博硕士生的研究成果，侧重分析和研究全民健保政策形成过程、动因及可能的影响。如在台湾地区的"全国博硕士论文资讯网"中，③以"全民健康保险"为关键词就有大量硕博士论文。这些论文主要集中于对全民健保的财源筹措与支付制度、药品给付方案、转诊制度、民众满意度及全民健保制度实施后对制药产业、医疗体系产生的影响等问题的研究，还有以某个地区、某个医院为研究对象，或研究某一疾病或药品的使用等，这些针对问题或个案的专题研究对台湾地区全民健保制度的变革和发展是必要的，但是却呈现碎化研究的趋势。到目前为止，从社会整体角度剖析全民健保制度形成及其发展的论述主要有以下几篇：

1. Lin, Kuo-Ming（林国明，1997年）在美国耶鲁大学完成的博士论文：《从威权主义到国家主义：台湾全民健保政策》，④侧重在台湾民主化过程大背景下，考察全民健保政策制定过程中的社会参与程度。文中指出台湾的威权体制形塑了既有社会保险体制，并留下了亟待解决的保险财务难题。虽然产生于政治民主化的过程中，但全民健保计划的形成并没有更广泛的社会参与，仍然严格控制在政府和技术官僚的范围，专家精英实际上决定了全民健保项目，并且单方面设定了全民健保的治理规则。这种政府决定健保制度体系的模式，虽然减少了许多政府无法有效控制的民众自发

---

① 刘淑惠：《党国体制下全民健保政策的政治分析（1994~2000）》，台湾大学政治研究所博士论文，2002年，第23页。

② 刘淑惠：《党国体制下全民健保政策的政治分析（1994~2000）》，第3页。

③ http://etds.ncl.edu.tw/theabs.

④ Lin, Kuo-Ming, "From authoritarianism to statism: The politics of national health insurance in Taiwan", Yale University, 1997.

行为，但是民间社会对政策的参与严重不足，给全民健保体系带来了许多消极的后果。回到台湾后，林先生采用西方的理论，连续发表了多篇有关全民健保的文章，本人从其文章中受益匪浅。但是，林先生的研究重点在于官方与民间之间在健保问题上的互动，重在关注民间参与意识的提升，却没有探讨全民健保制度的整体演变。

2. 刘淑惠的《党国体制下全民健保政策的政治分析》（2002 年），在吸收了林国明等人研究成果的基础上，分析了全民健保政策的形成及其合法化的过程。她认为，虽然"立法院"全面改选，使得"立法院"的政治生态发生极大变化，民主化的浪潮导致"党国体制"的局部松动，对全民健保制度的加速出台颇有助益，但由于全民健保政策规划工作局限在官僚与技术专家所支配的领域，各种社会团体的意见几乎未被体制性的管道纳入，尤其是医疗团体的利益与意见未受到重视，因此全民健保规划几乎完全被隔绝于台湾地区民主化的浪潮之外。同时，对于全民健保实施过程中（1995~2000 年）存在的财务危机、地方政府的欠费问题、全民健保政策公平性及其对医疗专业的影响，作者均有所论述。当然，刘淑惠的论文仅研究了 2000 年前全民健保的情况，对于以后全民健保制度出现的新情况尚未涉及。

3. 林洸民的《新制度主义的迷思：我国全民健康保险制度之分析》（2002 年），提出的核心问题是：全民健保制度施行初期尚有结余，为何后来却逐渐入不敷出，重蹈劳保体系的覆辙。[①] 在论述过程中，作者对学界运用新制度主义分析和解释全民健保制度的形成、实施及出现的问题提出了诸多质疑。作者认为：（1）理性选择的观点，虽然能够解释全民健保制度形成过程中，各政党以利益最大化争取选民的事实，但是，现实中还存在着许多会影响制度存续、变迁的因素，如果仅从效率性的角度来看一个制度是否完善，将受到极大的限制。（2）社会学强调文化对于个人与制度的影响。台湾地区的全民健保是参酌欧美国家社会保险相关经验而形成的一套制度，只是由于缺乏欧美国家或地区的文化环境等背景因素就贸然实施，使得全民健保实施不久便步上公保、劳保时代财务困窘的后尘。但是，文化因素对于个人浪费行为并不具有规范性，因此，从社会学角度出发的分析途径同样具有无法解释的盲点。（3）从历史制度论观察，全民健保制度形成过程中的确存在路径依赖的现象。但是，如果将全民健保的变迁一味地视为历史承续的结果，则全民健保将成为一种"必要的恶"，而

---

① 林洸民：《新制度主义的迷思：我国全民健保制度之分析》，台湾东海大学政治学系硕士论文，2002 年，第 94 页。

非为改善现制而生。作者的结论是，从全民健保的分析来看，新制度主义的研究途径并非万灵药。可是，他提出了问题，却没有找到解决问题的理论和方法。

4. 黄丽莲的论文《以系统动力学研究保险人、被保险人及医疗机构之决策互动对健保财务与品质的影响》（2002 年），探讨了保险人、被保险人及医疗机构的决策互动对健保财务与品质的影响。文章结论认为，全民健保医疗品质与财务之间存在矛盾。如果尽量压低医疗机构的收入，则病患每次门诊自费额较高、等候住院人数多；如果要保证医疗品质，被保险人缴交的保费就应该相应增加。因此，作者对被保险人的建议是培养健康生活习惯、做好健康检查等；对保险人的建议是促进被保险人健康，自然减少被保险人的医疗服务需求量，持续监测医疗品质指标等；对医疗机构的建议则是共同采购医疗器材来降低单位成本，或采整合式医疗服务经营模式来减少重复的检查所造成的不必要费用支出等。但是，作者只研究全民健保各要素之间的互动，却忽略社会政治、经济对全民健保制度体系各要素决策的影响，如保险人的决策受到"卫生署"、立法部门的影响较大，忽略了这一影响，将无法认清全民健保财务问题的根本所在。

5. 赵孟捷的论文《从一代健保到二代健保——渐进式制度变迁论的解释》（2013 年），认为过去对全民健保的研究，学者大多在讨论体制优劣的问题与公平性问题，而忽略了政治可行性的问题。该文从全民健保制度变迁的历史，去探索全民健保于财务方面的变革、可能遭遇到的政治困境与机会，并以此解释制度变迁的路径。作者透过历史制度主义和渐进式的制度改革理论解释台湾地区全民健保制度变迁的模式，但对于全民健保制度的实施对台湾社会的影响，尤其是对整体医疗体系的影响等，缺乏较为系统的分析与论证。

此外，还有少数论文尝试由政策过程或政治分析的角度去解释全民健保政策形成的原因，以及政策的可能影响。[1] 但是，整体而言，岛内学界或者关注研究政策形成过程中政府与社会参与的互动，却忽视了全民健保制度本身构成要素之间互动的分析；或者侧重分析了各要素之间的互动，

---

[1]　Tang, Wen-hui Anna, "State, Politics, and National Health Insurance in Taiwan"（*The American Asian Review*, Vol.XV, No.3, 1997, pp.59-103.）；李冠毅的《台湾全民健保政策之政治经济分析》（台湾大学三民主义研究所硕士论文，1997 年）、白佳惠的《全民健保法合法化过程之研究》（台湾政治大学公共行政研究所硕士论文，1995 年）、林慧芬的《我国全民健保政策制定过程之探讨》（台湾中正大学社会福利研究所硕士论文，1993 年）等。参阅刘淑惠：《党国体制下全民健保政策的政治分析（1994~2000）》，第 23~24 页。

又忽略了社会政治、经济对全民健保制度体系的影响。

在著作方面，令人印象深刻的是 2012 年黄煌雄等著的《全民健保总体检》一书。著者搜集了大量一手资料，在台湾地区实地访查 144 家医院、1010 家诊所或卫生所（室），听取 3000 多名医界人士的心声，访谈了自全民健保开办后的历任"卫生署署长""健保局总经理"、负责规划全民健保的"部会首长"及专家学者、"行政院及相关部会首长"，所以该书对全民健保制度研究具有重要参考价值。唯一的缺憾是，该书未深刻分析台湾地区政治环境给全民健保发展带来的深刻隐忧。

因此，本书从历史学的角度，不仅以制度演变的路径厘清全民健保制度形成和发展的历史脉络，而且着力观察全民健保制度实施过程中的人——包括保险人、医疗机构、被保险人及"立法委员们"之间的互动，及其对全民健保制度实施产生的影响，并对全民健保制度实施的阶段、绩效及未来走向进行全程考察，以对全民健保制度进行比较深入的学理分析和解释。

三、国外学者对台湾地区全民健保的研究概况

国外学界也有多篇论文涉及台湾地区全民健保问题。通过从南京大学图书馆网络搜索的英文期刊论文来看，国外学者较注重对全民健保实施的后续影响的研究，如全民健保实施对岛内私人保险[1]、家庭储蓄[2]、妇女劳动力供应[3]、儿童照看利用[4] 等产生的影响。总体而言，国际社会对台湾地区的全民健保制度赞赏有加，但是对其制度演变的脉络同样缺乏系统和全程的考察与研究。

Hye Kyung Son Annette 认为，之前已有的研究，注重台湾健康保险的发展，均缺乏从自身发展角度对全民健保的历史性考察。他的文章"Taiwan's path to national health insurance (1950-1995)"（2001）致力于比

---

① Liu, Tsai-Ching ; Chen, Chin-Shyan, "An analysis of private health insurance purchasing decisions with national health insurance in Taiwan", *Social Science and Medicine*, Volume 55, Issue 5, September 2002,pp.755-774.

② Chou , Shin-Yi; Liu , Jin-Tan; Hammitt , James K, "National Health Insurance and precautionary saving: evidence from Taiwan", *Journal of Public Economics*, Volume 87, Issue 9-10, September 2003,pp.1873-1894.

③ Chou, Y. J.; Staiger, Douglas, "Health insurance and female labor supply in Taiwan", *Journal of Health Economics*, Volume 20, Issue 2, March 2001,pp.187-211.

④ Chen, Likwang; Yang, Wen-shan, Syu, Ci-Yong; Lin, Cheng-Ching , "Utilization of well-baby care visits provided by Taiwan's National Health Insurance Program", *Social Science and Medicine*, Volume 59, Issue 8, October 2004, pp.1647-1659.

较、历史性、理论性视角的研究。其研究的两大目标，一是最基本的目标——检视台湾地区健康保险的起源到其完成的整个过程，即从1950年台湾地区劳工保险实施，到1995年全民健康保险制度的实施；二是探究在台湾健康保险演进过程中的一些解释性的因素。[1]

Tsung-Mei Cheng 在 "Taiwan's New National Health Insurance Program: Genesis and Experience So Far"（2003）一文中，[2] 分析了台湾地区能够建立全民健保制度的诱因：首先，民众有实行全民健保的强烈愿望与要求。第二，反对党的挑战。第三，持续的经济发展形成的繁荣时代使得全民健保的实施成为可能。作者指出，台湾地区公共财产面临因私人滥用以寻求自我福利最大化而过度耗损的风险。而全民健保制度的政策制定者面临的挑战则是教育公众认识到社会健康保险体系也面临类似威胁的现实。

Joseph Wong 在 *Healthy Democracies: Welfare Politics in Taiwan and South Korea*（2004）一书中认为，[3] 虽然经济全球化理论告诉我们福利政府正在衰退，但很少有学者强调民主转变在福利国家发展中的重要作用，而台湾地区和韩国就是民主转型的政治紧迫性如何能逃避经济全球化的逻辑的例证。作者关注民主转变对社会政策制定的影响，如民主影响什么政治想法被讨论，什么社会问题被界定，什么决定最终被做出。作者认为民主改革催生了全民健保被作为政治优先考虑事件的条件，尤其是，民主的突破影响了健康政策议程设置的进程。因此，作者认为民主转型的政治是福利政府在台湾发展的关键变量。但是笔者认为，一方面，民主转变对社会福利发展有正向作用，但并不必然导致社会福利水平的提高。正如台湾大学教授古允文评价的，[4] 不能如 Joseph Wong 那样斩钉截铁地强调民主化对社会福利有正向影响，否则我们无法解释为什么民主社会中产生福利倒退的情形，台湾地区在民进党执政后的社会福利发展就处于这样的困境中。在探讨台湾的福利发展时，不仅须考量台湾岛内的政治结构、经济模式等内在因素，还须考量全球政治经济情势的外在因素。另一方面，在分析台湾地区全民健保制度规定的动因时可知，民主化的确加速了全民健保制度

---

① Hye Kyung Son Annette, "Taiwan's path to national health insurance (1950-1995)", *International Social Welfare*, 2001:10:45-53.

② Tsung-Mei Cheng, "Taiwan's New National Health Insurance Program: Genesis and Experience So Far", *Health Aff*, 2003:3:61-76.

③ Joseph Wong, *Healthy Democracies: Welfare Politics in Taiwan and South Korea*, Cornell University Press, 2004.

④ 古允文：《民主化与社会福利：评 Joseph Wong, Healthy Democracies: Welfare Politics in Taiwan and South Korea》，《台湾社会学刊》，2006年第36期，第227~228页。

的实施，但国民党当局的主动作为亦不应该被忽视。因为民主化前的上世纪七八十年代之交，台湾执政高层就有感于社会福利制度赶不上经济发展，亦与人民的需求脱节，早在俞国华宣布规划全民健保之前，台湾当局已透过"财政部长"李国鼎、后来的"经建会主委"钱复等向美国哈佛大学健康保险专家萧庆伦教授多次请益，[①] 探讨台湾实行全民健保相关问题。

第三节　文献资料综述

台湾全民健保的实施，作为当代发生的、并正在进行的事件，其材料可谓相当丰富，只是由于政治原因，目前大陆还无法方便地搜集、阅览台湾地区官方的资料。因此本人尽量搜集了大陆能够查找的有关全民健保的文献资料，主要包括南京大学图书馆港台阅览室的报刊资料、英文阅览室图书，国家图书馆港台阅览室的相关书籍及期刊室的"立法院公报"和"行政院公报"等资料。此外，还在上海图书馆搜集了相关文章，委托师友从台湾地区购买了全民健保规划报告、二代健保规划丛书等材料。获得国家社科基金后期资助后，2012年本人得以到台湾大学短暂交流，查阅补充了台湾地区出版的部分最新文献。2013年，本人又利用在美国德州大学奥斯汀分校访学的机会，查阅了相关的英文研究成果，以尽可能使本书的研究资料较为全面。

上述资料中，文献材料主要包括"立法院公报""行政院公报""总统府公报"、二代健保规划丛书、全民健保相关研讨会会议记录、全民健保统计资料、全民健保规划亲历人回忆录、《中华民国年鉴》《中华民国统计月报》、台湾地区的报刊（《中国时报》《中央日报》《联合报》《经济日报》）、"卫生署"网站资料等。

已有的研究成果主要包括：相关学者研究论文、台湾地区"全国博硕士论文资讯网"的博硕士论文、杂志文章（《经济前瞻》《台湾社会研究季刊》《思与言》《台湾社会学》《台经》《台湾经济金融月刊》《远见杂志》《新新闻周报》等）及相关网站资料等。

第四节　研究方法与论述框架

本研究属于制度变迁史研究的论文。制度变迁是把制度当作因变量，

---

① 王丰：《全民健保——最实惠的台湾奇迹》，《南方人物周刊》，2009年第36期，第70页。

分析其产生、发展、转型、更迭的动态过程。制度的产生不是一蹴而就的，往往是在原有制度的基础上调整、转变，是对历史传统的延续和继承，因此制度转变的过程具有明显的路径依赖特征。"路径依赖"一词源于对生物进化路径的描述，即生物进化一旦进入某一路径就会沿着该路径一直发展下去，并锁定在该路径上。美国经济史学家保罗·大卫（Paul A. David将路径依赖引入经济学的研究范畴，以解释技术变迁中的问题。1990 年，美国著名制度经济史学者道路拉斯·诺斯（Douglass C. North）首次将技术变迁的路径依赖问题引入制度变迁的研究中，形成了制度变迁的路径依赖理论。历史制度主义学者保罗·皮尔逊（Paul Pierson）等人又将诺斯的新制度经济学理论借用到国家与制度的政治分析中，开创了历史制度主义的一个重要理论方向。路径依赖理论的主要观点有：

首先，强调历史的重要性，认为制度变迁依赖于初始条件的选择，偶然的历史事件是决定制度变迁走上哪一条路径的重要影响因素。一方面，制度的建立或变迁，并不是凭空而来的，而是建立在先前制度的基础之上，[①]初始制度选择决定了制度变迁的可能方向。另一方面，制度变迁过程中，在既有制度基础上的变动比较容易得到社会的支持，而脱离现实的制度体系进行全面、理性设计的制度，则往往难以实施。

其次，强调时间的重要性，以体现历史演变的不可逆性。也就是说，在某一特定时间上形成的历史轨迹，将制约接续事件的发展方向，并提供行动者进行策略选择的限制条件与机会。

第三，强调制度的自我强化和增长回报作用。皮尔逊认为，所谓"增长回报"是指在经济生活中，过去的技术、经验和制度规范将不断产生自我维持和自我强化功能，使得随后发展的技术选择、制度变革和总体效果具有过去的要素特征，并倾向于维持过去的结构和关系，从而与其他选择相比形成一种优势地位。正是增长回报的机理，促生了制度的路径依赖性。[②]

可见，路径依赖理论告诉我们，一旦制度变迁进入某一条路径，它将沿着该既定的路径一直发展下去，即使这一路径可能是低效率甚至是无效率的。在这一过程中，行为者建立在对制度转变的主观理解、解决问题的能力、既得利益、转换成本等基础上的主观抉择，在制度变迁中起着至关重要的作用。既得利益者更趋于自我强化既得利益。而先前的制度选择能

---

① 林洸民：《新制度主义的迷思：我国全民健保制度之分析》，第 93 页。
② 刘圣中：《历史制度主义》，上海：上海人民出版社，2010 年，第 127 页。

够慢慢塑造人们的观念、态度、行为，甚至偏好，[①] 使人们形成惯性，进而大大增加制度转置的成本。尤其社会福利制度又具有刚性特征，其一旦形成，社会公众中的受益者就会形成一种强大的、自我维持的趋势，无法接受任何减少福利、改变福利的政策，使制度转变的成本普遍提高。当然，路径依赖理论在制度变迁研究中的缺陷亦较为明显，主要表现在：一是忽视制度变迁主体在制度变迁中发挥的主体能动作用。二是路径依赖理论排除路径内生的可能性。[②] 三是路径依赖思想更多被用来分析过去对现在的约束，而不是研究对路径依赖的破解，从而导致这种思想缺乏面向未来的实际应用价值等等。[③] 也就是说，路径依赖理论在解释过去对现在的约束即历史延续性方面，具有较强的说服力，但在解释制度变化、新增制度内容以及预测未来方面，则显得力不从心。

在分析台湾地区原有社会保险到全民健保制度的转变、从一代健保到二代健保演变的过程中，可以发现被保险人身份划分、以薪资为费基、医疗费用支付标准、"中央健保局"的组织体制等相关政策一直被延续至今，虽然这些政策备受质疑，但仍然不断被沿用，其中表现出明显的路径依赖特征，对此，本书将借鉴路径依赖理论加以分析。而对于国民党为什么要主动实施全民健保制度，未来全民健保制度的发展如何，从一代健保制度到二代健保制度转变过程中新增的内容如何解释等问题，则无法使用路径依赖理论加以分析，因为这些问题涉及历史学、政治经济学、公共政策学、健康经济学等多学科理论，既要考虑台湾地区自身健康保险制度变迁的诱因、动力，又要考虑世界医疗保险制度发展对全民健保制度变迁路径选择的影响。

综上，笔者认为，只有运用多种学科的理论和方法进行综合性研究，才能对台湾地区全民健保制度的演进及其未来走向进行全面、深入的把握。本书将坚持唯物史观的基本理论导向，力求较为全面地搜集和掌握有关台湾地区健康、医疗、保险等方面的文献资料，运用历史学的方法，构筑文献和实证分析的基础。在有关制度转变的分析、解释和评价上，除了适当运用制度学路径依赖理论外，还采用理性选择、公共产品等理论、方法，

① Sven Steinmo, Kathleen Thelen, and Frank Longstreth eds., *Structuring Politics: Historical Institutionalism in Comparative Analysis*, Cambridge: Cambridge University Press, 1992. 参阅何俊志、任军锋、朱德米编译：《新制度主义政治学译文精选》，天津：天津人民出版社，2007 年，第 172 页。
② 时晓虹等：《"路径依赖"理论新解》，《经济学家》，2014 年第 6 期，第 55 页。
③ 尹贻梅、刘志高、刘卫东：《路径依赖理论研究进展评析》，《外国经济与管理》，2011 年第 8 期，第 5 页。

合理架构本书。

本书基本架构比较简洁明晰。除了绪论部分以外，全文分为六章，可以划分为四部分：

第一部分包括第一、二两章，阐述了台湾地区全民健保制度实施的背景。其中，第一章，概述了世界社会医疗保险类型、发展阶段及其发展趋势，从而为研究台湾地区社会保险制度变迁、全民健保制度选择的路径提供了较为广阔的国际背景。第二章，分析了台湾地区全民健保立法的制度背景和社会背景。在全民健保实施之前，台湾既有的社会保险制度存在的体系分散、资源分配不公、财务收支严重不平衡等问题，成为推动当局规划全民健保的动力之一，这是全民健保制度实施的制度背景。此外，20世纪80年代中期以来，台湾地区经济发展、政治民主化、政党竞争、民意要求多元化等因素，都促使国民党当局不得不推动全民健保政策的实施，这成为全民健保实施的社会背景。

第二部分是全文的论述主体，包括第三、四、五章，阐述了全民健保制度选择的路径、制度体系、实施的阶段和绩效。其中，第三章，详细阐述了全民健保规划和立法过程，分析了全民健保制度选择的路径。笔者认为，全民健保制度与既有社会保险制度之间具有明显的路径依赖关系。第四章，深入分析全民健保的制度体系，分为法律体系、构成要素及其相互关系、财务制度三个面向加以阐述。第五章，阐述了全民健保实施的过程、绩效和存在的问题。笔者认为，全民健保制度的实施为岛内民众的健康提供了制度保障，基本上避免了"因病而贫、因贫而病"的问题。当然，在众多成就背后，全民健保制度还存在保险费率调整机制失灵、保费负担争议不断、保险财务危机频现等诸多问题，以致行政部门不得不想尽办法开源节流，并积极规划全民健保改革方案，为全民健保制度"永续经营"寻找出路。

第三部分是第六章，重点论述了二代健保法案的规划，"二代健保法"的主要内容及其评价，以预测全民健保制度未来的走向。笔者认为，从公平性而言，"二代健保法"扩大了保险的覆盖范围、部分纠正了保费负担不公的现象，使得台湾地区全民健保制度向着公平方向又迈进了一步。但二代健保法案的实施并不意味着台湾全民健保制度改革结束，而是一个新的开始。台湾地区全民健保制度未来规划以"家户总所得"为费基的方案仍难以实施，全民健保制度应该加以理性规划，有准确的目标定位，保费和保险费率应根据精算结果依法调整，积极应对人口老龄化带来的财务压力。

最后，在结语部分，对大陆当前医疗保险改革提出几点建言。

第五节　主要学术创新与不足

本书创新之处：

1. 选题较新颖。台湾地区全民健保制度涉及面广、投资大、影响深远，对它的研究不仅具有重要的学术价值，而且对大陆医疗保险改革具有现实借鉴意义。本研究是较为系统考察和深入分析台湾地区全民健保制度及其实践的学术论文。而且，笔者认真吸纳了岛内外学界的优秀研究成果，并注重文献和实证的分析，采取综合研究的方法，从而取得了新的学术进展。

2. 理论运用有所突破。笔者着力运用历史学的理论和方法，通过文献和实证的分析，构建了综合研究的坚实基础。而且，借鉴和采用制度学、公共政策学等理论，如采用路径依赖理论研究全民健保的制度选择和结构形态，为相关研究提供了新的思路。同时运用理性选择和公共物品等前沿理论，揭示全民健保实施过程中出现的种种现象，分析其产生的复杂动因。

3. 在肯定台湾地区全民健保成绩的同时，对其所存在的问题进行了深入探讨，对台湾地区全民健保的走向提出建言。

4. 文章对大陆医疗保险制度改革提供建言。

当然，本书也存在一些不足之处。主要如下：（1）材料不尽如人意，不仅"行政院""立法院""中央健康保险局""卫生署"等网站常无从涉足，就是《全民健保双月刊》《台湾医界》《医院杂志》《研考双月刊》《公共卫生》《社区发展季刊》《台湾社会福利发展学刊》《政策月刊》《公共管理》《国家政策双周刊》等收录全民健保相关文章的报刊资料亦难以查阅，笔者对此深感遗憾和无奈。本人虽然到台湾交流半个月，查阅补充了一些资料，但由于时间短暂，无法深入了解全民健保实施的现实情况，故希望将来有机会到台湾进行有关全民健康保险实地访查，全面查阅相关资料，深化本课题研究。（2）本书主要从历史学的角度研究台湾地区全民健保制度的演进，在相关问题分析、评述中引用其他国家或地区的医疗保险经验加以分析，未将其与其他国家或地区的医疗保险制度进行比较研究。（3）在理论方面，由于对新制度经济学理论、公共选择理论、公民参与理论等跨学科的理论理解不够准确和透彻，因而尚难做到批判吸收，只能尝试运用这些理论去分析和解释现象。总之，限于笔者的学识和水平，以及客观环境的制约，笔者虽竭尽所能，夜以继日，不断修改完善全文，但文中的诸多缺失仍在所难免，祈望各位读者不吝赐教。

第一章　社会医疗保险制度概论

现代社会保障制度的建立被称为 20 世纪人类最重要的制度文明之一，是现代社会安全体系乃至文明的标志。[①] 它是随着机器大工业代替传统的手工业生产，原有家庭的保障功能日趋衰微而逐渐产生的。在 1883 年，德国首相俾斯麦颁布了世界上第一个社会保险法——《疾病保险法》，开现代社会保障制度的先河，也标志着强制性社会医疗保险制度的诞生。社会医疗保障制度或社会安全网的建立和扩张都在某种程度上促使收入不公增长趋势减缓，[②] 即现代社会保障制度具有收入再分配的功能。因此，社会医疗保障受到了颇多国家和政府的重视，当今世界上大多数国家或地区相继建立了现代社会医疗保障制度。

第一节　社会保险等相关概念

目前，对社会人群的风险保障有许多相近的词汇，如社会保障、社会福利、社会救助、社会保险等。它们定义各不相同，所包含的范围具有相容性。

社会保障的概念，在不同的国家和社会组织有不同的理解。其中，国际劳工局社会保障司编著的《社会保障导论》（*Introduction to Social Security*）（日内瓦，1989 年）一书将社会保障概括为："社会通过一系列的公共措施向其成员提供的用以抵御因疾病、生育、工伤、失业、伤残、年老和死亡而丧失收入或收入锐减引起的经济和社会灾难的保护，医疗保险的提供，以及有子女家庭补贴的提供。"[③] 这一概念为大多数学者所认同，可见社会保障包含的范围很广，其中包括医疗保险。

[①] 郑秉文、和春雷主编：《社会保障分析导论》，《当代社会保障制度研究丛书》，北京：法律出版社，2001 年，导论。

[②] 肯·卡米拉达（Koen Caminada）、凯斯·P. 刚兹沃德（Kees P. Goudswaard）：《经济合作与发展组织国家的收入分配和社会保障》，载罗兰德·斯哥（Roland Sigg）等编，华迎放等译：《地球村的社会保障——全球化和社会保障面临的挑战》，北京：中国劳动社会保障出版社，2004 年，第 162 页。

[③] 郑秉文、和春雷主编：《社会保障分析导论》，第 3 页。

社会福利有广义和狭义两种不同的内涵。[①] 狭义的社会福利一般是指由国家出资兴办的各项福利事业和发放的各种福利津贴的总称，主要包括社会救助、社会援助、社会补贴等。狭义的社会福利费用在社会保障总支出中一般只占很小的比例。广义的社会福利泛指由国家的社会政策决定的、包括非官办的具有福利性服务性质的所有事业，如社会保险、社会援助、社会补贴、社会服务、慈善事业、公共住宅、免费教育等。

因此，广义上的社会福利与社会保障的范围基本相同，包括社会保险、社会救助、社会福利服务、教育等方面的福利。社会福利体系的结构也因国家和机构不同而具有相异的项目组合。如英国的社会福利体系包括社会保险、社会补助、社会救助、保健服务、社会服务五个项目；德国的社会福利包括社会保险、社会救助、事故保险、住房和教育等；美国则包括社会保险、社会救助、退伍军人补助、老人医疗服务、教育和住房等项目。在中国台湾地区，社会福利的范围至今没有定论，大体亦有狭义和广义之分。其中，狭义的社会福利包括社会保险、社会救助、福利服务、民众就业、医疗保健等项。而广义的社会福利除了包括狭义的社会福利外，还包括社区发展、环境保护、退休抚恤等八大项。[②] 总之，社会保险和社会救助是多数国家或地区社会福利的基本项目之一。

社会保险一般是通过国家或政府立法强制实施的，以权利和义务关系相对等为条件的，以保险形式对社会有关成员实施的保障措施。[③] 社会保险一般包括医疗保险、生育保险、伤害保险、老年保险（退休保险）等项目。社会医疗保险只是社会保险的一种，其内涵是"政府代表整个社会来提供一种公共物品或准公共物品，以确保全体国民的基本身心健康，进而保障全民的集体健康安全，以收到风险分担，互助合作，提高全人类的健康与发展的保障功能"。[④] 社会医疗保险是利用损失分担与危险分散原则，借由多数人投保来分担少数人所发生的危险事故，进行医疗服务费用补偿，从而实行收入再分配的一种社会保障制度。与商业医疗保险相比，社会医疗保险是以社会大多数人为对象，甚至是强制性的，并不以营利为目的，因此，社会保险的保费负担往往不是以民众的疾病风险来计算的，相

---

① 刘燕生：《社会保障的起源、发展和道路选择》，《当代社会保障制度研究丛书》，北京：法律出版社，2001 年，第 6 页。

② 罗纪琼：《浅谈国家建设六年计划有关社会福利之内容》，台湾《台湾经济预测与政策》第 22 卷第 1 期，1991 年 4 月，第 121 页。

③ 刘燕生：《社会保障的起源、发展和道路选择》，第 5 页。

④ 许中正：《社会医疗保险：制度选择与管理模式》，北京：社会科学文献出版社，2002 年，第 17 页。

反，无力承担保费的低收入群体还可以享受政府的医疗照顾。

由此可见，在没有社会医疗保险的时代，医患双方只是简单的提供医疗服务与支付费用的关系。而社会医疗保险介入后，则变成医疗保险的提供方（保险人）、医疗服务的提供方（医疗机构）、参加医疗保险者（被保险人）之间的三角关系，即形成了所谓的"第三方付费"机制。这种关系改变一方面减轻了被保险人的医疗负担，但另一方面却降低了被保险人与医疗服务机构之间的价格约束。

第二节 社会医疗保险发展的阶段

如前所述，社会医疗保险是社会福利的重要组成部分，社会福利观念的变化亦会带动社会医疗保险制度的变革。到目前为止，西方社会福利观念的发展大体经历了三个阶段。[①]

第一阶段：自助观。19世纪末期以前，自助观念是西方社会福利观念的基本形态。这种观念认为资本主义尤其是工业化为每个人提供了充分的机会，人们理应依靠个人的努力为自己提供较好的生活与发展条件，个人成败荣辱与自己的个人努力直接相关，个人生活中的各种问题主要是由于自己的过错而不是社会的过错造成的。

第二阶段：福利国家观。19世纪末到20世纪70年代，在庇古（Arthur Cecil Pigou）的福利经济学和凯恩斯（John Maynard Keynes）国家干预主义等思想影响下，社会保障成为国家干预经济的一种重要手段，也是调节经济运行的"均衡器"或"稳定器"，[②]因此福利国家观念成了西方社会福利观的主流形态，其基本理念是强调国家的责任，是以全面的国家福利为核心的社会民主主义福利思想。

第三阶段：共同责任观。1973年石油危机以来，西方福利国家纷纷出现财务危机，福利国家的模式遭到了质疑。新自由主义学派认为社会保障破坏了市场机制的功能，影响了自由竞争的市场秩序，因而反对"福利国家"，主张社会保障的市场化、私人化、多元化。[③]因此，西方社会福利观念逐渐发生变化，自助、互助与国家（政府）保障相结合的福利观念逐渐盛行，学者遂主张建立一种中性或混合的社会福利体制。[④]尤其是90年

---

① 丁建定、魏科科：《社会福利思想》，武汉：华中科技大学出版社，2005年，第15页。

② 乌日图：《医疗保障制度国际比较》，北京：化学工业出版社，2003年，第17页。

③ 乌日图：《医疗保障制度国际比较》，第19页。

④ 夏学銮：《建构一种中道的社会福利体制》，《长沙民政职业技术学院学报》，2004年第4期，第1页。

代以来，英国学者安东尼·吉登斯（Anthony Giddens）开始倡导一种更加积极的福利，即争取"公民个人和政府以外的其他机构也应当为这种福利做出贡献"，以实现国家、个人与社会共同承担责任的社会福利思想。[①]这种思想并逐渐成为主流的社会福利思想，即西方福利国家改革重点逐渐转向强调个人与社会在社会福利发展中的责任，并且注意引进市场机制，以减少民众对社会福利的依赖和惰性。

在不同社会福利思想的主导下，各个国家或地区的社会医疗保险经历了不断变化、发展的过程。上世纪 80 年代以前，社会医疗保险处于不断扩张的时期，主要表现在两个方面：

1. 社会医疗保险保障的范围不断扩大，实施社会医疗保险的国家（或地区）数量不断增加。1883 年德国实施《疾病保险法》的最初动机是为了解决工业化带来的社会问题，以缓和阶级矛盾。事实上，医疗保险制度的建立和完善，不仅有助于解除劳动者的后顾之忧，提高劳动生产率，促进生产的发展；而且是一种重要的收入再分配的手段，有利于调节收入差别，从而维护社会的安定。因此，很多国家效法德国。上世纪 20 年代左右，大部分欧洲国家相继建立了社会医疗保障制度。日本于 1922 年引进西方的社会保险制度，成为最早建立社会医疗保险制度的亚洲国家。

2. 社会保险的受益范围和具体保障项目不断扩大，从部分职业人群逐步发展到大多数人群以至于全体民众，从仅有的疾病津贴发展到提供疾病津贴和疾病治疗，甚至将预防保健、康复护理、健康教育等有关人的健康的所有内容，全部纳入医疗保险的范围。各国的社会保障制度经历了从残补型或者选择性制度安排到制度型或者普遍性制度安排的发展过程。[②]1977年，世界卫生大会通过第 EHA30·43 号决议，提出各国政府和世界卫生组织在 20 世纪内的主要卫生目标是：到 2000 年，全世界人民都应具有能使他们的社会和生活富有成效的那样一种健康水平，这就是通常所称的"2000 年人人健康"（Health for All by the Year 2000）的目标。[③]这一宣示得到了世界各个国家和地区的响应。社会医疗保健已经成为现代政府必须提供的一项最基本的公共服务和民众应该享有的基本权利。国际劳工组织（ILO）也一再呼吁："将医疗保障的范围扩大到全体公民，保证他们得到

① 〔英〕安东尼·吉登斯（Anthony Giddens）著，郑戈译：《第三条道路——社会民主主义的复兴》，北京：北京大学出版社，2000 年，第 121 页。
② 郑功成主编：《中国社会保障改革与发展战略（总论卷）》，北京：人民出版社，2011 年，第 13 页。
③ 世界卫生组织编印：《2000 年人人健康全球策略》，1981 年，第 13 页。

基本的医疗护理。"①这样，到 1995 年止，全世界有 105 个国家（或地区）建立了各种形态的医疗和生育保险制度。②其中，医疗保障实施范围最广的国家是北欧、西欧各国和日本、加拿大等国，其中，瑞典、意大利、丹麦、加拿大、德国、法国、荷兰等国已经实施了全民医疗保险制度，其医疗保险覆盖范围达到 100%。

与此同时，在亚洲地区，早在 1958 年，日本出台了《国民健康保险法》，建立起"全民皆保险"制度。韩国也在 1976 年修订了《医疗保险法》，1977 年开始在全国范围内实施强制性的医疗保险制度，到 1989 年韩国的医疗保险覆盖全民，为人人享有基本医疗提供了制度保证。新加坡 1984 年实施了以医疗储蓄账户（财源来自受雇者薪资的 6%~8%，雇主和受雇者各负担一半，用于支付被保险人住院及高额门诊费用）为基础的医疗保障制度，1990 年又实施了以保险方式办理的"健保双全计划"（类似于商业保险，保费负担与年龄成正比，主要用来支付发生重大疾病时的医疗费用）等。中国香港地区则在英国的影响下，在医疗政策上采用英国式的"国民健康照护制度"，市民不论贫富，仅需负担少量的费用，就能使用大部分由政府用公务预算资助的医护服务。从人均国民所得来看，日本是在人均国民所得 3000 美元时开办了覆盖全体民众的健康保险，韩国是在人均国民所得达到 7000 美元时实现的。中国台湾地区在上世纪 90 年代初，人均国民所得已经超过 10000 美元，而其健康保险却未覆盖岛内全体民众，显示社会医疗保障制度相对滞后。所以台湾地区民众期望当局早日实施全民健保，③这一民意诉求遂成为国民党当局实施全民健康保险的重要驱动力。

纵观世界各个国家或地区的医疗保险制度发展，都曾遇到或仍然面临着一些普遍性的问题，如医疗费用急剧上涨、医疗资源分配不合理、卫生资源利用效率不高等。从经济合作与发展组织（简称 OECD）24 个国家的统计资料显示，1970~1987 年，医疗保健支出成长率平均为 9.6%，同期

---

① 〔瑞士〕皮尔 - 韦斯·格瑞比尔（Pierre-Yves Greber）、〔法〕安妮·瑞丽·豪威 (Anne Rilliet Howald)、〔瑞士〕比特纳·卡沃夫（Bettina Kahil-Wolff）：《谁得谁失？关于健康医疗保险覆盖和适度的新政策》，载〔瑞士〕达尔默·D. 霍斯金斯（Dalmer D. Hoskins）等编，侯宝琴译：《21 世纪初的社会保障》，北京：中国劳动社会保障出版社，2004 年，第 199 页。
② 美国社会保障总署编：《全球社会保障制度》，1995 年出版。转引自郑秉文、和春雷主编：《社会保障分析导论》，第 144 页。
③ 台湾"立法院公报"第 83 卷第 52 期（下册），1994 年 7 月 23 日，第 8 页。

其国内生产毛额的成长率平均只有 7.8%。[1] 从全球范围来看，大多数国家的医疗费用成长率亦远高过其国民生产毛额的成长率。据测算，经济发达国家国民收入每增加 10%，医疗费用平均增长 13%。[2] 这已成为各个国家和地区面临的棘手问题。

于是，从上世纪 80 年代以来，各个国家和地区开始对医疗保险制度进行改革。改革的主要目标是：提高公平性、效率性和医疗服务的质量。改革的主要措施包括：[3] 减少或降低政府责任，增强个人责任；强调社会保障水平与经济发展相适应；引入有资质的私有机构管理基金，提高现有社会保障基金管理与运营效率；适当增加一些项目的个人缴费数量，严格控制管理费用；等等。在具体医疗保险措施上，如在医疗保险费用控制方面，加强对供需方以及医疗保险机构的监督，实施总额预算支付制度；加强政府在控制费用方面的职责，整顿医药市场，引进竞争机制；制定并实施区域卫生规划，减少资源浪费；等等。

第三节　社会医疗保险的类型

社会医疗保险并不是一种纯经济性、技术性的制度，而是一项受经济、政治、观念文化等多种因素制约的社会制度。[4] 根据覆盖人群、筹资模式、政府角色、支付制度等不同标准，社会医疗保险可以分为不同类别，学术界至今没有统一的分类法。许正中从各国社会政治制度、卫生政策等角度，把社会医疗保险制度分为自由企业型社会医疗保险制度、社会型医疗保险制度、国家预算型社会医疗保险制度、储蓄和社区合作型医疗保险制度四种类型。[5] 郑秉文等把社会医疗保障制度分为直接免费型国民医疗保障模式、现收现付制医疗保险模式、个人积累制医疗保险模式、混合型的医疗保险与医疗保障模式四种类型。[6] 乌日图则根据不同收入人群的覆盖情况、政府在各种制度中承担的责任、制度保障的不同功能等，把社会医疗保险与医疗保障制度分为社会医疗救助制度、国家卫生服务保障制度、社会医

---

[1]　经济合作与发展组织（OECD）编印：《健康资料银行》。转引自台湾"行政院经济建设委员会"都市及住宅发展处全民健保研究计划专案小组编印：《全民健保制度规划技术报告》，1990 年，第 14 页。

[2]　郑秉文、和春雷主编：《社会保障分析导论》，第 156 页。

[3]　郑秉文、和春雷主编：《社会保障分析导论》，第 152 页。

[4]　覃有土、吕琳：《社会保险制度本质及具体模式探析》（摘要），《中南财经政法大学学报》，2003 年第 2 期。

[5]　许正中：《社会医疗保险：制度选择与管理模式》，第 36~40 页。

[6]　郑秉文、和春雷主编：《社会保障分析导论》，第 146 页。

疗保险制度、市场医疗保险制度、储蓄医疗保险制度五大类型。①

实质上，这些医疗保障制度的分类没有本质的区别，基本都承认目前世界上至少有国家卫生服务保障型、社会医疗保险型、市场医疗保险型、储蓄医疗保险型等四种典型的社会医疗保险模式，只是名称不同而已，况且很多国家和地区的社会医疗保险本身就是多种社会保险类型的综合。以下将对这四种典型医疗保险制度的特点及其实施的国家作简要表述（如下表）。

医疗保障制度模式分类表

制度模式	国家卫生服务保障型	社会医疗保险型	市场医疗保险型	储蓄医疗保险型
保障对象	不以收入为参保条件，覆盖所有居民或部分特定人群	主要覆盖一般收入人群，有的也纳入高收入人群和低收入人群	主要覆盖高收入人群	主要覆盖有收入人群
政府责任	政府主办	政府以法律强制的形式引导，主要由社会主办	政府监督，市场主办	政府鼓励，个人自保
保障功能	不仅包括疾病医疗，也包括预防、保健等，一般不包括疾病、生育津贴	一般包括疾病医疗以及疾病和生育津贴，并逐步扩展到预防保健	一般包括住院保险、重大疾病保险	一般包括住院医疗费用和门诊特殊疾病
典型国家和地区	英国、加拿大、澳大利亚等的国家卫生服务制度	德国、法国、日本等国的法定医疗保险	美国、菲律宾、肯尼亚等国家的医疗保险	新加坡的个人医疗储蓄制度

资料来源：根据乌日图：《医疗保障制度国际比较》（北京：化学工业出版社，2003 年，第 66~67 页）制定。

1. 国家卫生服务保障型（又称为直接免费型国民医疗保障或国家预算型社会医疗保险制度），主要特点是由国家或政府承担医疗保障的绝大部分责任，如财源主要来自政府税收，医疗服务供给实施国有化，由政府或国家直接建立和掌管医疗卫生事业，医生及其他医务人员享受国家统一规定的工资待遇，国民看病不需缴费或者仅付挂号费等象征性的费用，全部或基本享受免费型医疗保障服务。典型国家是英国、加拿大、瑞典、苏联等。

2. 社会医疗保险型（又称为现收现付制医疗保险），其特点是由政府立法强制实施，由政府或雇主和雇员共同缴纳保险费，被保险人缴纳保费

---

① 乌日图：《医疗保障制度国际比较》，第 66 页。

后，所发生的医疗费用，主要由保费支付。德国、法国、日本及中国台湾地区均采用这种类型。

3.市场医疗保险制度（又称为自由企业型社会保险制度），该制度主要依靠私营保险的形式实现对民众的医疗保障。在实行这种保险制度的国家中，除了少量医疗保险和医疗救助以外（如美国的 Medicare 和 Medicaid），医疗服务和医疗保险都作为商品存在于保险市场与医疗服务市场，其供求状况完全由市场决定，政府一般情况下很少参与。医疗机构大多是以营利为目的的私立医院，医生有较大的自主权，收入比较高。消费者也有较大的选择权，可以根据自己的需求获得不同层次的医疗保健服务。但是，私人或民间的保险组织很容易把风险较大的人群排斥在外。实施这种保险的典型国家是美国、菲律宾等国。

4.储蓄医疗保险型（又称为个人积累制医疗保险模式），主要通过强制性储蓄积累的方式，满足民众的医疗保障需要。为了使个人能够承担起自己的医疗费用，由政府通过立法对劳动者的医疗保险进行强制储蓄，设立个人医疗储蓄账户。这种保险模式强调以个人责任为基础，政府仅分担部分费用，以保证基本医疗服务，病人必须付部分医疗费。新加坡和智利是实施强制性医疗储蓄计划的典型国家。这种模式对控制医疗费用上涨具有明显的作用，因此近年来受到世界各国的关注。

虽然不同国家或地区对医疗保险衡量的标准不一，但是国际社会一般把公平性、效率性和适用性等，作为研究和衡量一个国家或地区医疗保障制度的标准。（1）公平性原则，即医疗保健服务提供的公平性和医疗保健筹资的公平性，其衡量的标准包括：是否每个人都能享有医疗保险，保费负担是否公平，医疗保障制度是否为有同等需求的患者均提供了医疗服务，同样的患者是否能享受同等的医疗服务等。（2）效率性原则，即医疗保险的整体效率是否能以最低成本，得到最大的产出，具体衡量指标如诊疗效益、改善人口健康状况的程度、满足民众需求的程度等。（3）医疗保障制度的适应性，主要是指外界条件对医疗保障制度的支撑能力，即某种医疗保障制度模式可否实施的社会经济环境问题，[①] 如财政的可负担性、社会环境变化的调适性、体制运行的效率等。适应性是判断医疗保障制度能否可持续发展的重要依据。此外，民众对健康医疗服务品质的满意程度，也是衡量医疗保险成功与否的重要标准。

---

① 乌日图：《医疗保障制度国际比较》，第 200~201 页；张耀懋：《全民健保：光复后最大社会工程具体实现公平与正义》，载李淑娟主编：《发现台湾公卫行脚》，台北：陈拱北预防医学基金会，2001 年，第 264~265 页。

从公平性、效率性、适应性等指标来看，现行各种社会保险制度模式各有利弊，没有一种模式是完美无缺的。以德国为代表的社会医疗保险型医疗保障体制，在公平性和效率等方面的效果较好，适应性也较优，[①] 但无法抑制医疗费用的不断上涨；以英国为代表的国家卫生服务保障制度虽然公平性较强，也有利于抑制医疗费用的成长，但是效率较低，民众看病经常需要排很长时间的队，做手术也要等待较长时间，且这种模式对国家经济发展水平要求较高；以美国为代表的市场医疗保险型的效率较高，但公平性较差，医疗费用上涨也较快；以新加坡为代表的储蓄医疗保险型在效率和抑制医疗费用成长方面效果较好，但其公平性受到质疑，对经济发展水平的要求也较高。从全世界社会医疗保障发展的趋势来看，因为社会医疗保险型医疗保障制度总体效率高，公平性较强，故目前世界上有100多个国家和地区采用该种模式的医疗保障制度类型。

社会医疗保险的实施范围与医疗保险费用占民众所得的比重，是反映医疗保险水平的主要指标。[②] 一般而言，一个国家或地区社会保障制度的完善程度与保障水准的高低根本上取决于经济发展水平。社会医疗保障的发展水平须以一定的经济增长为基础，经济发展水平越高，社会医疗保障的水平也越高。同样，只有在经济不断增长的情况下，社会医疗保障才能获得充足的资金来源，发挥稳定社会、促进增长的功能。[③] 但是，从世界各个国家和地区的发展来看，经济发展水平大致相同的国家和地区，其社会医疗保障制度类型却大相径庭，主要原因在于其历史、文化、政治和经济发展、医疗制度、医疗资源分布、财税制度及社会民俗等方面的差异较大。整体而言，欧美国家实施民主政治，民众的政治参与度高，其社会保障制度的形成一般是民众推动政府做出决策，其政策制定过程具有"自下而上"形成的特征。而东亚国家或地区，家庭在社会生活中仍然发挥重要作用，工会等民间组织的力量较为薄弱，民众的政治参与度很低，在政府的政策制定程序中几乎不具有直接影响力，其社会保障制度基本上是政府意志的直接产物，因此，其政策制定过程具有由政府"自上而下"推动的特征。[④] 国民党退台以后，长期实行威权统治，其社会保险政策的制定、

---

① 丁纯：《世界主要医疗保障制度模式绩效比较（第二版）》，复旦大学出版社，2009年，第364页。

② 郑秉文、和春雷主编：《社会保障分析导论》，第154页。

③ 顾文静、穆怀中、王国辉：《法国社会保障水平的经济效应分析及启示》，《辽宁工程技术大学学报（社科版）》，2005年第4期，第362页。

④ 郑秉文、方定友、史寒冰主编：《当代东亚国家、地区社会保障制度》，《当代社会保障制度研究丛书》，北京：法律出版社，2002年，第21页。

实施也具有明显的由上层推动的特征。政治民主化以来，台湾地区的社会保险政策制定环境亦随之发生了变化。

值得一提的是，社会福利具有不可逆性质，它也和社会发展一样，总是遵循螺旋式上升规律，这是人们生活表现为上升的一种惯性，降低福利水平对于每个人来说，心理上都是难以承受的。[①] 因此，社会福利具有刚性特征。所谓"福利刚性"就是指大多数人对既得的福利待遇具有只允许其上升、难以接受其下降的基本心理预期。正是由于社会福利的这种刚性特征，导致具有福利性质的公共服务缺乏弹性，一般情况下规模只能扩大不能缩小，项目只能增加不能减少，水平只能提高不能降低。[②] 福利易给难收，而政治人物往往为了讨好选民，不断增加给予民众的福利。但是高福利需要高税收来维持，不提高税收就无法维持高福利，而民众的心态则是获得更好的福利但抗拒缴更多税。如何破解二者之间的矛盾，以维持社会福利的可持续发展，是目前欧洲福利国家面临的两难境遇。[③] 因此，近几年又开始流行"目标定位"政策，即要把公共福利的有限资源投到"最需要的人"身上。[④] 如政府应该确保基本预防保健的普及，加强预防保健和健康教育方面的投入，鼓励发展补充医疗保险和商业医疗保险，重点支持对困难群体的医疗救助等。因此，一些国家逐渐把医疗改革的目标转向为全体公民提供"最低限度"的保护。[⑤] 鉴于欧美国家社会福利财务负担日益加重、社会福利成本提高影响企业发展及竞争力等负面因素，台湾地区社会福利政策的规划持较审慎的态度。[⑥]

总之，世界各个国家或地区大多面临医疗支出逐年增长的压力，如何在有限的资源下，规划公平的资源分配，并实现医疗体系有效运作，成为世界医疗保险制度改革的重点。台湾地区是一个后发地区，西方国家和地

---

① 朱荣科、吴彦平、韩基圣：《论福利惯量》，《数量经济技术经济研究》，1997 年第 1 期，第 49 页。

② 赵聚军：《福利刚性、市场、区域差距与人口结构——公共服务均等化的制约因素分析》，《天津社会科学》，2012 年第 2 期，第 73 页。

③ 山丹：《向左走：福利刚性，向右走：税收难支，福利国家深陷两难境地》，《中国劳动保障报》，2012 年 6 月 26 日（3 版）。

④ 〔美〕尼尔·吉尔伯特（Neil Gilbert）编，郑秉文等译：《社会福利的目标定位——全球发展趋势与展望》，北京：中国劳动社会保障出版社，2004 年，第 2 页。

⑤ 〔瑞士〕皮尔 - 韦斯·格瑞比尔（Pierre-Yves Greber）、〔瑞士〕安妮·瑞丽·豪威 (Anne Rilliet Howald)、〔瑞士〕比特纳·卡沃夫（Bettina Kahil-Wolff）：《谁得谁失？关于健康医疗保险覆盖和适度的新政策》，载〔瑞士〕达尔默·D. 霍斯金斯（Dalmer D. Hoskins）等编，侯宝琴译：《21 世纪初的社会保障》，第 194 页。

⑥ 周国端：《从国民年金制度看我国社会福利政策》，《政策月刊》，1998 年 9 月 1 日，第 38 期，第 14 页。

区社会医疗保险制度的发展与改革趋势，均成为其全民健康保险制度选择、立法和变革的参考。当然，由于社会医疗保险制度本身与一个国家或地区的政治、经济、文化、历史等因素密切相关，没有任何一个国家或地区的健康照护体系是完美无缺的，因此，中国台湾地区健康保险制度不可能单纯照搬任何一个国家或地区的医疗保险制度，而是既有台湾劳保、公保等旧保险制度的遗续，又有德国、美国、日本等国医疗保障制度的"影子"。

第二章　全民健保制度立法的背景与时机

　　西方的社会保险制度和思想传入中国是在民国时期。1949 年以前，国民政府就在大陆规划和制定了社会保险相关政策，并且试办了"川北盐工保险"。1949 年退台以后，国民党当局继续推行社会保险政策，相继开办了劳工保险、公务人员保险、私立学校教职员保险等社会保险（不包括军人保险）。到全民健康保险立法以前，台湾地区已经存在十几种社会保险，社会保险的范围不断扩大，给付内容也不断增加，对被保险人的生活、健康、退休照顾等方面起了积极作用。但是，到了 90 年代初，社会保险制度出现了受益不均、制度不完善、财务危机等问题。80 年代中期后，台湾地区进入政治民主化、经济自由化、社会多元化的转型时期。在这样的社会背景下，国民党面临在野党的选举竞争和民意的强烈要求，开始规划全民健康保险制度。1994 年 7 月，"全民健康保险法"终于在"立法院"正式通过。因此本书所谓"立法前"是指"全民健康保险法"正式通过（即 1994 年）以前。

第一节　全民健保立法的制度背景

　　早在 1917 年，孙中山在南下护法的过程中，就倡导工人福利，包括劳工保险、疾病保险、伤亡保险等。[①]1926 年，中国国民党第二次全国代表大会宣言中提及"由政府举办劳工保险，以安定劳工生活"。1928 年，中国国民党颁布的《工人运动纲领》中，规定要制定劳工保险法、疾病保险法、死亡抚恤法、年老恤金法等。1929 年 12 月，国民政府公布的《工厂法》中，虽提及"劳动保险条例"，却没有另定具体的保险法规。1934 年，考试院在南京召开的第一次全国考铨会议上，提议举办公务员生活保险案，[②]经中央政治会议决议交由考试院核办，此后公务人员保险法案的研拟就一直由考试院负责办理。1937 年，国民政府公布了《训政时期约法》，

---

① 台湾"行政院研究发展考核委员会"编印：《我国社会保险制度现况分析及整合问题》，1993 年，第 15 页。
② 郭寅生：《公务人员保险法概论》，台北：台湾学生书局，1980 年，第 1 页。

其中规定"国家应实行劳工保险制度"。① 但上述宣示都没有真正完成立法程序，更无法实施。

抗日战争时期，由于经费短绌，国民政府决定先选定一个地区试办社会保险。1943年，当时的社会部为安定盐工生活，增进工作效率，颁布了《川北区各盐工保险暂行办法》，选定四川省北部著名的产盐地区试办盐工保险。到抗战胜利结束时，总共设立了10个盐工保险社，参加保险的盐工达到五万多人，② 这一实践已具备现代社会保险的雏形。

1945年5月，中国国民党第六次全国代表大会通过了《战后社会安全初步设施纲领》，其中第七条到第九条是关于"举办社会保险"的规定：

（七）战后社会安全设施，政府应举办社会保险，暂分：1. 伤害，2. 老废死亡，3. 疾病生育，4. 失业四种，得分别或合并实施。（八）社会保险之保险费，除伤害保险，应由雇主负担外，均由被保险人与雇主分担，政府得酌量津贴。（九）社会保险给付，按被保险人据以纳费之梯级标准报酬为计算标准。③

可见，当时国民政府的社会保险分为伤害、老年残废与死亡、疾病生育、失业等四种。保费负担方面除了伤害保险由雇主负担外，其他各项保险由被保险人与雇主共同分担。因此，社会保险主要是针对有职业的群体而言的。但是，由于国共内战的爆发，这一社会政策纲领在大陆最终并未实施。

一、立法前社会保险发展的概况

国民党退台后，为配合经济发展，保持社会稳定，继续推行社会保险政策。1952年七大通过的《国民党政纲》内规定要"举办社会保险"。此后，历次《国民党政纲》中均有"扩大社会保险范围"的政策。1965年4月，"行政院"颁布了"民生主义现阶段社会政策"，将"社会保险"列为七大社会政策之一，共包括五条：

（一）社会保险，应于现行劳保、公保、军保以外，视社会需要，

① 秦孝仪：《中华民国社会发展史》第三册，台北：近代中国出版社，1985年，第1843页。
② 台湾"国史馆"中华民国史社会志编纂委员会编：《中华民国史社会志（初稿）》下册，台北："国史馆"，1999年，第820~821页。
③ 周建卿：《中华社会福利法制史》，台北：黎明文化事业股份有限公司，1992年初版，第853页。

逐步扩大，分期分类实施。商店店员，私立学校教职员，新闻从业人员，公益事业及人民团体之工作人员，机关工友、技工、司机，应先纳入保险。（二）公保、军保之疾病，应逐步扩及其配偶与直系亲属。（三）现行劳保之保险费率，应就实际情况，作合理之调整，并逐步增办免费门诊。（四）劳保、公保之医疗服务，应力求改善，确保被保险人医疗之实惠。（五）订颁社会保险法及有关法规，建立社会保险之完整体制。[①]

1969 年 3 月，国民党十大通过的《现阶段社会建设纲领》中，关于实现民生主义之社会建设事项有："扩大公保、劳保对象与范围，增加保险给付项目，改进保险给付办法，规划办理失业保险，逐步建立社会保险之完整体制。"[②] 可见，在 70 年代末以前，国民党当局对社会保险政策改进的主要内容就在于扩大公保、劳保的对象和范围，并不断增加对被保险人的给付项目，但其受惠面仍然局限在有职业的团体范围之内。

1977 年，世界卫生组织提出到 "2000 年达到人人健康"（Health for All by the Year 2000）的口号，得到世界各个国家和地区的响应。于是，1979 年 12 月，国民党十一届四中全会就通过了 "复兴基地重要建设方针"，宣示 "扩大并改进劳工保险，分期举办农民健康保险，办理公教人员眷属保险，期能逐渐实施全民健康保险"。这是台湾当局首次提出实施全民健康保险的理念，此举显然是为了响应世界卫生组织的口号所做的政策方向之宣示。事实上，台湾当局此后的几年时间里并没有实际行动。如 1981 年 3 月，国民党十二大通过的 "贯彻复兴基地民生主义社会经济建设方案"，提出 "举办公务人员眷属疾病保险，扩大劳工保险投保范围……分期办理农民健康保险"，但并没有提到实施全民健康保险的问题。

综上所述，国民党退台以后，继续推行大陆时期曾经设计过的社会保险政策，国民党历次代表大会通过的政纲和"行政院"制定的社会政策中都提到了实施社会保险、不断扩大社会保险的范围等内容。并且，这些文件从理念和施政方针上直接指导了社会保险政策的实施。在这些政纲和政策的指导下，到 90 年代初以前，台湾地区按照职业类别相继开办了劳工保险、公务人员保险等。就性质而言，各项社会保险都是综合性的保险，

---

① 周建卿：《中华社会福利法制史》，第 854 页。
② 刘修如著，台湾编译馆主编：《社会政策与社会立法》下册，台北：五南图书出版公司，1984 年，第 683 页。

医疗保险只是其中的一部分。其发展过程基本上可以划分为三个阶段：

第一阶段：创办期（1950~1958 年）。1949 年台湾当局在农村地区实行了"三七五减租"，使农民的生活得到相当改善，1949 年到 1952 年台湾地区农民的收入增加了 81%。[①] 为了使劳工能获得基本保障，台湾省政府在 1950 年首先开办了劳工保险（简称为"劳保"），投保对象以公民营工厂、矿场、盐场等工人为主，无法从土地改革中受益的盐民、渔民、蔗农和农业雇工也随着劳工一起加入劳工保险。此外，还有部分厂矿的低级技术人员，由于自动要求比照劳工投保，1950 年也采取自费的方式自由参保。总之，在实践层面，每当遇到无法分业办理的各类人口，包括中产阶级、小资产阶级和雇主，都纳入劳工保险的范围，使劳工保险成为一个跨阶级的体系。[②] 1958 年 7 月，"立法院"通过了"劳工保险条例"，规定劳工缴纳保费后，在遇到伤害、生病、生育等情况下，都可以得到保险给付。1958 年年初，"立法院"又通过了"公务人员保险法"，并于 9 月开办了公务人员保险（简称为"公保"）。这样，到 1958 年参加保险人员（包括劳保和公保人员）共计 63 万人，占台湾地区总人口数的 6.67%。[③]

第二阶段：缓慢成长时期（1959~1979 年）。这一时期社会保险范围并没有扩大到其他人口，只是劳保和公保的保险范围缓慢扩大。劳保在 1968 年和 1979 年分别修订，并增加了投保对象，扩大了保险给付范围，同时保险给付的条件更为放宽，使大多数劳工能够获得比以往更多的生活保障。[④] 到 1979 年，劳保投保人数比 1958 年增加约 3 倍，劳保人口占总人口数的 13.02%。公务人员保险系统因 1965 年退休人员保险的开办，被保险人口增加约 1/3。[⑤] 这样，截止到 1979 年年底，所有被保险人口占总人口的比例达 18.53%（见表 2.1），20 年间，参加保险人口增加了 11%。但是，公保、劳保都属于保障在职者本人的社会保险，虽然国民党历次代表大会上都曾提出增办劳保、公保眷属保险，但是到 1979 年前并未落实。因此说，这一时段社会保险事业发展较为缓慢。

---

① 陈诚：《台湾土地改革》，台北：中国出版社，1961 年，第 309 页。转引自李国鼎：《台湾经济发展背后的政策演变》，南京：东南大学出版社，1993 年，第 14 页。

② 林国明：《到国家主义之路：路径依赖与全民健保组织体制的形成》，台湾《台湾社会学》第 5 期，2003 年 6 月，第 24 页。

③ 根据《中华民国年鉴》（台湾"中华民国年鉴社"编，1959 年）和"中央信托局公务人员保险处"统计资料计算。

④ 刘宁颜总纂：《重修台湾省通志》卷七·政治志社会篇，南投：台湾省文献委员会编印，1992 年，第 563 页。

⑤ 黄源协：《迈向全民健康保险：制度论观点的分析》，台湾《思与言》第 36 卷第 2 期，1998 年 6 月，第 60 页。

表 2.1　台湾地区各项社会保险占总人口数百分比表

单位：%

年度	社会保险人数（万人）	社会保险人数占总人口比率	各种社会保险人数占总人口比率			
			公务人员保险及其相关各类保险	私立学校教职员保险及其相关各类保险	劳工保险	农民健康保险
1965	152	11.96	1.91	—	4.63	—
1970	187	12.70	2.02	—	6.14	—
1975	247	15.25	2.26	—	9.52	—
1979	325	18.53	2.33	—	13.02	—
1980	351	19.66	2.38	0.06	14.21	—
1985	544	28.17	3.77	0.14	20.97	0.52
1990	1011	49.53	5.11	0.18	33.59	7.70
1994	1217.2	57.5	8.08	0.42	40.22	8.23

资料来源：

1.1990 年以前的资料来自"国史馆"中华民国史社会志编纂委员会编：《中华民国史社会志（初稿）》下册，台北："国史馆"，1999 年，第 458~459 页。

2.1994 年的资料是根据《中华民国统计年鉴》（"行政院主计处"编印，1996 年，第 162~166 页）计算。

　　第三阶段：迅速扩张时期（1980 年到 90 年代初）。随着台湾社会、经济的发展，政治的逐步开放，1980 年以后台湾地区的社会保险遂相应有了迅速发展。首先，由于公立学校教职员已被纳入公务人员保险，而同样担负教书育人任务的私立学校教职员却待遇菲薄，[①]又没有社会保险的照顾，为了安定私立学校教职员的生活，使其能够享有与公立学校教职员同等的保险，1980 年，"教育部"与"铨叙部"比照公务人员保险法的规定，拟定并公布了"私立学校教职员保险条例"。1982 年又公布了"公务人员眷属疾病保险条例"。还根据行政命令实施了一些社会保险方案，如 1985 年"考试院"与"行政院"会同发布的"退休公务人员疾病保险办法"和"退休公务人员配偶疾病保险办法"。1989 年又开办了私立学校教职员眷属疾病保险，台湾省各级地方民意代表、村里长及邻长健康保险。1990 年"内政部"发布的"低收入户健康保险暂行办法"，为低收入户提供基本的生育和医疗给付。1991 年私立学校教职员眷属疾病保险扩及父母部分，1992 年公务人员及私立学校眷属疾病保险的范围扩及其未婚子女部分。而劳工保险除了子女外，劳工的配偶和父母也分别在 1991 年和 1992

---

　　①　陈国钧：《社会政策与社会立法》，台北：三民书局，1984 年修订版，第 342 页。

年纳入保险范围。

更重要的是，农民健康保险（简称"农保"）也在这一时期得以开办。国民党当局退台初期，实行土地改革，农民的生活得到改善，因此在50到60年代农民没有被纳入社会保险的范围之内。但是在工业化的过程中，台湾地区实施的是"以农养工"的政策，农民成为被牺牲的群体。1970年，农民的收入成长缓慢，甚至停滞，全台湾有87%的农家负债，平均每户负债4万元。[1] 到80年代，每户农民家庭收入只相当于非农民家庭收入的71%~75%，[2] 农民不满情绪不断增长。于是，从70年代中期开始，台湾当局就开始思考规划农民健康保险。1981年，"内政部""行政院农业委员会""劳工保险局"等有关单位相继到德国、英国等地考察农民健康保险，并着手规划拟定岛内农民健保事宜。[3]1985年，台湾省政府通过了"台湾省农民健康保险暂行试办要点"，在全省选定组织健全、财务结构良好、人员配置适当、辖区内医疗资源充足，且会员人数在500以上的41个乡、镇（市）区基层农会为投保单位，开始试办农民健康保险。

但是在试办过程中，高雄县、台中市、桃园县、台北县、宜兰县等地宣布其辖区内的非选定试办的农会从1988年起开始自行试办农保。自1988年年初起，各地农民要求参加健康保险的抗议事件层出不穷，5月20日更爆发了大规模的农民示威游行，示威农民要求当局全面开办农保及农眷保，且与公保、劳保享受同等待遇等。[4] 在游行的过程中，农民与警察发生了冲突，导致严重的流血冲突事件（又称"五二〇流血事件"）。这一事件也直接推动了台湾当局在1989年通过了"农民健康保险条例"，该条例规定：凡是农会会员和15岁以上实际参加农业劳动的人员，都可以参加农民健康保险，不分贫富均采用单一的投保金额，费率统一定为6.8%，遇到生育、伤害、疾病、残废和死亡事故时，都可以得到保险给付。至此，岛内农民健康保险事宜正式全面开办。

这样，到90年代初，台湾地区已经有13种社会医疗保险（军人保险除外），并且形成了劳工保险、公务人员保险及其相关保险和农民健康保险三大体系，到1994年参加社会保险（不包括军人保险）的总人数为

---

① 南方朔：《那时，台湾才长大》，载杨泽主编：《70年代理想继续燃烧》，台北：时报文化出版企业有限公司，1994年，第119页。

② 史全生主编：《台湾经济发展的历史与现状》，南京：东南大学出版社，1992年，第380页。

③ 台湾"行政院内政部"编印："内政部部史"，1993年，第828页。

④ "国内要闻"专栏组：《农民运动的诉求及其变调！》，台湾《联合报》，1988年5月21日（2版）。

1217.2 万，^①占全岛总人口的比例为 57.5%。其中参加劳工保险的人数最多，大约为 849.7 万，占参加保险的总人口数的 40.22%。因此，劳保的制度规范、业务运作及经营绩效直接影响了台湾地区社会保险的整体发展，并对日后建构全民健保制度提供了制度及政策实施方面的借鉴。

社会保险的开办，对被保险人的健康起了不可忽视的促进作用，有助于他们免受或少受日渐高昂的医疗费用之累。70 年代以来，随着经济社会的发展和医疗科技的进步，台湾地区的医疗费用也呈现快速增长的趋势。据统计，从 1976 年到 1993 年，岛内经济年平均成长率为 8.3%，但是社会保险部门以外（没有参加社会保险）的私人医疗费用每人每年平均成长率高达 16.3%。也就是说，社会保险部门以外的私人医疗费用成长速度接近经济成长率的 2 倍。^②而参加社会保险的人员只需要负担较少的保费就可以在生病时接受几乎免费的治疗。从劳保、公保、农保的就诊率来看，各项社会保险的门诊率都比较高，劳工因为发生事故的几率比较高，因此，劳保的住院率比其他保险高（见表 2.2）。以 1991 年为例，劳保的门诊率为 73.80%，住院率为 7.33%；公保的门诊率为 86.47%，住院率为 1.02%；农民健康保险的门诊率为 89.32%，住院率为 1.38%。杨孝漈教授对劳保人口的调查显示，一般人对劳保都有所抱怨，如在看病时，常被要求多拿一张劳保单，药不好，期限又短，服务态度也不如对自付医疗费用的患者和善等等，然而当被问及到底要不要劳保时，一般人又异口同声地表示劳保好，他们都想要。其中的原因，正如"立委"沈富雄所说的："在于其非常便宜，太便宜了！"^③总之，社会保险对被保险人在伤害、医疗等方面的照顾，有利于减少他们的后顾之忧，提高工作效率，促进社会稳定。

但是，到 90 年代初，台湾地区既有社会保险的受益范围仅局限在劳工、军公教、农民等有职业的团体人员及其部分家属，而占总人口数 40% 左右的非职业团体人员仍然没有被覆盖在保险的范围内。其中，大多数是儿童和老人。据统计，1992 年度，15 岁以下的孩童和 65 岁以上老人，分别有 92% 和 40% 的人没有保险。^④社会保险的这种状况引起了民众的不

① 参阅台湾"行政院主计处"编印：《中华民国统计年鉴》，1996 年，第 162~165 页。

② 林国明：《在威权统治的历史阴影下——全民健保与道德共同体的民主建构》，载瞿海源、顾忠华、钱永祥主编：《平等、正义与社会福利——殷海光基金会自由、平等、社会正义学术研讨会论文集 3》，台北：桂冠图书股份有限公司，2002 年，第 189 页。

③ 台湾"立法院公报"第 82 卷第 18 期（上册），1993 年 4 月 7 日，第 339 页。

④ 台湾"行政院卫生署"资料，转引自林国明：《在威权统治的历史阴影下——全民健保与道德共同体的民主建构》，载瞿海源、顾忠华、钱永祥主编：《平等、正义与社会福利——殷海光基金会自由、平等、社会正义学术研讨会论文集 3》，第 201 页。

满。随着医疗费用的不断增长，没有参加保险的人员越来越难以承受愈益沉重的医疗费用。因此，从80年代开始，岛内民众普遍希望加入社会医疗保险。1988年"行政院"一个小组所做的"国人对实施全民健保的认知与参与意愿之调查"报告指出，98.4%的受访者愿意让其家中尚未有保障者参加全民健保，其中47.9%的受访者愿意在负担全额保费的情况下，让其家人参加。① 可见，民众对实施全民健保充满了期待，尤其是弱势民众要求被纳入保险范围的愿望更加强烈。尤其在政治民主化的过程中，国民党当局从选举考量更无法忽视这种强烈的民意诉求，加上社会保险制度自身存在的问题严重，及至90年代初期，已经到了不得不改革的地步。

表2.2 台湾地区劳保、公保、农保就诊率情况表

单位：%

年份	劳保		公保		农保	
	门诊率	住院率	门诊率	住院率	门诊率	住院率
1981	83.81	6.78	69.41	1.46	—	—
1982	80.81	7.44	69.07	1.46	—	—
1983	85.07	7.33	72.14	1.24	—	—
1984	85.66	7.63	73.50	1.22	—	—
1985	86.22	8.49	75.40	1.23	0.38	0.00
1986	79.17	7.65	75.97	1.21	57.37	0.99
1987	86.26	8.65	79.70	1.23	93.30	1.66
1988	72.59	8.73	80.11	1.22	59.76	1.10
1989	95.43	8.81	76.45	1.08	74.23	1.01
1990	73.18	8.17	80.61	1.04	93.43	1.51
1991	73.80	7.33	86.47	1.02	89.32	1.38

资料来源："台闽地区劳工保险局"编印：《劳工保险统计》，1992年；"中央信托公务人员保险处"编印：《公务人员保险统计》，1992年。根据《全民健保相关问题研讨会》（台湾"中央研究院经济研究所"编印，1993年，第25~27页）制定。

二、立法前社会保险制度存在的问题

到90年代初，国民党当局所实施的各项社会保险在照顾被保险人的生活、医疗、伤害等方面的确起了不可忽视的作用。但是，社会保险不仅存在资源分配不合理、受益不均的问题，而且因为制度不完善和体制分歧导致严重的财务危机，已经难以继续正常运转，官方及社会各界都亟须探

① 台湾"行政院经济建设委员会"都市及住宅发展处全民健保研究计划专案小组编印：《全民健保制度规划技术报告》，第3页。

讨应对与改革之策。就保险制度及其实施情况考察，当时存在的主要弊端有：

（一）缺乏公平和效率

90 年代初，台湾地区的社会保险项目达 13 项之多，分成公保、劳保、农保三大体系。各项社会保险制度在保费负担、保险费率、保险给付标准和审核标准、保险主管机构等各方面存在较大差异，使得社会保险项目缺乏应有的公平和效率。

1. 从保费负担比例来看，台湾地区社会保险以职业作为划分保险类别的依据，不同保险中被保险人的保费负担各不相同，即使同一保险，不同被保险人的负担也有相当区别（见表 2.3）。

仅劳工保险就有三种负担比例：普通事故中产业工人（有固定雇主的劳工）自付 20%，雇主负担 80%；职业工人（无固定雇主的劳工）自付 60%，政府补助 40%；资遣劳工[①]自付 80%，政府补助 20%。公保和私立学校教职员保险中，被保险人都需负担 35%；其余 65% 的保费，公保由政府以雇主身份负担，私立学校教职员保险则由私立学校负担32.5%，政府补助 32.5%。在所有社会保险中，农民健康保险的保费负担最轻，农民只需自付保费的 30%，其余 70% 均由政府补助。

表2.3　台湾地区社会保险实施概况表
（截止到 1992 年 6 月底）

	实施年份	给付项目	保险费率（%）		保费负担（%）					部分负担	财务短绌处理方式
			法定	现行	本人			雇主	政府		
					产	职	遭		职	遭		
劳工保险	1950	生育、疾病、伤害、医疗	6~8	7	20	60	80	80	40	20	无	设置"劳工保险局"的省（市）政府补助
公务人员保险	1958	生育、疾病、伤害	7~9	9	35			65			无	"财政部"
退休人员保险	1965	同上	8	8	100			—			无	同上
私立学校教职员保险	1980	同上	7~9	9	35			32.5（学校）	32.5		无	同上

---

① 资遣劳工一般是指因业务紧缩而需要裁减，或因现职工作不适任又无其他适当工作可以调任，或因身体衰弱不能胜任工作等发给一定的资遣费离职的人员。

	实施年份	给付项目	保险费率（%）		保费负担（%）				部分负担	财务短绌处理方式
			法定	现行	本人		雇主	政府		
					产	职	遣		职	遣		

	实施年份	给付项目	法定	现行	本人（产/职/遣）	雇主	政府（职/遣）	部分负担	财务短绌处理方式
公务人员眷属疾病保险	1982	疾病、伤害	3~5（每口）	3.8（每口）	50	50		门诊药费10%	调整费率
退休公务人员疾病保险	1985	同上	6~12	9	50	—	50	门诊药费10%	调整费率后，由"财政部"拨补
退休公务人员配偶疾病保险	1985	同上	6~12	9	50	—	50	门诊药费10%	调整费率
私立学校退休教职员疾病保险	1985	同上	6~12	9	50	25（学校）	25	门诊药费10%	"财政部"拨补后，调整费率
私立学校退休教职员配偶疾病保险	1985	同上	6~12	9	50	25（学校）	25	门诊药费10%	调整费率
农民健康保险	1989	生育、疾病、伤害、丧葬、残废	6~8	6.8	30	—	70	无	设置"劳工保险局"的省（市）政府拨补
省各级民意代表村里邻长健康保险	1989	生育、疾病、伤害、丧葬	6.5~8.5	6.8	50	—	50	无	同上
私立学校教职员眷属疾病保险	1990	疾病、伤害	3~5	3.8（每口）	50	25（学校）	25	门诊药费10%	调整费率
低收入户健康保险	1990	生育、疾病、伤害	按被保险人实际医疗费用负担		—	—	100	无	

资料来源：

1. 台湾"中央研究院经济研究所"编印：《全民健保相关问题研讨会》，1993年，第22~23页。

2. 台湾"立法院公报"第81卷第61期，1992年10月3日，第90页。

由此可见，既有各项社会保险的保费负担有两个特点。其一，各项社会保险从法律上是以职业划分，保费负担各不相同并且相对独立。一旦被保险人发生职业转换，必须改投其他社会保险时，却因为不同保险的年资无法合并计算而导致保险利益受损。正由于各项社会保险之间的保费负担存在着较大的差异，以不同身份加入保险的保费负担各不相同，因此，被保险人之间身份转移（如原本劳工应参加劳工保险，但由于农保保费负担更少，所以许多劳工想尽办法参加农保）的现象非常多。其二，社会保险保费负担明显偏重于资方或政府。也就是说，各项社会保险都具有明显的社会福利色彩。这样，很容易使民众产生误会，把社会保险与社会福利相混淆，[①] 认为社会保险是"免费的午餐"。因此，一方面导致民众就医观念偏差，医疗资源无法合理利用，浪费现象非常严重；[②] 另一方面，没有保险的人想尽办法加入社会保险，而参加保险的人又希望自己负担的保费更少一些，以至于高薪低报成为普遍的现象。这成为社会保险财务危机的重要原因。

2. 保险费率是采用单一的综合费率制，但是各项社会保险都没有严格按照精算费率实施，费率被低估的问题严重。

1995 年前，台湾地区各项社会保险采取综合保险的方式，保险给付一般分为现金给付和医疗给付两部分。如劳工保险的现金给付包括残废、老年、死亡给付，医疗给付包括生育、疾病、伤害、医疗给付；公保的现金给付包括残废、养老、死亡和眷丧给付，医疗给付包括生育和伤害给付；农民健康保险虽然名为健康保险，但也包括现金给付（残废和丧葬给付）和医疗给付（生育、伤害、疾病）。因此，各项社会保险的费率也采取单一的综合保险费率。

台湾社会保险的经费主要来自保险费，并没有建立财务责任制度。政府在开办任何一种保险的初期，为求减轻被保险人负担，费率订定一向偏低，又未按照精算的原则收费。[③] 在劳保费率方面，现金给付部分的保险费率为 3%，疾病（住院）给付为 1%，即综合费率为 4%；1968 年起，因增加门诊给付业务，保险费率调整为 8%。在此后的 20 多年里，劳保的医疗费用支出迅速增加，但劳保费率却没有调整过。1992 年劳工保险实际费率为 7%，远远低于精算费率 13.4%。公保方面，在最初实施时规定保险费率为被保险人每月俸给的 7%，但由政府补助 65%，因而公务人员个

---

① 台湾"行政院研究发展考核委员会"编印：《我国社会保险制度现况分析及整合问题》，第 112 页；郭寅生：《公务人员保险法概论》，第 88 页。
② 台湾"立法院公报"第 81 卷第 61 期，1992 年 10 月 3 日，第 77 页。
③ 台湾"立法院公报"第 82 卷第 18 期（上册），1993 年 4 月 7 日，第 325 页。

人实际所负担的只有其每月俸给的 2.45%，负担非常轻。[①]70 年代，公保费率从 7% 的固定费率改为 7%~9% 的弹性费率，1992 年公保的实际费率虽然已提高到 9%，但仍然远远低于精算费率 13.9%。同样，1989 年才正式实施的农保的费率也仅定为 6.8%，远低于 11.19% 的精算费率。[②]可见，各项社会保险的费率都比精算费率低，这样易导致社会保险入不敷出。

采用综合费率有利于资金的集中利用，相互补充，但是也存在严重的缺陷，就是难以分清各项保险给付的财务责任，无法根据现金给付或医疗给付的实际增长来调整费率。从社会保险支出的项目来看（见表 2.4），公保以现金支付为主，占保费收入的 70% 以上，1991 年现金给付占保险收入的比例高达 114.2%，因此，现金给付成为公保财务短绌的主要原因，严重影响了医疗保险的发展。而劳工保险和农民健康保险的医疗给付支出占保费收入的比例非常大，导致现金给付不足。劳保方面，从 1981 年到 1991 年，医疗给付从 7 亿元增加到 33 亿元，即医疗费用支出平均每年成长 22.06%，而同期劳保被保险人数平均每年仅成长了 10.66%。由于医疗给付的迅速增加，保险部门不得不把劳工的养老金储备挪到医疗给付上。而 1985 年才开始试办的农民健康保险的医疗给付成长更快，1987 年医疗给付占保险收入的比例甚至高达 180% 以上。1989 年正式全面开办农民健康保险后，医疗保险支出仍然占保险收入的 80% 以上，造成农保财政赤字严重。

表 2.4　台湾地区 1981~1990 年各项社会保险支出及其占保险收入的百分比

单位：新台币百万元；%

年度	劳工保险				公务人员保险				农民健康保险			
	现金给付		医疗给付		现金给付		医疗给付		现金给付		医疗给付	
	金额	%	金额	%	金额	%	金额	%	金额	%	金额	%
1981	4623	34.5	7003	52.3	2513	70.8	1314	40.3	——	——	——	——
1982	5832	38.0	9192	59.9	2927	79.5	1523	41.3	——	——	——	——
1983	7043	38.3	10757	58.5	2704	76.0	1792	45.4	——	——	——	——
1984	8491	35.5	13792	57.7	2888	68.7	2173	52.9	——	——	——	——
1985	10254	36.4	17947	63.3	3569	71.1	2497	55.4	——	——	——	——
1986	12167	37.5	18754	57.8	4098	77.4	2673	49.1	44	14.1	447	143.7
1987	13632	34.8	24803	63.4	4930	74.8	2937	50.6	77	14.9	943	182.4

---

① 郭寅生：《公务人员保险法概论》，第 88 页。
② 台湾"立法院公报"第 82 卷第 73 期（下册），1993 年 12 月 22 日，第 477 页。

1988	16808	34.7	25638	53.0	6298	87.7	3054	48.7	122	9.8	1402	113.2
1989	20510	33.6	32978	54.0	7957	98.9	3140	44.1	405	10.1	4120	103.5
1990	25064	34.3	31603	43.3	9157	104.3	3595	39.4	4380	35.6	10836	88.2
1991	32654	37.8	33155	38.3	12184	114.2	4126	38.7	4957	36.9	11304	84.1

资料来源：台湾"台闽地区劳工保险局"编印：《劳工保险统计》，1992 年；台湾"中央信托公务人员保险处"编印：《公务人员保险统计》，1992 年。根据《全民健保相关问题研讨会》（台湾"中央研究院经济研究所"编印，1993 年，第 30~31 页）制定。

3. 各项保险的支付标准和审核标准存在差异，不仅增加了审核工作的复杂性，而且制度本身的漏洞又刺激了医疗部门以各种方式谋取利润。

在支付标准方面，劳保和公保基本上采用论服务量计酬制，即根据实际提供医疗服务的种类和数量支付费用，简言之就是"多做多得、少做少得"。同时，给付项目又因医院层级而异。但为了鼓励分级医疗，劳保在 1989 年开始对品质差异较小的技术部分项目（如检验、手术等）在不同级的医疗机构采相同的支付标准。只是论量计酬制度无意间鼓励了医疗院所不断增加诊疗项目和服务量来增加收入，于是乱开药、多做检查的事情频频出现，从而加速了医疗费用的上涨，加重了医疗资源的浪费。

在审核标准方面，劳保的门诊给付规定了免审范围，医疗院所的医疗费用平均申报费用没有超过免审范围的都不用审查，而住院的免审范围，只针对内部管理制度健全、平均诊疗费用稳定合理的特约医院实施。公保的门诊审核标准，则实行"门诊平均费用"，以挂号费、诊察费、注射费、药费、治疗处置费等五项费用的总和，除以其门诊人次，所得的平均费用数额作为审核特约医疗院所医疗费用的参考。[1]但实际上，不仅所谓的"免审范围"的订定缺乏统计基础，无法准确实施，而且免审制度的实施也使得少数医疗院所有机可乘，往往以多收就诊单的方式获利。

此外，除了公务人员眷属疾病保险、退休公务人员疾病保险等六种保险需要负担门诊 10% 的药费外，其他七种保险门诊、住院都不需要任何部分负担。当然，也没有真正实施医药分业（医师可以兼售药物）和分级医疗转诊制度（患者不分大小病，均可以到大小医院看病）。[2]因此，参加保险的人员交上保费后，遇到生育、伤害、疾病时就可以接受近似免费的治疗，这种制度漏洞使被保险人产生"不用白不用"的心理，于

---

[1] 杨志良主编：《健康保险》，第 93 页。

[2] 台湾"行政院研究发展考核委员会"编印：《我国社会保险制度现况分析及整合问题》，第 232 页。

是"一人投保，全家看病"，门诊取药浪费，住诊病人病愈却延迟不出院等情况经常发生。统计数据证实，有保险民众的门诊、住诊次数明显高于没有参加保险的民众。如没有保险民众的门诊次数年均为 1.6 次，但是有保险者则为 10 次；在住院方面，没有保险的年均为 0.09 次，有保险的则为 0.125 次；在开药的种类方面，没有保险的为 1.9 种，而有保险的为 4.1 种。[①] 也就是说，社会保险减轻了参保人的医疗负担，但正是没有费用方面的后顾之忧，导致被保险人缺乏节约意识。研究显示，保险会使门诊次数增加约 30%。而且在目前的全民健保制度下，医疗资源浪费程度约为 20%~30%。[②] 这就是通常所说的医疗保险的"诱导效果"，这种情况导致各项社会保险的门诊就诊率明显偏高，造成医疗资源的严重浪费。

综上所述，在 1995 年以前，台湾地区的社会保险制度体系不统一，并且缺乏公平性与效率性。不仅真正的弱势群体没有被社会保险覆盖，就是参加社会保险的群体之间的保险待遇也存在较大差异。而保险费率偏低、支付制度不健全、又没有医疗费用部分负担的规定等制度缺陷，导致民众容易把社会保险误解为社会福利，浪费现象较为严重，这一习惯一旦养成就很难改变。同时，没有参加保险的民众也把社会保险当成"免费或便宜的午餐"，急于享受保险的照顾。这无疑使社会保险陷入严重的财务危机，也增加了全民健保开办的民意压力。

（二）管理机构分散，政令难以统一

90 年代初，台湾地区社会保险的管理机构包括主管机关、承保机关、监督机关和投保单位。但是各项社会保险的管理机构各不相同，导致社会保险机构分散，政令难以统一（见图 2.1）。

从主管机关来看，公保的主管机关是"考试院铨叙部"；劳保的"中央"主管机关是"行政院劳工委员会"（简称"劳委会"），地方是省（市）政府；而农民健康保险的主管机关则采用三级制，在"中央"是"内政部"，在地方分别是省（市）政府及县（市）政府。总之，各项社会保险的主管机关涉及"两院三部会"（"两院"包括"行政院""考试院"；"三部会"包括"铨叙部""内政部""劳委会"）。

从承保机关来看，劳保和农保的承保机关都是"台闽地区劳工保险局"，公务人员保险的承保机关是"中央信托局公务人员保险处"。

从监督机关来看，劳保、农保、公保的监督机关分别为劳工保险监理

---

① 台湾"立法院公报"第 82 卷第 18 期（上册），1993 年 4 月 7 日，第 349 页。

② 林振辉、罗纪琼：《全民健保对所得重分配影响之分析》，载台湾"中央研究院经济研究所"编印：《纪念邢慕寰院士——经济发展研讨会论文集》，2001 年，第 618 页。

委员会、农民健康保险监理委员会和公务人员保险监理委员会，三者互不隶属，各自独立，自成体系。

从主管机关、承保机关和监督机关三者之间的关系来看，承保机关必须接受主管机关、监督机关及"中央"民意机关（包括"立法院""监察院"）的直接或间接监督。但实际上，主管机关与承保机关的隶属关系是相当薄弱的。[1] 劳保方面，"行政院劳委会"与"劳工保险局"虽然同属于劳工行政体系，但没有直接的隶属关系；农保方面，"内政部"与"劳工保险局"既无直接隶属关系，也不是统一的行政体系机构；公保方面，"铨叙部"与"中央信托局"之间也没有行政隶属关系。因此，社会保险主管机关处于多元化的状态，政令难以统一，遇到事情相互推诿塞责，对社会保险的监督和查弊非常不利。

同时，由于这些主管机关和承保机关都是政府机关或公营体制，保险人不仅掌握医疗机构的特约权和支付标准的制定权，而且握有诊疗行为的审查权和医疗费用的核付权等，主管部门在对医院给付方面具有强大的议价功能，医疗机构处于一种被动接受医疗给付的地位。因此，主管部门面对民意的强大压力，在保费收入增加不易的情况下，尽量压低对医疗机构的给付，甚至出现任意剔扣和拖延支付医院医药费的情况，医疗服务机构完全处于挨打的地位。畸形的体制导致医疗院所在没有制度管道参与议价、争取保费的情况下，便不择手段地采取以量制价的方式获取高额利润。于是，劳保看一次门诊付两张诊疗单，以诊疗单换取现金或补药，医院浮报医疗费用、提供不必要的服务等现象普遍存在。根据沈富雄提供的问卷调查资料，对"劳保门诊就诊时是否发生医疗院所要求自付医疗费或多缴门诊单的情形"这一问题，49.1%的受访者回答是肯定的，每两位病人中就有一位被要求多缴劳保单或自掏腰包的情形，23.9%的受访者曾经常遭遇到。[2] 社会保险制度欠缺良好的制衡与稽查制度，造成过度的医疗行为，或造假伪诈的给付申请等，这些都直接导致承保机关支出浩繁，从而加剧了社会保险的财务危机。

从投保单位来看，台湾地区社会保险的投保单位各不相同，且体制不健全，导致弊案重重。劳工保险的投保单位是雇主所属的团体或机构，公保的投保单位是公务人员所服务的机构，私立学校教职员保险的投保单位是其所服务的学校，职业工人的投保单位是职业工会，农民健康保险的投

---

[1] 台湾"行政院研究发展考核委员会"编印：《我国社会保险制度现况分析及整合问题》，第62页。

[2] 台湾"立法院公报"第82卷第18期（上册），1993年4月7日，第480页。

图 2.1 90 年代初台湾地区社会医疗保险组织架构示意图

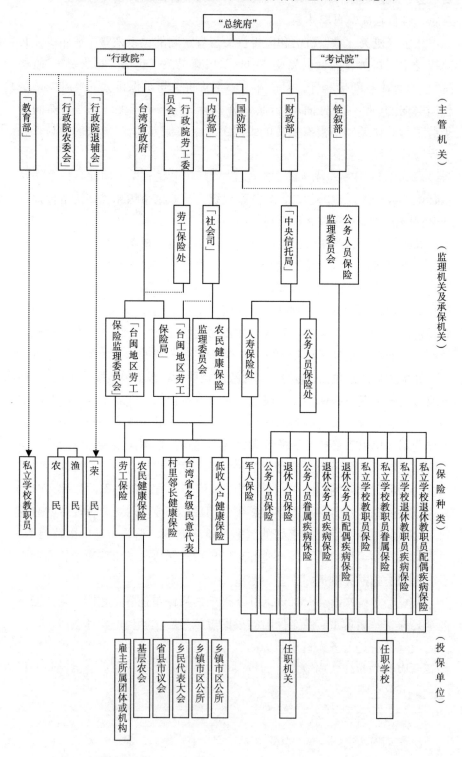

保单位是其所属的农会等。由于公保、私立学校教职员保险的资格认定比较严格，而劳工保险因为要由雇主缴纳80%的保费，所以不具有法定资格的人员很难加入到这些保险中。但是，由于职业工会和农会自身组织不健全，不符合条件却以职业工会会员和农会会员身份参加保险的现象特别多。

从职业工会来看，1951年颁布的"台湾省职业工人保险办法"，以职业工人为保险对象，保费负担是职业工人自付60%，政府补助40%（见表2.3）。但是，只要具有相同职业但没有一定雇主的职业劳工，如汽车司机、三轮车司机或从事缝纫、理发等职业的人，都可以组成职业工会，以办理劳工保险为主要业务。由于"劳保局"只在欠缴保费达到三个月以上时，才会通知取消投保资格，因此，各职业工会经常向会员预收三到六个月的保费，却不按月将会员缴交的保费交给"劳工保险局"，以获取可观的利息收入。于是，许多人把职业工会当成终身职业，完全忽视会员是否具有加保资格，甚至以企业化、家族化方式经营，使得社会保险财务"弊端频现"。① 更有不法职业工会为了吸收会员，不管会员是否是从事本业的劳工，或是否真的具有劳工身份，均以加入劳工保险诱其入会。而政府对职业工会的组成，并没有严格的规定与管理，所以许多不具备职业工会会员资格的民众也想方设法加入保险，享受40%的政府补贴保费。而台湾地区的就业市场97%是中小企业，挂名员工参加保险的人数非常多。② 根据"行政院主计处"办理的劳动力调查与伤病医疗调查估计，1990年3月，职业工人约在64万人左右，但同期以职业工人身份投保的被保险人大约178万人，约有114万名"职业被保险人"是挂名加保。③ 这些都直接影响了社会保险财务的有效控制。

作为农民健康保险的投保单位，农会长期以来一直扮演着政府与农民间桥梁的角色。在威权体制下，政府借由经费补助，或依法令强制规范来管制农会业务，使各级农会失去自主性，沦为政府施政的附庸和选举的椿脚。④ 为了配合办理农民医疗的需要，1981年修订"农会法"时，规定农会的任务除了"辅导及推行共同经营，委托经营及代耕业务"外，还有

---

① 李友谦：《我国职业工会组织与制度之研究——以台东县为例》，台湾东华大学公共行政硕士论文，摘要，2002年。

② 张博雅、罗纪琼、刘素芬等著：《专业奇迹 VS 民众迷思——全民健康保险规划纪实》，台北：桂冠图画股份有限公司，1997年，第115页。

③ 徐广正：《三民主义劳工保险制度保障劳工生存权之研究》，台湾"中国文化大学"博士论文，1993年，第340页。

④ 《台湾地区农会组织转型之研究——以台湾省农会例》，台湾政治大学社会科学学院行政管理硕士学程第二届硕士论文，2004年，第2页。

"农舍辅建及办理医疗卫生"。因此，在农会的内部组织编制上，一般都设有信用、供销、保险、推广及会务等部门，办理农民健康保险只是其业务的一小部分。由于人员不足，农会对农民健康保险业务根本无法很好地兼顾。前面已述，"农民健康保险条例"规定，农保被保险人的加保资格除了农会会员外，还有年满15岁、实际从事农业工作。但是由于农会会员资格审查和实际从事农业工作的认定非常困难，导致很多不符合条件的人也加入农民健康保险。在"劳工保险局"对农会发出的纠正函中，[①] 常常发生死亡者加保，植物人加保，百岁老人仍要每年工作180天当雇主，和子女雇佣七八十岁的父母为雇农等等不合理的现象。据统计，到1993年，虽然农业劳动力只占全部就业人口的11%（约100万人，其中有28万人参加了劳工保险），但农保投保人数却占就业人口的20%（约170万）。[②] 因此，约有98万参加农保的人并不具有农民身份，参加农保却由政府补助70%的保费，这样无疑增加了政府的财政负担，也是导致保险财务危机的重要原因。而公保、劳保、农保制度的医疗费用支付标准的订定、特约医疗院所管理等等，又直接影响未来全民健康保险的发展。

（三）财务亏损严重

到90年代初，台湾地区的各项社会保险都出现了严重的财务危机，因为各项社会保险法规定，当各项社会保险发生亏损时，一般由台湾省政府或"财政部"补贴，虽然也有部分保险规定要在提高费率后才由政府拨补，但由于很难提高费率，所以基本上所有亏损都是由政府补贴的，从而给政府的财政支出带来巨大的压力。

公保自1958年实施到1995年，除了1958年刚开办及1968~1972年遇到费率调整等少数年份没有亏损外（见表2.5），其他绝大多数年份都出现严重的亏损，必须由政府财政补助。到1995年实施全民健保时，由政府补贴公务员保险的金额高达542亿元新台币。在公务人员眷属疾病保险方面也是亏损连连，到1995年年底，累计赤字将近20亿元，[③] 也须由政府补贴。

农民健康保险本身就存在费率低、参保人年龄偏高、非农民身份却参

---

① 王绮华：《我国农民健康保险问题之研究》，台湾政治大学风险管理与保险学系硕士论文，2002年，第123页。

② 林国明：《在威权统治的历史阴影下——全民健保与道德共同体的民主建构》，载瞿海源、顾忠华、钱永祥主编：《平等、正义与社会福利——殷海光基金会自由、平等、社会正义学术研讨会论文集3》，第198页。

③ 台湾"中央信托局"编印：《中华民国公务人员保险统计》，1998年，第110~111页。转引自刘淑惠：《党国体制下全民健保政策的政治分析（1994~2000）》，第112页。

加到农民保险等问题，这导致农民健康保险从开办的第一年就开始出现亏损，其额度达 1.8 亿元新台币（见表 2.6），此后每年都出现亏损，到 1995年，短短 10 年由政府补助亏损额就高达 690 亿元新台币。

表 2.5　台湾地区对公务人员保险财务补贴的统计（1958~1995）

单位：新台币千元

年别	收入		支出			政府的补贴
	收入总额（A）	保险费收入	支出总额 (B)	医疗给付	现金给付	(B-A)
1958	6854	6847	2104	1303	322	−4750
1959	55305	53727	60053	46929	9331	4748
1960	90503	86850	142882	113478	13794	52379
1961	140714	132736	185389	131351	21144	44674
1962	151047	145145	167773	114222	25865	16726
1963	165511	154411	178385	121543	26648	12874
1964	176178	165899	188762	127888	32154	12584
1965	185077	173408	204812	138753	36910	19735
1966	195576	182422	218435	148197	42702	22859
1967	239408	225831	243076	158606	50110	3668
1968	314788	299566	312582	177268	88739	−2205
1969	445587	366161	377618	206195	119140	−5553
1970	445587	427161	437546	241746	154817	−8041
1971	518639	500102	509655	275053	218689	−8984
1972	540857	526653	528857	305176	321315	−12000
1973	575888	567529	730323	313091	441314	154435
1974	734051	708907	865003	393545	420572	130952
1975	837326	800445	907493	451203	405330	70167
1976	919335	877621	990435	495599	446467	71099
1977	1144071	1108994	1247578	551848	640173	103507
1978	1498631	1467619	1638125	639808	927916	139494
1979	1846849	1814869	2181323	768214	1326516	334474
1980	2418933	2388160	2801925	1002394	1688145	382992
1981	3396851	3363892	4928089	1371576	2529390	631238
1982	3718804	3660475	4625764	1565612	2914438	906960
1983	3856418	3766679	4743226	1841569	2748870	886808
1984	4176563	4096035	5268715	2213083	2889961	1092152
1985	4936648	4849081	6313264	2541691	3581829	1376616

年别	收入		支出			政府的补贴
	收入总额（A）	保险费收入	支出总额 (B)	医疗给付	现金给付	(B-A)
1986	5430401	5371443	7066195	2681821	4185739	1635794
1987	5866620	5830197	8082435	2921858	4954077	2215815
1988	6691347	6658964	9561922	3040493	6301870	2870576
1989	7664792	7611338	11409135	3114116	8013131	3744343
1990	9358592	9273093	13065701	3582106	9155112	3707109
1991	10787888	10666962	16646282	4125732	12184263	5858394
1992	11854254	11775290	15525502	4639799	10510020	3671248
1993	13190083	13033881	17635634	5068021	12190672	4445551
1994	14237829	14112286	20321930	5824210	14064439	6084101
1995	9232039	9050723	15877717	1308173	13954267	6645678
总计	—	—	—	—	—	54200653

资料来源：台湾"中央信托局"编印：《中华民国公务人员保险统计》，1998 年，第 100~101 页。转引自刘淑惠：《党国体制下全民健保政策的政治分析（1994~2000)》，台湾大学政治研究所博士论文，2002 年，第 111~112 页。

在各项社会保险中，账面上唯一没有亏损的就是劳工保险，到 1991 年年底，劳保基金累存额为 606 亿元新台币，但是当时具有资格领取老年给付的已经达到 47 万人，估计约需要 1200 亿元新台币才能支应，[①] 可见劳工保险给付准备金严重不足。因此，对各项社会保险的亏损补贴已经成为一项沉重的负担，国民党当局急于摆脱这一沉重的包袱。

表 2.6　台湾地区农保财务的补贴统计（1985.7~1995.6）

单位：新台币元

会计年度	农保收入	农保支出	政府补贴
1986	311417279	495000858	183583579
1987	517244196	1020450177	503205981
1988	1242681071	1524895117	282214046
1989	3989087683	4533261010	544173327
1990	10652411307	14392271621	3739860314
1991	13028688145	19755420414	6726732268
1992	13587119814	25430685911	11843566096

---

① "台闽地区劳工保险局"编印：《劳工保险统计》，1992 年。转引自台湾"中央研究院经济所"编印：《全民健保相关问题研讨会》，1993 年，第 28 页。

1993	14221324972	27884840861	13633515888
1994	14544946836	31464875188	16919928351
1995	11592239936	26291402242	14699162305
总计	—	—	69075942155

资料来源：台湾"劳工保险局"编印：《中华民国1998年劳工保险统计年报》，1998年，第320~323页。转引自刘淑惠：《党国体制下全民健保政策的政治分析（1994~2000）》，台湾大学政治研究所博士论文，2002年，第118页。

从70年代中期开始，国民党当局就邀请岛内外学者、专家共同探讨应对之策，并提出多个解决方案。[1]具体包括改革社会保险体制，设置"中央社会保险局"为保险人，统筹办理各项社会保险业务；在保费方面采用分类计费、综合缴纳、分类记账、统一运用的方式管理；公保、劳保的老年、残废和遗属三种给付改为年金制；扩大社会保险范围，开办公保、劳保眷属健康保险；公保、劳保的医疗给付费用，采用部分负担制度，以防止浪费；普通事故保险费率采弹性制，以符合社会保险原则；等等。

这些方案对解决社会保险的危机有一定的参考价值，但是效果并不明显。从后来社会保险发展的状况来看，上述方案中扩大社会保险范围被采纳，开办了私立学校教职员保险、公务人员眷属保险、农民健康保险等，使得社会保险的人口不断增加。但是，这并不能从根本上解决社会保险财务危机和消除民众的不满。各项社会保险的危机不仅没有缓解，反而随着被保险人口的增加而更加严重。到90年代初，既有社会保险制度受益不均、制度分歧、体制不完善、财务危机严重等问题愈加恶化，使得社会保险体系到了不得不改革的地步。民意调查显示，93.2%的民众认为台湾地区存在多种社会保险制度，需要改进。[2]

总之，要求改革社会保险制度的民意压力和社会保险面临的严重财务危机，都促使台湾当局决定从体制上对社会保险进行改革，统一事权，以摆脱社会保险财务危机。这些主客观因素成为全民健康保险实施的直接动力。

第二节　全民健保立法的社会背景

1949年以后，国民党在台湾移植了大陆时期的一党专政政治体制（学

---

[1]　刘修如著，台湾编译馆主编：《社会政策与社会立法》（下册），第727~743页。

[2]　台湾"行政院研究发展考核委员会"编印：《我国社会保险制度现况分析及整合问题》，第141页。

界也称其为"威权体制")。就权力结构而言,实行党、政、军三位一体,国民党掌控了岛内的政经资源,可以根据不同时期的不同目标制定相应的经济和社会政策。国民党当局注重经济建设,使得台湾地区的经济取得快速发展,民众生活水平不断提高。但是社会整体发展不均衡,社会福利相对滞后。80年代中期后,台湾处于政治体制转型时期,一党专政体制迅速消解,政党政治体制逐步确立。在政党竞争的政治环境中,国民党不仅受到在野党的竞争压力,而且不得不顺从民意,增加社会福利支出,满足民众要求加入健康保险的要求。

一、威权体制下的台湾社会

政治上,国民党退台后,1949年颁布了"台湾地区紧急戒严令",对台湾地区民众的结社、集会、游行、请愿、罢工等进行严格管制,并长期实行"二元政治体制"的威权统治。[①] 国民党当局自认为是"中华民国政府"在台湾的统治"法统",是"中华民国"在台湾的延续,[②] 仍然实行立法、行政、司法、考试、监察五权分立。但是,所有"中央"层级的领导和民意机构——"立法院"和"国民大会"代表等都没有实行定期改选,虽然民社党、青年党长期合法地存在,但只是政治花瓶。国民党员在"政府各部会"和民意代表中占有绝对优势,直到1986年国民党员占"国民大会代表"的89.68%、"立法委员"的94.24%、"监察委员"的84.29%。[③] 在地方实行有限的地方自治,推动县、市级公职人员选举,吸纳台湾当地统治精英,以强化其政权的正当性。

因此,国民党当局对社会政策的制定具有高度的决策权。其决策流程通常是由党中央根据国民党相关工作委员会、行政部门的意见做出决策,再交由行政部门具体制定各项政策法案,然后交"立法院"进行形式上的讨论、表决。[④] 如果需要召开协调会议及沟通意见,再由国民党中常会指示"中央政策委员会"召集协调会议,协调"行政院"和"立法院"两方面的意见,使法案能在"立法院"顺利通过。因此,这一时期的"立法院"被称为"行政院立法局"。总之,在威权体制下,所有重要政策只需在国民党内协调就可以了,国民党可以自主地制定社会政策。

50~60年代,国民党以台湾作为"反攻大陆"的基地,非常重视军

---

① 姜南扬:《台湾政治转型之谜》,北京:文津出版社,1993年,第48页。
② 王建民、刘红、曾润梅:《国民党下台内幕》,北京:新华出版社,2005年,第83页。
③ 台北风云出版社编辑委员会编印《透视党中央》,《风云论坛丛书》18,第23页。
④ 刘国深:《当代台湾政治分析》,北京:九州出版社,2002年,第222页。

备建设，"国防支出"在 60 年代居于首要地位，约占各级政府支出的 41.3%。70 年代以来，国民党当局不断遭遇"外交"上的失败，其代表被逐出联合国，在国际社会陷入空前孤立的处境。随着国际地位的丧失，"反攻大陆"变得遥遥无期，以蒋经国为首的国民党当局开始奉行经济发展优先的政策。台湾地区的政治体制经历了一个逐渐转变的过程，其总体方向是由政治趋向和军事化色彩浓厚的集权主义独裁向以经济发展为基本取向的权威主义和发展导向型政权转变。① 经济支出在 70~80 年代逐渐占据第一位，平均约占各级政府支出的 30%（见表 2.7）。

表 2.7　台湾地区各级政府支出结构表

年代 政事别	60 年代平均	70 年代平均	80 年代平均	90 年代平均
一般政务支出	14.0	11.3	10.5	12.9
地区防务支出	41.3	28.4	21.9	14.5
教育科学文化支出	15.1	16.5	19.4	20.5
经济发展支出	17.2	30.5	30.4	21.0
社会福利支出	8.1	11.3	15.7	24.2
债务支出	2.2	0.6	1.0	6.0
其他支出	2.1	1.5	1.0	1.0

资料来源："行政院主计处"，转引自李青蓉、李尧贤、林怡芯：《台湾政府支出规模与经济成长之研究》，台湾《台湾经济金融月刊》第 38 卷第 4 期，2002 年 4 月 20 日，第 57 页。

经济上，国民党当局在台湾地区实行民生主义经济制度，② 即重视生产工具的公有与私有平衡、公营事业与民营事业的平衡等。在 50 年代到 60 年代中期，实行以公营经济为主导、带动私营经济发展的方针，到 80 年代，台湾地区的主要公营事业中"国营事业"达 55 家，省营事业达 35 家。③ 公营事业在钢铁、烟酒、石油、电信、银行、金融等方面握有独占的权力，这对恢复经济发展和扩充经济实力发挥了重要作用，台湾地区的经济从 60 年代开始取得了飞速的发展。70 年代中期后，在经历两次石油能源危机、国际经济衰退、贸易保护主义盛行、出口增加减缓、经济发展趋缓的情况下，台湾地区进入经济结构的转型时期。随着国际环境的变化，

① 郑秉文、方定友、史寒冰主编：《当代东亚国家、地区社会保障制度》，第 8 页。

② 言午：《我国民生主义的成就与发展》，台湾《宪政评论》第 16 卷第 3 期，1985 年 3 月 15 日，第 10 页。

③ 詹中原：《民营化政策——公共行政理论与实务之分析》，台北：五南图书出版公司，1993 年，第 111~112 页。

80 年代中后期，国民党当局提出"经济革新"的"三化"方针——国际化、自由化、制度化。所谓"自由化"，就是尊重市场价格机制，减少对各种经济活动不必要的行政干预，使市场机制在经济运行中发挥主导作用；所谓"国际化"，就是将台湾经济纳入国际经济体系；所谓"制度化"，就是制定一套合理的法规，用法制调节控制经济运行。[1]

此后，岛内经济快速转型，民营经济成为经济发展的主角。1989 年7月，"行政院"成立了公营事业民营化推动专案小组，逐步取消公营事业的独占权力，1992 年公布了"公营事业移转民营条例施行细则"。从1989 年到 2000 年以前，台湾地区共有 21 家公营事业完成私有化，12 家结束营业。[2] 在公营事业民营化的同时，国民党当局鼓励民营事业的发展。1987 年年底，民营的加油站开始设立，并开放了高速公路路权、旅行社、民航业等。90 年代后又相继开放民营银行、电厂等。这样，公营事业所占比重日益降低，而民营企业在经济体系中的主导力量不断增强，为台湾工业发展带来了新的生机。

从 50 年代到 80 年代末，台湾地区经济一直保持较快速度成长（见表 2.8）。1951~1960 年经济年均增长率为 7.6%，1961~1970 年为 10%，1971~1980 年为 9.4%，1981~1990 年为 8.1%。[3] 从表 2.8 可以看出，台湾地区经济增长率个别年份（1986 年）甚至高达 12.57%。长期的经济高速增长，带动了岛内人均国民生产毛额的不断增加，1953 年仅 167 美元 / 人，1980年就迅速增加到 2344 美元 / 人，到 1989 年更增加到 7512 美元 / 人。台湾地区创造了经济发展的奇迹，并因此成为"亚洲四小龙"之一。

岛内整体经济的发展，促进了民众收入的增加和生活水平的提高，台湾地区逐渐成为一个"均富"的社会。从台湾地区的家庭收入高低比率[4]来看，70 年代和 80 年代初最高所得组一直是最低所得组收入的 4~5 倍（见图 2.2），显示台湾地区民众的家庭收入较为平均，这一成就也得到了

---

[1] 茅家琦主编：《80 年代的台湾（1980—1989）》，郑州：河南人民出版社，1991 年，第141 页。

[2] 瞿宛文：《后威权下再论"民营化"》，台湾《台湾社会研究季刊》第 53 期，2004 年 3 月，第 34 页。

[3] 邓利娟：《台湾经济增长速度的新转变》，《厦门大学学报（哲社版）》，2002 年第 5 期，第 31 页。

[4] 家庭收入高低比率即把所有家庭收入或个人收入按照多少进行排列，分成 5 个组，其中20% 最高所得的家庭收入与 20% 最低所得的家庭收入的比。高低收入比率可以衡量一个国家或地区最富与最穷两个极端收入不平等的程度。台湾"行政院主计处"：《台湾地区家庭收支调查报告 2003 年》，转引自邓利娟：《试析台湾"均富型增长模式"的改变》，《台湾研究集刊》，2005 年第 3 期，第 6 页。

国际社会的认可。

表2.8 台湾地区和日本、韩国经济成长与国民所得比较表

年份	经济成长率 （%）			国民生产毛额 （亿美元）			平均每人国民生产毛额 （美元）		
	台湾	日本	韩国	台湾	日本	韩国	台湾	日本	韩国
1953	9.34	7.7	3.2 *	15	195	27	167	227	129
1960	6.44	12.5	12.4	17	430	38	154	457	153
1970	11.32	8.3	7.6	57	2044	86	389	1959	268
1980	7.12	3.5	-4.8	414	10589	604	2344	9068	1637
1981	5.76	3.4	5.9	480	11645	668	2669	9898	1783
1982	4.05	3.4	7.2	486	10828	713	2653	9141	1824
1983	8.65	2.8	12.6	525	11813	795	2823	9905	2002
1984	11.59	4.3	9.3	598	12667	870	3167	10469	2158
1985	5.55	5.2	7.0	631	13469	831	3297	11014	2194
1986	12.57	2.6	12.9	773	19925	1028	3993	16184	2505
1987	11.87	4.3	13.0	1032	24208	1289	5275	19530	3110
1988	7.84	6.2	12.4	1253	29151	1717	6333	23382	4127
1989	7.33	4.8	6.8	1503	18863	2112	7512	23016	4994

说明：* 为1956年的数据。
资料来源：江丙坤著，徐秀珍、林美姿编：《台湾经济发展的省思与愿景》，台北：联经出版事业股份有限公司，2004年，第92~93页。

　　一般而论，经济发展水平对社会福利发展的水平具有相当程度的影响，并且在总体上呈现出经济水平越高，社会福利和医疗保障水平越高的趋势。[①] 经济的发展为社会福利水平的提高奠定了物质基础。但是，国民党当局长期以来一直秉持的社会福利观具有明显的"政府中心主义"色彩，其社会福利政策是由政府"自上而下"推动的，其核心观点为：1.社会福利与经济成长的关系是经济成长在政策决定上具有优先性，当局担心消费性的社会福利支出的较快增长会阻碍资本累积与经济成长，力求避免西方社会福利支出带来严重财政危机的弊端。2.强调家庭与邻里在社会福利体系中的基础角色，即强调家庭的照顾功能，政府不应取代家庭的角色。在1986年"行政院经济建设委员会"制定的"社会福利整体规划"中提出：社会福利应该"建立养老、疾病的个人责任观念，

---

① 覃有土、吕琳：《社会保险制度本质及具体模式探析》，《中南财经政法大学学报》，2003年第2期，第98页。

能由个人、家庭、企业、民间团体提供者，无须由政府集中供应，多采互助自给方式办理"。总之，就是要尽量减弱政府的福利功能，以避免财政危机。曾任"政务委员"的李国鼎的解释是：在现代化的进程中，经济福利的改善无疑应该受到当局的最优先的重视，政府应把精力集中在传统意义上的福利上（即基本的健康和教育），而不是放在西欧和北美所见的现代"福利国家"的装饰上。[1]郝柏村任"行政院长"后，更以欧美福利国家的后遗症为鉴，宣示台湾地区不宜再走"福利国家"的路线。[2]也就是说，当局长期担心政府福利支出会阻碍资本积累和经济成长，强调有限的财源应该用来促进经济的发展，从而达到社会公平正义的原则，因此不提倡实行欧美"福利国家"政策。这一观点正好与80年代以前台湾地区社会福利发展的轨迹完全吻合。

在这种社会福利观的指导下，80年代以前，台湾地区实行的是残补式的社会福利政策，不仅社会福利支出比例较小，而且社会福利供给较偏重两类群体：一是配合经济发展需求所需劳工，二是为维系政府体制所需的"军公教"。60年代社会福利支出平均占各级政府总支出的8.1%，70年代增加到11.3%，80年代也仅上升到15.7%。而同期西方发达国家或地区，社会福利支出占政府总预算支出的比例高达40%以上，如1987年美国为43.5%，加拿大为42.7%，英国为44.7%，法国为59.3%，意大利为45.8%，联邦德国（1984年）高达69.2%。[3]再从社会福利资源分配来看，到80年代中期以前，社会福利支出的最大受益者是政府的统治工具——军人、公务人员与教师（简称"军公教"），军公教享有退休、保险、存款优惠利率、住宅、子女教育等全方位的社会福利。军公教及相关家属所享受到的社会福利支出一直占政府社会福利总支出的一半以上。以1982年和1988年为例，军人、公务员、"荣民"三者福利支出之和占社会福利总支出比例高达58.16%和59.75%，而社会真正的弱势群体如劳工、农民、老人、儿童、妇女、残障、少数民族等合计只占6.69%和8.80%。[4]可见，当时台湾地区的社会福利包括社会保险、福利服务、社会救助、医疗保健等支出项目，其中社会保险是台湾社会福利制度的主要支柱，但是社会保险资源同样存在受益不均的问题。

---

① 李国鼎著，国鼎丛书编纂委员会编：《台湾经济发展背后的政策演变》，第95页。
② 台湾"立法院公报"第81卷第66期，1992年10月21日，第126~127页。
③ "彭百显国会办公室"制定：《1980年代台湾与先进工业国家社会安全支出占总预算比较》，台湾"立法院公报"第81卷第65期，1992年10月17日，第192页。
④ 台湾"行政院研究发展考核委员会"编印：《我国社会福利支出之研究》，1990年，第64页。

但是，从 80 年代中期以后，台湾地区的贫富差距越来越大，家庭收入高低比率呈现上升趋势，1990 年达到 5.18 倍，这表明收入不平等迅速扩大（见图 2.2）。在这种情况下，随着社会的转型，大多数民众认为，台湾已拥有优越的财力环境，"足以为全体国民谋求更大的福祉"。① 因此，民众期盼政府积极介入，以纠正社会所得分配的不公与不义，强烈要求政府增加社会福利支出，并要求平等地享有社会福利的照顾。

图 2.2　台湾地区 20% 最高所得为 20% 最低所得家庭收入的倍数

单位：倍

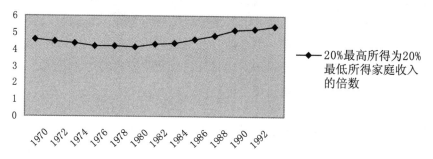

二、政治转型以来的台湾社会

经济的发展为政治民主化创造了经济基础，"民主的前景取决于经济发展的前景"。② 随着经济的发展，到 80 年代中期，台湾逐渐进入政治民主化、社会多元化的社会转型时期，国民党的政策决策模式和社会福利观受到来自民意的压力和在野党的挑战，其主导社会政策制定的地位不断削弱，在野党则凭借民众的支持积极参与社会政策的制定过程，社会保险政策成为朝野争持的重要政策领域。

从 70 年代末期开始，国民党在台湾地区的权威就受到了挑战。1977 年的中坜事件、1978 年与美国"断交"、1979 年发生的"美丽岛事件"等对台湾社会带来极大的冲击，也给国民党当局带来强大的压力。在内外交困的情况下，以蒋经国为首的国民党进行了"政治革新"运动，于 1987 年解除"戒严"，全面开放"党禁"。这样，台湾地区卷入了"第三波"民主化的浪潮。到 90 年代初，国民党当局全面开放了"中央"层级的选举，

---

① 台湾"行政院经济建设委员会"都市及住宅发展处全民健保研究计划专案小组编印：《全民健保制度规划技术报告》，第 40 页。

② 〔美〕亨廷顿著，刘军宁译：《第三波——20 世纪后期民主化浪潮》，上海：三联书店出版，1998 年，第 375 页。

如 1991 年"国民大会代表"首次全面改选，1992 年第二届"立委"选举，1994 年省主席及台北市和高雄市市长由官派改为直选，1996 年台湾地区领导人开始由民众直选。这样，从乡镇到省市，以至到"中央"的选举全面开放，台湾地区逐渐走上西方政党政治的道路。

公共选择理论认为，在选举过程中投票人或选民首先是"经济人"，具有自利和理性两个基本特点，[①] 关心个人的利益，并且是效用最大化的追逐者。当然，政党行为也会受到选举的左右，一味地追求"胜选至上"的目标。也就是说，在选举中政党总是以赢得最多选票为主要考量。同时，选民也在选举过程中追求利益最大化。在政治民主化过程中的台湾，朝野政党都注重推出各自的社会福利政见争取民众的支持。而选民也很容易选择给自己带来福利更多的一派。西方选举的实证研究证实，当执政党担心连任受到威胁时，社会福利政策是最经常且密集使用的竞选工具。[②] 在政治民主化过程中的台湾地区也不例外。

1988 年 7 月 11 日，国民党十三大制定的《中国国民党现阶段党务革新纲领案》明确指出："未来中央委员会工作应以政策厘订、组织发展与选举动员等为主。"[③] 在选举的压力下，候选人对民意的要求特别敏感。政党政治、经济举措服从、服务于选举，党则"为选举而生存"，以选举为党务工作的中心，选举的成败关乎国民党的前途和命运。而党外势力乃至后来的民进党，则把竞选场合当成揭露、批判国民党，扩大影响和发展势力的主要战场，把胜选作为打击国民党最有力的武器。[④] 早期的在野人士和 1986 年成立的民进党初期的选举诉求也主要集中在政治改革和"国家认同"问题，但在野势力与长期执政的国民党相比势单力薄，"台独"主张当时令台湾选民望而生畏。因此，1990 年后，民进党逐渐调整了竞选策略，提出社会福利等公共政策议题来争取民众的支持。从民进党社会福利政策"白皮书"——《公平正义的福利国》和民进党的党纲可以看出，民进党不仅强调政府的责任，而且认为应该实行全民普及式的社会福利政策，较具政府干预下的福利主义特征。因此，民进党抨击国民党的社

---

① 许云霄编著：《公共选择理论》，北京：北京大学出版社，2006 年，第 105 页。

② 黄耀辉：《不要概括承受——用全民投票决定社会福利政策》，台湾《经济前瞻》，1995 年 9 月 5 日，第 36 页。

③ "中央社台北讯"：《中国国民党第十三次全会通过党务革新纲领确立党内民主运作程序》，台湾《中央日报》，1988 年 7 月 12 日（3 版）。

④ 王建民、刘红、曾润梅：《国民党下台内幕》，第 102 页。

会福利政策是"极少、落后、不均、推拖"。① 前述国民党长期实施的社会保险不仅受益面窄，真正的弱势群体没有被纳入，而且社会保险制度体系分歧严重等缺失，立即成了民进党批评的热点。针对这些缺失，民进党宣传的普及式福利政策贴近民意，虽然很多福利政策未经长远规划，在实践中根本无法实施。2000 年，民进党上台后，为兑现选举承诺，曾大幅度修改国民党时期的福利法规，降低福利受益门槛，发放各式"福利津贴"，却造成财政支出上的巨大负担，在经济不景气、失业率高的现实压力下，2001 年民进党不得不提出"拼经济"的口号，压缩福利开支。这说明，民进党选举期间的福利承诺只是骗取选票的一种手段，往往不具可行性，但在选举过程中却对国民党构成强大的改革压力。

以 1992 年年底"立委"选举为例，民进党总结了 1991 年二届"国代"选举中的失利原因，把选举的总路线确立为：把体制外的暴力斗争化为体制内的抗争和选举竞争，② 在实际的选举中，民进党候选人也明显加强了对公共政策和民生福利、财经等议题的重视。当年"立委"选举中，该党诉求的重点趋向"公共政策化"，其社会福利政见出现次数仅次于财经政策和"总统直选"两项议题。因此，民进党中央陆续推出了"经济发展纲领草案""外交政策纲领草案"等一系列政策"白皮书"，内容涵盖经济、"六年国建""外交"、社会福利、文化、教育及两岸关系等重要议题，是民进党成立以来制定的一套比较系统的、以公共政策为主体的政策性文件。结果，民进党在这次选举中的得票率与席位数均有较大进步，获得了 36.09% 的得票率及 161 席"立委"中的 51 席，其中"区域立委"38 席，"全国不分区立委"11 席，"侨选立委"2 席。这是民进党在参与"立委"选举以来的最佳成绩。

虽然不能把民进党在选举中的不断胜利完全归功于其社会福利政见，但福利政见的确为民进党的选举赢得了不少选票。于是，社会福利政见更成为 1993 年民进党参选的主要竞选策略，占民进党竞选文宣的比例高达 82.8%，民进党候选人高植澎提出了"老人年金"诉求，夺取了国民党在澎湖县垄断了 40 年的政权。这极大地鼓舞了民进党的士气，此后的历次选举中，民进党都把社会福利作为其重要的政见。

面对在野党的强势出击，在得票率不断下降的情况下，国民党终于按捺不住，不得不提出更加激进的福利政策，即用更多的社会福利承诺来巩

---

① "政策白皮书编纂工作小组"编：《民主进步党的社会福利政策——公平正义的福利国》，台北：民主进步党中央党部，1993 年，第 60 页。

② 张文生、王茹：《民进党选举策略研究》，北京：九州出版社，2004 年，第 65 页。

固其票源。如 1994 年年底省市长选举中，民进党在社会福利政策上，强调解决家庭托儿负担，照顾弱势族群，发放敬老津贴等。国民党打出"老人津贴"以对抗民进党"敬老津贴"的挑战，时任主席的李登辉高呼："民进党现在发 5000 元新台币，事实上国民党要发 11000 元新台币，比民进党增加一倍以上。"（11000 元新台币，即国民党"中低收入老人生活津贴计划"可领取的最高金额）① 虽然这些政见不一定全部实施，但却使政府在公共行政的过程中不得不重视社会福利的改革，增加对社会福利的投入。因此，与其他支出项目相比（见表 2.7），社会福利支出成为 90 年代台湾地区"政府"预算支出成长最快的项目。

在社会运动方面，随着民主政治的发展，台湾地区的民间力量也迅速活跃起来，民众的社会意识大为增强，对环境品质、劳工福利、消费者权益、社会保险以及其他公共服务的要求不断升高。② 据统计，1986 年台湾岛内共发生 337 次街头抗议活动，1987 年发生了 734 次，1988 年则增加到 1172 次。③ 广大民众不再像以前那样被动地接受政府的政策，而是根据所代表的团体利益，向政府施加压力。如"残障联盟""儿童福利联盟""劳工阵线""妇援会""老人福利推动联盟"等陆续出现，这些团体以社会议题为诉求，对政府制定公共政策的压力不可忽视。1987 年 12 月 25 日，发生在台北的大游行，要求"国会"全面改选；1989 年 4 月 12 日，发生 70 个残障团体在"立法院"争取社会福利预算的请愿活动等等。有的利益团体直接竞选进入"国会"，影响当局的政策制定。在这种情况下，增加社会福利、建立面向普通民众的医疗保健制度，遂成为国民党当局迎合民意、巩固民众支持的一项重要的政策选择。

社会转型也使得台湾地区民众要求平等的意识逐渐抬头，对全民健康保险的认识不断提高。1986 年全民健康保险刚刚提出来时，《中国时报》委托台湾大学社会学系副教授丁庭宇做的一项民意调查显示，民众最关心的社会层面上的 10 件事是：

> 1. 加强治安维护，防制犯罪工作；2. 加强环境保护工作，防治污染问题；3. 增加青年就业机会，降低失业率；4. 改善社会赌博风气；5. 改善色情泛滥现象；6. 实施全民健康保险制度；7. 改善社会奢靡风

① 钟威：《台湾朝野的"老人年金"大战》，《台声》，1995 年 1 月，第 17 页。
② 李国鼎：《国鼎文集之十七——经验与信仰》，台北：资讯电脑杂志社，2001 年，第 98 页。
③ 王振寰、钱永祥：《迈向新国家？民粹威权主义的形成与民主问题》，台湾《台湾社会研究季刊》第 20 期，1995 年 8 月，第 38 页。

气；8.彻底改进联考制度，消除升学压力；9.建立独立司法审判制度；10.改善电视节目及广告品质等。[①]

此时，加强治安、防止犯罪、环保、改善社会风气等问题得到民众的关心，而实施全民健康保险仅被排在第六位，当时民众对全民健保并不了解，只知道看病不要钱。随着选举的进行，全民健保逐渐成为最热门的话题，在1986年年底举行的"立委"和"国大代表"增额选举中，有超过70%的参选人在政见中提及：当选后将致力于全民健保的推动和立法，及环境保育等。[②] 到1989年增额"立委"选举中，"加强社会福利政策，办理全民医疗保险"位居候选人十大政见的榜首。[③] 竞选时，各种演讲、座谈都绕着这个话题打转，从"立法委员"到乡民代表都争相以全民健保为政见。在"立法院"质询过程中，全民健保也成为每一会期被讨论的热点议题。

总之，1987年"解严"后，政治体制的转型迫使政府对社会福利政策进行积极的干预，特别是社会保险政策。政治压力渗透到社会保险领域，使社会保险制度的发展趋向复杂化。于是，全民健保法案不再是一个纯粹的民生法案，而是一个政治性非常强的法案，[④] 并成为选举中争取民意一个重要砝码。如前所述，在80年代末、90年代初开办的农民健康保险、地方公职人员健康保险、低收入户健康保险等，都与增额"立委"选举和地方选举竞争有很大的关系。在增额"立委"选举中，不管是党内还是党外的"立委"候选人都替农民说话，呼吁改变农业政策，实行农民健康保险。

因此，从80年代初开始，"行政院"命令"经济建设委员会"规划台湾地区的社会福利发展方向。于是"经济建设委员会"便邀请英国顾问拟定了社会福利制度整体规划报告，并据此提出几项策略性的建议，其中对社会保险的发展建议有以下几点：今后的社会福利发展方向之一是采用"分散性"的社会保险制度，也就是透过立法途径要求个人、家庭、厂商提供福利服务，政府的直接干预应尽量减少；医疗保健的措施应设法与其他社会福利分开，独立办理，以避免经费来源和政策实行的过度集中；"中央"宜成立"内阁级社会政策评估机构"，以统一规划今后社会福利的

---

① 民意调查：《现在，台湾最该做好的10件大事》，台湾《时报新闻周刊》，1986年6月14日，第33页。

② 吴中立：《健康保险需求与全民健保》，台湾《台湾经济预测与政策》第19卷第1期，1988年5月，第55页。

③ 杨艾莉：《全民健保笨鸟乱飞》，台湾《天下杂志》，1995年3月1日，第44页。

④ 台湾"立法院公报"第83卷第58期，1994年9月21日，第49页。

政策及方向。① 可见，"经济建设委员会"希望社会保险的发展尽量减少政府的干预，同时社会医疗保险应该单独办理，社会政策的实施应该统一事权。这些对全民健康保险政策的规划具有指导意义。

1984年，"经济建设委员会"研拟完成社会福利制度之整体规划初稿。1986年2月28日，"行政院长"俞国华在"立法院"宣布，将于2000年实施全民健康保险。同年5月"行政院"核定了"台湾经济建设长期展望（1986年至2000年）"，其中规定：2000年实施全民健康保险。1988年7月，国民党十三大政纲中规定：全面办理农民健康保险，优先规划办理劳工眷属及退休劳工健康保险，改进学生保险，逐步实施全民健康保险。此后，全民健康保险进入规划和立法阶段。

综上所述，台湾地区全民健保的实施，不仅顺应了国际医疗保险制度发展的趋势，而且也是解决岛内既有社会保险制度分歧和财务危机的必然选择。更重要的是，在社会转型的大背景下，民众有要求实施全民健保的强烈愿望，而选举竞争中的政党为了取得选举的胜利，也纷纷选择社会福利政策为政见诉求，以争取民众的选票。因此，政治转型和选举竞争的社会环境对全民健保政策的推动具有重要影响。

---

① 风云出版社编辑委员会：《台湾社会、农民、劳工、学生问题》，风云论坛丛书38，台北：风云出版社（海外版），第46~47页。

第三章　全民健保制度的立法争议

　　台湾当局确定实施全民健保政策后，行政部门就着手组织规划全民健保制度。"行政院"先后指定由"经建会"和"卫生署"对全民健保制度进行规划，然后经过"行政院会"审查通过，最终形成了官方版本即"行政院版全民健保法（草案）"，并提交到"立法院"进行审查。但是，由于全民健保制度的规划和立法过程正好处于台湾地区社会转型时期，在选举竞争的环境下，民众的自主意识抬头，国民党对社会的控制力量迅速减弱，许多代表不同阶层、团体利益的社会团体逐渐活跃起来，并参与全民健保的规划和立法过程。于是，一些利益团体的民间版本"全民健保法（草案）"相继出台，并且得到部分民众和"立委"的支持，以致在"立法院"对全民健保法案进行审查的过程中，形成了多个版本相争的局面。有的版本主张在既有社会保险基础上改革，有的版本则主张实行全新的制度等，全民健保立法的过程就是其面临制度选择的过程。

　　美国经济史学者诺斯的制度变迁理论认为，绝大多数的制度变迁都是逐步累积的、渐进的。[1] 因此，他主张在既有制度基础上的制度变动，不赞同从主观愿望出发，脱离现实的制度体系，去全面、理性地设计制度。台湾地区全民健保制度的选择过程体现了这一理论。

第一节　"行政院"版全民健保制度的规划

　　全民健保的实施不仅关系着台湾地区民众的健康，而且与岛内政治、经济的发展密切相关。在全民健保立法过程中，时任"财政部长"的王建煊认为：从政府财政的观点来看，全民健保如果规划不良，将是政府财政负担的一个"无底洞"。[2] 因此，国民党当局对全民健保的规划相当小心。1987 年 11 月，"行政院"指示"经济建设委员会"开始规划全民健康保险事宜，主要从宏观上设计全民健保政策的蓝图。从 1990 年开始，"行政院卫生署"开始接手全民健保的具体规划。因此，全民健保制度的规划过

---

① 〔美〕道格拉斯·C.诺斯（Douglass C. North）著，刘瑞华译：《制度、制度变迁与经济成就》，台北：时报文化出版企业有限公司，1994 年，第 107 页。

② 台湾"立法院公报"第 81 卷第 61 期，1992 年 10 月 3 日，第 49 页。

程可以分为两个阶段："行政院经济建设委员会"规划时期（1987 年 7 月至 1990 年 6 月）和"卫生署"规划时期（1990 年 7 月至 1993 年 10 月）。

一、"行政院经济建设委员会"规划时期

80 年代初，"行政院"即命令"经济建设委员会"（简称"经建会"）研拟完成台湾社会福利制度的整体规划，确定到 2000 年实施全民健康保险政策，但多年未见行动。直到 1987 年 11 月，在"政务委员"李国鼎的建议下，"行政院长"俞国华开始指派"经建会"负责全民健保制度的规划工作。全民健保被称为国民党退台后实施的最重要的社会政策。对于指定"经建会"承担全民健保规划事宜，当局自有一番考量。

（一）"经建会"的特殊地位

在岛内行政系统里，"经建会"具有超"部会"的特殊地位，对台湾经济与社会建设和发展的规划及其实施起了非常重要的作用。随着岛内政治、经济的发展和演变，"经建会"的名称与功能也不断变化。[①] 其前身是"美援会"（1948 年成立，负责协调、推动、考核美援的使用，主任委员陈诚等）、"经安会"（1953 年成立，负责安定财经金融、计划及发展工业、基本建设等，主任委员俞鸿钧）、"经合会"（1963 年成立，负责发展经济建设，筹集国际资金，代替美援，主任委员陈诚、严家淦、蒋经国）、"经设会"（1973 年成立，负责纯经济工作，委员改由"次长"担任，权力层级较低，主任委员张继正、杨家麟），1977 年改为"经建会"（掌管经济建设及财经政策协调、设计、推动、审查、管制考核，主任委员俞国华、赵耀东、郭婉容等人）。可见，其历任主任委员都是在台湾地区经济、社会发展中具有举足轻重地位的财经、政治大佬，除了陈诚、蒋经国等重要的政治人物外，俞鸿钧、尹仲容、俞国华、李国鼎等人都是创造台湾经济奇迹的重要财经人物或"技术官僚"。[②] 总之，"经建会"是"行政院"的经济建设幕僚，在台湾地区经济与社会发展进程中充当了设计师和推手的双重角色。

80 年代，孙运璿任"行政院长"时期曾经授权：台湾地区五亿元以上投资计划，全部交"经建会"作预算前的审核。此后，"经建会"成为台湾地区最重要的"财经决策的总参谋"，凡是五亿元以上的官方投资及

---

① 文现深：《经建会的过去、现在与未来》，台湾《天下杂志》，1989 年 11 月 1 日，第 16 页。

② 在台湾地区，所谓的"技术官僚"是指那些以工程技术人员、专家学者身份从政，在党政机构中担任要职，负责政策制定和执行的官员。参阅严强、魏姝编著：《东亚公共行政比较研究》，南京：南京大学出版社，2001 年，第 427 页。

财经重大案件,"行政院"一定先交给"经济建设委员会"审议,以作为决策的依据,而其决议被采纳的比例高达90%。^①正由于"经建会"承担官方重大投资预算的先期审核作业,其制定政策必须总揽台湾社会的整体发展,尽量避免浪费公共资源,因此,"经建会"在制定全民健保规划的过程中,必然显现用经济发展经验、兼顾经济发展来研拟全民健保规划的运作特征。

（二）"经建会"的规划过程

"经建会"接手全民健康保险的规划工作后,在"经济建设委员会"都市及住宅发展处下成立了全民健康保险研究计划专案工作小组,负责规划全民健保制度。该小组由两位外国顾问（萧庆伦教授和精算师林喆博士）、三位专任顾问（公共卫生学家杨志良、保险学家吴凯勋、公共卫生学家江东亮）和一位兼任顾问（"中央研究院经济所"学者罗纪琼）组成,萧庆伦教授任总顾问。

由于全民健保的实施将对岛内政治、经济发展影响巨大,同时其规划过程还伴随着对此前存在的社会保险制度的检讨、整合和改革,这样必然牵涉到既有社会保险各主管部门的利益。因此,1989年2月,在全民健保研究计划专案工作小组之上,又成立了全民健保研究计划指导小组,以"协助策划及推动规划事宜"。^②指导小组除了提供行政与专业的意见外,主要功能是配合推动专案小组的规划工作,并协调制度规划所牵涉到的部门利益和观点冲突。该小组由"经济建设委员会"副主委召集,成员包括10位相关"部会"的副首长（"铨叙部""内政部""国防部""财政部""主计处""人事行政局""退辅会""研究发展考核委员会""劳委会"和"卫生署"）、三位省市政府秘书长和七位医学、公共卫生、财政和社会福利方面的学者。这样,可以透过建立"部会"协商平台,取得相关"部会"的共识,提高健保制度实施的可行性。

在规划的过程中,全民健保研究计划专案小组非常注意吸收先进国家或地区有关社会保险制度的经验,不仅聘请萧庆伦等岛外专家、学者参与规划,而且在1988年11月和1989年5、6月间,专案小组成员还亲自到日本、韩国、英国、瑞典、联邦德国、瑞士等国,考察健康保险实施的

---

① 文现深:《经建会的过去、现在与未来》,台湾《天下杂志》,1989年11月1日,第24页。

② 台湾"行政院经济建设委员会"全民健康保险研究计划专案小组编印:《全民健康保险制度规划报告》,1990年,序言。

状况。① 在此基础上，1989年7月，专案小组完成了"全民健保规划纲领（草案）"，并举办一系列座谈会听取各界意见。如1989年12月，"经建会"和"卫生署"联合举办"全民健保国际研讨会"，与会的岛内外专家学者达200多人，提供主要先进国家或地区实施全民健保的经验，为台湾地区制定与实施全民健保制度提供有益的借鉴。

此外，全民健保研究计划专案小组也注意听取民间的意见。1989年7月，成立了由医药界、消费者代表和学者组成，以王金茂教授为主席的全民健康保险医疗支付制度咨询小组，检讨原有保险支付办法的缺失及草拟未来可行制度。并委托相关学术机构办理20多项健保研究计划，对许多问题进行深入探讨，并提供意见。

整体而言，"经建会"规划全民健康保险时期共分为四个阶段：② 第一阶段是研究探讨岛内外健康保险制度实施的概况，作为规划全民健康保险制度的实践经验之借鉴。第二阶段：分析台湾地区社会、经济与医疗环境及其配合条件，研订全民健康保险的实施原则及基本政策。这是非常重要的时期，其涉及的每一项都与将来健保制度的制定密切相关，如评估与衡量：（1）当前经济条件及可用的社会福利资源；（2）民众医疗保健需求及其负担能力；（3）现有社会保险执行体制、效益程度及配合整体规划的应变性；（4）医疗环境及卫生保健政策的发展方向；（5）政府扮演角色及财务负担能力等。第三阶段：规划设计全民健保的制度结构。第四阶段：评估全民健保的影响与配合措施。

根据第一期全民健康保险规划的构想，原有公保、劳保、农保制度必须逐步扩大保险范围，逐渐实施全民健保制度。因此，当局决定对劳保、农保条例进行修正，拟将雇佣劳工四人以下的事业单位，以及劳工与农民眷属纳入保险对象，并预计在1991年7月实施。

但是，当时有关全民健康保险的民意与当局的政策考量有相当距离，民意力求快速，而政策却有颇多顾虑和徘徊。③ 自从1986年2月俞国华提出在2000年实施全民健保政策后，全民健保逐渐成为各界的热门话题，无论演讲、座谈都围绕着这个话题打转。在这种情况下，保持政权的危机感推动了国民党的整个全民健保计划。全民健保规划小组成员也向"经济建设委员会"建言："依当前社会情势，对健康保险提前实施之愿望颇为

---

① 台湾"行政院经济建设委员会"全民健康保险研究计划专案小组编印：《全民健康保险制度规划报告》，第188页。

② 张博雅、罗纪琼、刘素芬等著：《专业奇迹 VS 民众迷思——全民健康保险规划纪实》，第136页。

③ 李国鼎：《国鼎文集之十七——经验与信仰》，第197页。

强烈，故实施期间恐须重加考虑。"根据当时各健康保险机关开办眷属保险的计划，并考虑民众的尊严与期望，尤其是公职人员选举周期等因素，该小组建议将全民健保提前到 1995 年实施。因此，1989 年 2 月 28 日，"行政院院长"俞国华在"立法院"做施政报告时，[①] 提出将全民健保的实施日期提前到 1995 年，赢得在场"立法委员"最热烈的掌声。

可见，这一宣示得到了社会各界的欢迎，符合民众的期待。但仍有"立法委员"（如张博雅等）和媒体主张，实施日期应可再提前。全民健康保险规划小组则认为再提前不可行，但也提出了再提前实施全民健保的四大条件：（1）健全现有社会保险的财务制度；（2）现有多种健康保险制度应整合为一；（3）及早决定主管"部会"以接续筹办全民健康保险；（4）限期检讨改进现有制度的缺失。可见，全民健保研究计划专案工作小组的专家、学者渴望在台湾地区建立一套能够避免以往社会保险弊端的理想的健康保险制度。当然，这些条件并非短期可以达成。

1990 年 6 月，全民健保研究计划专案小组最终完成了"全民健保制度规划报告"，简述了全民健保制度的重要内涵，并提出全民健保计划专案小组建议采用的各种最佳方案。在"全民健保制度规划报告"中，提出了全民健保的基本目标为：（1）提供全体民众适当之医疗保健服务，以增进民众健康；（2）控制医疗费用于合理范围内；（3）有效利用医疗保健资源。

为了达成上述目标，报告吸收了如部分负担制度、总额预算制度、转诊制度等西方社会医疗保险发展过程中的成功经验和新成果，并结合岛内实际情况，提出了实施全民健保应该采取的九大实施策略，以确保全民健保财务自主和减少医疗资源浪费等。这九大策略的具体内容如下：

1. 健康保险，全体"国民"一律纳入，并以社会保险方式强制全民投保，使全体"国民"获得基本保障；
2. "国民"健康保险与其它社会保险分开，单独办理；
3. 保险费以被保险人为单位收缴；
4. "国家"总资源分配，以一固定比率为上限，用于医疗费用；
5. 在"不浪费"与"不亏损"二大原则下，医疗给付宜采部分负担，即病人就诊时，自己付出部分费用，以提高被保险人之正确成本意识；"国民"健康保险应立法，建立独立且自给自足之财务制度，

① 杨艾莉：《全民健保笨鸟乱飞》，台湾《天下杂志》，1995 年 3 月 1 日，第 44 页。

财务收支不平衡时，应即时调高保险费，以健全保险财务基础；

6.全民健保之医疗费用支付制度，宜采单一制度，预设总额预算，使医疗费用可以控制在一个合理范围内，提高医疗服务效率，减少浪费；

7.应加强规划办理转诊制度与充实偏远地区医疗设施，并妥善分配医疗资源与预防保健、治疗及复健等；

8.健全健康保险体制，使全民在自助互助之精神下，公平分摊伤病风险，并增进行政效率；

9.加强教育宣导工作，期使"国民"建立正确知识。[①]

在上述目标和策略的指导下，报告还提出了由保险对象、保险给付、部分负担、保险医疗机构、保险财务、支付制度、保险体制、医疗体系、保险资讯、配合措施等10个方面构成的全民健保基本规划架构。

在此基础上，1990年12月，全民健保研究计划专案小组又完成了更加详尽的"全民健保制度规划技术报告"。该报告重点阐述制度规划报告中有关全民健保的制度体系，详细记录了各种可能方案的剖析探讨过程，以及建议采用最佳方案的理由。[②]在报告中，还分析了与健康保险密切相关的医疗体系的发展概况，最后又提出了全民健保的实施进度和对后续规划工作的建议。

综上所述，"全民健保制度规划报告"和"全民健保制度规划技术报告"的完成，标志着全民健康保险制度的蓝图已经基本绘制完成。只是在"经建会"对全民健保规划时期，主要以技术官僚主导规划，并且表现出明显的以财经为主要考量的制度特点，对于落实全民健保制度所需要的配合措施，"及提供全民医疗其它的可能方案都没有详细探讨"。[③]因此，接下来就是结合全民健保相关配套措施，把"经建会"规划的蓝图变成具体的法律条文，以便于实施。于是，全民健康保险规划进入第二期——具体制度规划时期。

---

① 台湾"行政院经济建设委员会"都市及住宅发展处全民健保研究计划专案小组编印：《全民健保制度规划报告》，1990年，第1~2页。

② 台湾"行政院经济建设委员会"都市及住宅发展处全民健保研究计划专案小组编印：《全民健保制度规划技术报告》（序言）。

③ 罗纪琼：《引言报告》，载"中央研究院经济研究所"：《全民健保给付与财源方案之比较讨论会》，台湾《台湾经济预测与政策》第24卷第1期，1993年3月27日，第237页。

二、"行政院卫生署"规划时期

对于第二期规划由哪个部门负责的问题，据参与全民健保两期规划的罗纪琼说，当时除了"卫生署"外，其他部门根本没有兴趣接手全民健保的规划事宜。[①] 因为，从国际社会观察，到 20 世纪 90 年代初，已经实施全民健保的国家或地区中，还没有一个是成功的，大都面临政府财务负担沉重的问题。因此规划全民健保的责任重大，将来可能承担失败的风险远远大于成功的可能，"各部会"都把规划全民健保看成是吃力不讨好的任务。就连一些负责规划的"卫生署"官员私下也不得不承认"成功的机会只有 3‰，失败的机会近 100%"，[②] 显示对承担此项工作的不安和无奈。

其实，全民健保第二期规划的任务落到"卫生署"并非偶然。"卫生署"1971 年 3 月正式成立，是台湾地区最高的卫生行政机关，主要负责岛内卫生行政业务，并对各级地方卫生机关负有业务指导、监督和协调的责任。[③] 1990 年 5 月，"内阁"改组，"行政院长""经建会主委"及"卫生署长"重新换人。新任"行政院院长"郝柏村系军人出身，作风强势，对推动健保的决心较强烈。在"卫生署长"的任命方面，非国民党籍张博雅在任"立委"期间，就曾经主张把全民健保实施的时间再提前到 1993 年，这一宣示和她个人办事的魄力得到了郝柏村的赏识，遂被任命为"卫生署长"。同时，张博雅认为，全民健保的实施会影响整个医疗服务体系的发展，因此将来全民健保制度的落实也应该是"卫生署"的工作，"卫生署"应理所当然地承担规划全民健保的任务。而当时"经济建设委员会主委"郭婉容也认为，"经济建设委员会"主要是负责规划全民健保发展的大方向，至于制度的落实、具体制度的设计都与医疗体系脱不了关系，因此她主张第二期规划挪到"卫生署"作业。于是，从 1990 年 7 月 1 日起，全民健保第二期规划便顺理成章地转由"卫生署"承担。

第二期规划的基本方向是根据第一期规划报告的精神，希望能够融合医疗网络与医疗需求的规划，同时对影响医疗费用、医疗品质的支付制度做更深入的分析，[④] 从而规划出全民健保的行政体系和研拟"全民健康保险法（草案）"。"卫生署"接手后，成立了全民健康保险规划小组。从人员构成来看，由于"卫生署"已有不少官员及助理人员以不同的身份或程度

---

① 张博雅、罗纪琼、刘素芬等著：《专业奇迹 VS 民众迷思——全民健康保险规划纪实》，第 30 页。

② 台湾"立法院公报"第 82 卷第 18 期（上册），1993 年 4 月 7 日，第 498 页。

③ 莫藜藜：《医疗福利》，台北：亚太图书出版社，2002 年，第 4 页。

④ 罗纪琼：《引言报告》，载"中央研究院经济研究所"：《全民健保给付与财源方案之比较讨论会》，台湾《台湾经济预测与政策》第 24 卷第 1 期，1993 年 3 月 27 日，第 237 页。

参与了第一期规划工作，遂尽量吸纳他们继续参与制定第二期规划。"卫生署医政处"处长杨汉湶把整个规划问题分为六个部分，即财务制度、支付制度、医疗制度、医疗体系、体制法令以及教育宣导工作，[①] 每一部分设立一个组负责，每组设一个召集人，其下面各有四名左右的助理协助规划。杨汉湶兼体制法令组的召集人；叶金川当时任"副署长"，兼医疗体系组的召集人（一年后改由台湾大学杨铭钦教授负责）；罗纪琼负责财务组；阳明大学的李玉春教授负责支付组；教育宣导组由黄乾全负责。萧庆伦教授并没有参加第二期的规划。杨志良、江东亮、吴凯勋三位顾问中，杨志良、江东亮回台湾大学教书，只有吴凯勋后来成为第二期规划的顾问。

此外，由于全民健保的规划不仅牵涉到与健康保险有关的"两院三部会"之间的利益调整，而且牵涉到"行政院"与"立法院"之间的协调问题。而"卫生署"自身的行政层级相对较低，不仅无权僭越各"院、部、会"的职权，而且对医疗体系本身也无法完全控制。张博雅也认为："国防部"三军总医院、"辅导会"荣民医院、"教育部"各大学的附属医院，都不是"卫生署"主管，只能要求他们配合"卫生署"的政策。就连省、市立医院也不在"卫生署"的管辖范围内。[②] 如何协调"两院三部会"之间的利益和整合医疗资源都是"卫生署"深感棘手的难题。

为协调解决规划过程中的困境，在全民健保规划小组之上，"卫生署"还聘请相关"部会"、省市政府副首长及专家学者组成"行政院卫生署全民健康保险指导委员会"，并聘请学者专家、"立委"及公保处与劳保局的首长为全民健康保险指导委员会顾问。可见，全民健保第二期规划较注重行政人员与专业人员的组合，行政人员比较熟悉政策适于实施的方向，而专业人员在资料的准备及政策解释上有其专长，较能从专业的角度进行深入探讨。在实际操作过程中，当二者的意见一致时政策的形成没有问题，但当二者意见发生分歧时，最终政策的形成通常是专家根据行政体系的要求修改方案，当然也有部分学者会继续坚持自己的意见。这一点在罗纪琼、李玉春等专家、学者的言论中都有所体现，这也是后来出现"厚生会版"全民健保方案的重要原因。因此，"卫生署"在规划全民健保制度的过程中困难重重，举步维艰。具体表现在：

（一）全民健保的管理体系问题

如前所述，面对既有社会保险严重的财务危机和民众的不满，国民党

---

① 张博雅、罗纪琼、刘素芬等著：《专业奇迹 VS 民众迷思——全民健康保险规划纪实》，第 102 页。
② 台湾"立法院公报"第 82 卷第 18 期（上册），1993 年 4 月 7 日，第 387 页。

当局希望能够借由全民健保制度建构的契机,解决既有的危机,并降低民众批评的声浪。根据专家、学者的诊断,既有社会保险体系存在行政分散、制度分歧、缺乏效率、受益不均等问题,要想解决社会保险的财务问题,必须对其体系进行根本的变革。其改造的方向是:(1)将既有社会保险的现金给付与医疗保险分开办理,以明确责任;(2)打破分散的社会保险体制结构,加以集中化,建立单一体系的健保组织,不仅符合效率原则,而且有利于节省行政成本。同样,单一体制的健保组织方案,也符合当局避免政府财政负担过重的要求。因为在单一的健保体系内,高所得者多缴保费,经济弱势者可以少负担保费,这样,不同职业群体和阶层之间,可以在同一个风险群体内进行交叉补贴,政府就不必担心补贴财务亏损的问题。

在第一期规划期间,对于社会保险制度的整合方案出现大、中、小三种整合意见。所谓"大整合",是把各种制度的医疗给付并入全民健康保险,整合为单一制度,称为"国民健康保险"。"中整合"(或称折中整合)即为顾及公教人员的特殊性,把与公教人员有关的九种社会保险制度,单独合并成为"公教人员保险",其余人口(包括劳保、农保等)统合成立"国民"健康保险。"小整合"即公教人员保险和劳保均予单独设立,而农保与其余民众另成立"国民"健康保险。[1]1989年6月23日,全民健保规划小组讨论全民健保实施纲领时,对于体制整合的议题,达成由"卫生福利部"统管,以"大整合"为原则的决议,这一原则也得到了"行政院长"的同意。在1990年5月1日召开的指导小组第三次会议上,与会委员大都同意规划小组的构想,但"铨叙部"代表提出异议,认为基于"五权宪法",公保应由"考试院"主管,大整合会影响当局的行政组织制度。[2]最后,在全民健保规划小组的制度规划报告中仍然确定全体民众一律纳入健康保险,整合各类社会保险医疗给付,使全民接受统一的健康保险照护(即所谓的"大整合方案"),以"社会福利及卫生部"为主管机关,设置"中央社会保险局"为承保机构,统一办理。[3]

在第二期规划全民健保制度的过程中,在讨论管理体制问题时,主管公保的"铨叙部"和主管劳保的"劳委会"认为整合健保体制缩减了他们

---

[1] 台湾"行政院研究发展考核委员会"编印:《我国社会保险制度现况分析及整合问题》,第183页。

[2] 张博雅、罗纪琼、刘素芬等著:《专业奇迹 VS 民众迷思——全民健康保险规划纪实》,第32页。

[3] 台湾"行政院经济建设委员会"全民健康保险研究计划专案小组编印:《全民健康保险制度规划报告》,第6页。

的权力范围，因而表示反对。"铨叙部"反对整合的态度尤为强烈。该部恐怕将公务人员和其他民众混杂在同一体系，将拉低公务人员的福利。为此，"行政院长"郝柏村专门询问"卫生署"是否可以不动原来的公保、劳保、农保体系，"卫生署"和政策专家却力陈：如果维持原有体制分立，不但不能解决现有保险体制的危机，而且会造成严重的财务问题和当局的财政负担。最后，专家与行政部门达成一致意见：成立单一的健保管理机构——"中央健康保险局"，来经营全民健保。

随后，在"中央健保局"的主管机关问题上又发生了分歧。第一期规划提出的成立独立的"社会福利及卫生部"的主张并没有被第二期规划所采纳，却出现"内政部"与"卫生署"争夺"中央健保局"主管权的争议。当时，主管农保体系和一般社会福利事务的"内政部"，希望将所有的社会与医疗保险方案，都整合在它的管辖之下，并由"内政部"设立"中央社会保险局"，来经营所有的现金给付与医疗保险业务。而"卫生署"则认为，长期以来，由于对医疗保险业务缺乏主管的权力，它在监督医疗服务体系的运作中缺乏有效的财务工具。如果能建立单一健保体系，在"卫生署"主管之下，赋予"卫生署"介入医疗体系运作的庞大权力，将能有效地统筹和整合医疗经费与资源，确保全民健保制度的良性运作。此外，"卫生署"提出"被保险人自付50%的保费负担比例"，但因为公保、劳保单位强力反弹，"卫生署"不得不重新拟定30%和35%两种方案。总之，政府部门之间的意见和利益冲突使得全民健保制度整合方案一度悬而未决。

最后，在1992年7月9日，"行政院会"决定：在"卫生署"主管下，建立"中央健康保险局"，来经营涵盖全体民众的单一健保体系。[①] 至此，全民健康保险体制得以确立。

（二）全民健保开办的日期问题

无论是"经建会"还是"卫生署"，都规划逐步扩大职业团体保险对象。于是，"劳工保险条例（修正草案）""农民健康保险条例修正（草案）"相继于1991年3月5日、11月14日提交"立法院"。除将农民的配偶、父母及未婚子女等眷属纳入医疗给付范围外，还适度调整保险费率为9%~12%，实施医疗费用部分负担措施等。如果劳保与农保条例修订顺利，在1991年1月1日低收入者及公保子女就可以纳入保险范围，然后，1992年1月1日残障者加入，1992年7月1日劳保配偶加入。这样，到

---

① 林国明：《到国家主义之路：路径依赖与全民健保组织体制的形成》，台湾《台湾社会学》第5期，2003年6月，第58页。

1994 年，只有 7% 非职业亦非眷属身份的受保者被纳入，[①]1995 年就可以实现全民健保。

自从"全民健保"议题提出以后，健保相关"行政部门首长"，如"行政院长""卫生署长"等每次到"立法院"备询时，都必须面对"立委"对全民健保议题的提问，如全民健保是否可以如期开办，全民健保法案何时送到"立法院"审查，等等问题。随着政治体制的转型，"立法院"直接由选举产生，代表民意，因此其对行政部门的牵制作用越来越大。面对民意的强大压力，多数"立法委员"与社会各界强烈要求加速全民健保制度的出台。"行政院长"郝柏村表示，规划中 1994 年才加入保险的 7% 的人口，以自由职业者为主，如律师、会计师、医师等人，[②]都是有能力负担保费的人口。因此，他立即表态提速。1990 年 6 月，"新任内阁"甫经组成，郝柏村就宣布：在"不浪费、不亏损"的原则下，全民健康保险实施的时间再提前一年（1994 年）。至此，全民健保的实施时间已经从"经建会"最初规划的 2000 年，经俞国华"内阁"提前到 1995 年，而郝"内阁"又将之提前到 1994 年，共提前了六年时间。

但是，随着台湾地区政治体制转型，"立法院"生态的改变，法案审查却无法完全按照计划执行。当各项社会保险法修正案送到"立法院"后，除了公保体系顺利完成修法外，劳保与农保修正草案均由于不同党派"立委"对费率、保费负担等问题难以达成一致而无法顺利通过。"立法院"最后决定将劳保、农保、健康保险等相关法案一起审查。[③]而"行政院（卫生署）"则指责"立法院"没有按照"行政院"送法案的顺序，先行审查农保、劳保部分修正案，又因其条例修正未获通过，以致分阶段加入全民健保无法实施。因此，"立法院"应该对此负责。但"立法院"则指控，"全民健保法""中央健保局组织法"等迟迟未送到"立法院"审议，如果无法在 1994 年实施，"行政院"应该负最大的责任。[④]双方互相指责，推诿拖延的责任，"郝内阁"的承诺难以落实。

当时，张博雅已经认识到，如果将 1000 万人在短期纳入保险体系，将会在财务上造成沉重的负荷，不仅政府如此，一般劳工、雇主同样会面临极大的经费压力。只是迫于长官和民意的压力，"卫生署"还是决定如期实施。张博雅表示，"假使将分阶段变为一阶段实施，那么 1994 年还是

---

① 台湾"立法院公报"第 80 卷第 44 期，1991 年 6 月 1 日，第 432 页。

② 张博雅：《医生、病人都要凭良心》，台湾《天下杂志》，1991 年 12 月 1 日，第 126 页。

③ 张博雅、罗纪琼、刘素芬等著：《专业奇迹 VS 民众迷思——全民健康保险规划纪实》，第 38 页。

④ 台湾"立法院公报"第 82 卷第 18 期（上册），1993 年 4 月 7 日，第 343 页。

可以实施全民健保"。^① 于是,"行政部门"决定跳过原有的公保、劳保、农保体系,采取一次性全民纳保的方式,直接开办独立的全民健康保险,专门办理健康保险业务,期望能在 1994 年内开办全民健保。整体而言,与"经建会"规划时期以财经为主要考量相比,"卫生署"规划时期表现出承袭旧制的规划主轴。^②

三、"行政院"版全民健保制度的主要内容

这样,在全民健保第二期规划期间,"卫生署"共召开 14 次"指导委员会"会议,1 次顾问会议和 142 次规划小组会议,并多次与"铨叙部"、"行政院各部会"及省、市政府讨论全民健保相关议题。^③1992 年 12 月 28 日,"卫生署"终于完成了"全民健康保险法(草案)"和"中央健康保险局组织条例(草案)",并报"行政院"审议。

"卫生署"的"全民健保法(草案)",共分为总则,保险人、保险对象及投保单位,保险费,保险给付,医疗费用支付,保险医事服务机构,保险安全基金及经费,罚则,附则等 9 章,共计 81 条。在"行政院"审查的过程中,除了对"卫生署版全民健保法(草案)"的部分条文做了文字修正外,最主要的问题是对被保险人保费的计算与负担问题定案。"卫生署版"条文中第 27 条,把被保险人的保费负担分为甲、乙、丙三种方案。^④ 三案规定被保险人的负担依次减少,而投保单位或政府的负担则依次增加,劳资负担的保费比例为 50%:50%,40%:60%,35%:65%。但若与现行的劳工保险的分担比例(20%:80%)相比,采行三种方案中任一方案,劳工的负担都将大为增加。"行政院"审议时,决定三种方案取其中,将劳资双方各应负担的比例定为 40%:60%。

对眷口数的计算也出现"论被保险人计费"和"论口计费"两种方案。"卫生署"报告主张采取"论被保险人计费"的方式。实际上,两种计费方式各有利弊。采用"论口计费",容易加重多眷属受雇者的负担,并且容易导致多眷属的劳工就业时受到歧视。如果完全采用"论被保险人计费",则可能导致雇主与劳工逃避缴纳保费,将对全民健保的财务产

① 台湾"立法院公报"第 82 卷第 18 期(上册),1993 年 4 月 7 日,第 342 页。
② 台湾"行政院卫生署"编著:《全民健保组织体制改革规划——公共行政及政策的观点》,二代健保规划丛书系列 5,2004 年,第 28 页。
③ 吴肖琪:《全民健保推动之源始》,台湾《研考双月刊》第 24 卷第 1 期,2000 年,第 62 页。
④ 张博雅、罗纪琼、刘素芬等著:《专业奇迹 VS 民众迷思——全民健康保险规划纪实》,第 175~177 页。

生不利影响，进而导致保险费率的上涨。①因此，"行政院"审查时，将眷口数的计算改为"双轨制"，即在计算被保险人需缴纳的保费时，将实际眷口数纳入计算，每一被保险人负担的眷口数最高为五口；而计算政府或雇主负担的保费时，每一受雇者的眷属负担的保费采平均方式分配，即政府或雇主为其员工负担的保费，并不会因劳工实际眷口数的多寡而受到影响。

这样，到1993年10月7日，"行政院院会"通过"全民健保法（草案）"，该草案共9章85条，这就是所谓的"行政院版全民健康保险法（草案）"。不久，"全民健保法（草案）"和"中央健康保险局组织条例（草案）"一并送到"立法院"进行审议。可见，"行政院"版全民健保法案是经过"经建会"和"卫生署"两阶段认真规划，集专家、学者与行政系统意见于一体的方案。其主要内容如下：

1. 由"卫生署"设立单一的管理机构——"中央健保局"，统筹办理全民健保业务，劳保局与"中央信托局"继续承办健康保险以外的保险事务。

2. 所有人依强制性、限制性的原则参加健康保险。1）凡在台湾地区设有户籍6个月以上的"国民"，均应参加全民健保，但现役军人因已由政府提供免费医疗服务，不参加全民健保；2）被保险人根据就业情况、保险负担比率，及投保单位不同，区分为6大类参加保险；3）应为被保险人者，不得以眷属名义参加保险，应为职业团体的被保险人，不得为地区团体的被保险人。

3. 课以病人及医疗服务提供者共同节制医疗费用的责任。1）被保险人在就诊时须自付部分医疗费用，以节约医疗资源、提高医疗成本意识；2）落实分级医疗，建立转诊制度，凡不经转诊而直接到大医院就诊者，必须负担较高比率的部分负担；3）医疗费用先实施论量计酬制，再逐渐采行总额支付制度，由医疗提供者、被保险人代表、专家学者及相关主管代表以协商方式，共同协议医疗费用的年度支出

---

① 黄源协：《迈向全民健康保险：制度论观点的分析》，台湾《思与言》第36卷第2期，1998年6月，第67页。

总额和支付标准。此外，还提出逐步实施诊断相关组群[①]制度。

4.建立独立自主兼具公平性、效率性，并且可以减少经济负面效果的财务责任制度。1）全民健保财务系统独立，以精算方式推估保险费率；2）政府对各类被保险人的补助比例不一，但是政府的财务责任仅限于法定比率的保险费补助和行政事务费的补助，不负盈亏责任。如公民营事业机构的受雇者，由被保险人与投保单位以40%：60%的比例负担保费，政府并不提供保费补助；农渔民被保险人负担40%的保费，各级政府共补助60%的保费。

5.提供综合性医疗服务。1）对被保险人发生疾病、伤害及生育事故时，提供必要的门诊及住院医疗给付，但是对于无关疾病治疗、价格弹性大容易导致浮滥、在医学伦理上有待商榷、属个人经常性支出等项目，如义肢、美容、人工受孕等保险则不给付；2）提供有限度的预防保健服务，由主管机关订定实施的办法。

6.对医疗服务机构采特约制度。[②]

由此可见，"行政院版全民健保法（草案）"主要是在检讨原有十多种社会保险存在弊端的基础上，为避免财务危机和政府的负担过重，而明文规定政府仅负担法定比率的保费补助和行政事务费补助。同时，该版本还吸收了岛内外先进的保险理念，以部分负担和总额支付制度规范病人和医疗服务提供者的行为，使之共同负担起节制医疗费用的责任。因此，其立法原则是采取"国民健康服务"和社会医疗保险相结合的方式，企图兼具二者的优点。

应当指出，"行政院"出台的全民健保政策并非空中楼阁，自有其实践与法理的基础。在全民健保制度拟订之前，台湾地区的社会保险制度已经运作了将近40年，半数以上民众十分熟悉那个制度，因此当局在规划

---

① 诊断相关性组群（简称DRG），是20世纪80年代后，由美国耶鲁大学组织和管理学院的汤普森（John Thompson）和费特（Robert Fetter）两人发明的。其基本原理就是根据初步诊断、内外科治疗、并发症和复合发病率以及病人年龄等建立一种确定医院各种病例类型的方法，以便对医疗服务的投入和产出，做出协调一致的评估。这样，人们就能用每一个专项DRG计算出医院所需要的平均费用，医院也按照它的实际DRG病例数，而不是按日或按服务来得到补偿。其优点在于能够实际反映不同医院病例组合的差异，从而使医疗供给者有较高的经济诱因选择更具成本效益的服务。目前，诊断相关性系统（DRGs），成为美国政府节制医疗费用的主要手段，也逐渐为其他国家或地区效仿。参阅〔美〕F. D. 沃林斯基（Fredric D. Wolinsky）著，孙牧虹等译：《健康社会学》，北京：社会科学文献出版社，1999年，第506页。

② 张博雅、罗纪琼、刘素芬等著：《专业奇迹VS民众迷思——全民健康保险规划纪实》，第226~227页。

时不得不去考虑那些已经享受各类社保的群体的既得利益。[①] 在规划者看来，当很多人质疑一个新做法时，制度的可行性就面临挑战。其逻辑正如美国学者林布隆提出的公共政策"渐进决策"模型所阐释的，一种和以往政策越不同的方案，就越难预测其后果，也就越难获得一般人的支持，其政策可行性就越低。因此，林布隆认为公共政策不过是过去政府活动的延伸，在旧有的基础上把政策稍加修改，决策者通常是以现有的合法政策为主。[②] 可见，"行政院"版全民健保方案符合林布隆"渐进决策"的模式，其优点是可行性较高。但是其一个明显的缺陷，就是过于迁就原有的社会保险制度。如建立的"中央健康保险局"仍然是公办公营机构，其效率受到质疑；在保险给付范围方面，仍然实行门诊、住院综合性给付，并且许多保险给付标准也直接采用劳保、农保时代的标准，等等。

第二节　民间版全民健保制度的规划

随着台湾地区政治体制转型，民间力量逐渐活跃。全民健保作为一项重要的民生政策，不仅得到了官方各有关部门的高度重视，而且引起了民间团体、学者、专家及广大民众的广泛关注。于是，在"行政院"组织"经济建设委员会"和"卫生署"对全民健保进行全面规划的同时，民间医界团体、相关专家、学者也纷纷投入规划过程中，他们或者代表团体的利益提出草案，或者接受委托提出草案，或者因对"行政院"版本不满而提出草案，从而形成了众多"民间版本"的全民健保方案。以下将对各个主要的全民健保民间版本展开考察。

一、厚生会版

随着台湾岛内社会、政治的开放，颇多医疗专业人士积极参与"立法院""国民大会"等问政活动，如"立委"黄明和、沈富雄等都具有医师专业背景。1989 年，具有医师背景的新科"立委"更以"厚泽民生"为理念组建了厚生会。[③]

全民健保是台湾地区实施的一项重大的社会改革与建设工程，且与医

---

① 张博雅、罗纪琼、刘素芬等著：《专业奇迹 VS 民众迷思——全民健康保险规划纪实》，第 110 页。

② 〔美〕查尔斯·E. 林布隆（Chaltes E. Lindblom）著，朱国斌译：《政策制定过程》，北京：华夏出版社，1988 年，"译者的话"，第 5 页。

③ 吴肖琪：《全民健保推动之源始》，台湾《研考双月刊》第 24 卷第 1 期，2000 年，第 61 页。

界的利益密切相关，引起了医界的关注和积极参与，厚生会更是主动介入"立法院"的有关法案审议活动。当"行政院卫生署"规划全民健保时，1991年11月，厚生会也成立了全民健康保险法草案研拟小组，以整合公共卫生、社会、法律、医疗管理等专业学者对全民健保的意见。其召集人是台湾大学公共卫生研究所教授、曾经参加过"经建会"第一期规划的杨志良。委员由"行政院卫生署副署长"石曜堂、台大公共卫生研究所教授江东亮、"行政院卫生署"全民健保规划顾问吴凯勋等16人组成。成员包括医学、社会保险、财务、法律、医院管理实务、临床医学专家等各界专家、学者，并邀请美国哈佛大学公共卫生学系教授萧庆伦为顾问。

从1991年11月15日到1992年11月25日，全民健保法草案研拟小组成员曾自费组团到德国考察，并且参阅了日本、美国、加拿大、哥斯达黎加等医疗保险先进国家或地区的有关法律、制度方面的文献资料。然后召开了"全民健保法"立案要点研讨会14次、草案研讨会8次，并举办多次有关全民健保的公听会，筹办"全民健康保障制度的展望"全省巡回讲座，广征各级医师公会、牙医师公会、护理师护士公会、药师公会及社会各界的正反意见，其中许多意见都被纳入"全民健保法（草案）"中。①因此，厚生会版"全民健保法（草案）"被认为是"很多智慧的结晶"，1993年1月8日由洪冬桂、杨敏盛等25名"立委"提交到"立法院"。其主要内容如下：

1.提供住院、门诊综合性医疗给付。

2.门诊部分负担基本比率为20%，越级就诊加重比率；住院部分负担一律10%，负担上限为前1年每人平均国民所得的10%。

3.采总额支付制。

4.医疗服务审查机构由医事服务团体组成。

5.明定预防保健经费及研究发展经费占总保费之比例。

6.保费由被保险人、雇主或政府共同分担，其中被保险人自付50%，雇主或政府补助50%。

7.保费采"论被保险人"计费方式。

8.地区团体保险对象之保险费，按户数、人数、所得及财产四要素各占其总保费的1/4计算。②

---

① 台湾"立法院公报"第82卷第18期（上册），1993年4月7日，第489页。

② 张博雅、罗纪琼、刘素芬等著：《专业奇迹VS民众迷思——全民健康保险规划纪实》，第226页。

如果把厚生会版与"行政院"版全民健保方案相比较,可以发现二者的主要区别在于保费负担方面。厚生会版认为应该尽量减轻政府或雇主的负担,增加被保险人的成本意识,因此,主张各类被保险人一律负担50%的保费,其余50%由政府或雇主负担;在地区团体保险对象的保费负担方面,厚生会也吸收西方的经验,提出按户数、人数等要素计算保费的方案,非常值得借鉴。而"行政院"版则主张劳雇双方保费负担比例为40%:60%。其余的内容,两个版本几乎大同小异,相同处甚至超过98%以上。① 其中的原因,可从厚生会版的参与者观察。萧庆伦、杨志良、江东亮、吴凯勋等人都参与过"行政院"版全民健保的规划。他们提出厚生会版"全民健保法(草案)"的主要的原因在于"行政院"版本中,学者的建议没有得到足够的尊重。如在"经建会"规划全民健保的过程中,专家学者主张增加被保险人的保费,减少政府的负担,但是"立法院"在1989年6月三读通过"农民健康保险条例"时,将农民自行负担的保险费比率,从规划小组提出的60%降为30%,这种明显屈服于政治利益的决定,对全民健保规划小组成员是一大冲击,杨志良、吴凯勋等三位顾问曾经因此酝酿辞职。② 学者的理想与现实政治之间的矛盾促使厚生会提出自己的版本。

萧庆伦批评说,"第二期规划的人并没有很积极在推动应该做的规划……(全民健保规划)到了卫生署后,医师和大医院的势力愈来愈大,利益团体可以左右支付制度"。③ 他认为"行政院卫生署"送"立法院"审查的"全民健保法(草案)",完全不尊重他们顾问群的意见。他甚至预测,依"行政院"版实施全民健保制度的失败率是997‰,成功率几乎是零,很可能拖垮政府财政。④ 可见他对"行政院"版全民健保方案实施前景的忧虑。由于厚生会版方案具有相当的学术权威性,常常作为"有关行政机关拟法时的参考",因此,厚生会版与"行政院"版基本雷同,而且两案的主要缺陷同样是承袭旧制,无法彻底矫正既有社会保险制度存在的缺失。

---

① 台湾"立法院公报"第82卷第18期(上册),1993年4月7日,第479页。

② 张博雅、罗纪琼、刘素芬等著:《专业奇迹 VS 民众迷思——全民健康保险规划纪实》,第20页。

③ 卢瑞芬:《全民健保经营体制之评估与研究》,台湾"中央健保局"委托研究,1999年,第106页。

④ 台湾"立法院公报"第83卷第52期(下册),1994年7月23日,第34页。

二、沈富雄版

民进党籍"立委"沈富雄认为,劳保、农保等既有社会保险存在许多问题,如既有社会保险呈现计划经济的弊端,各类保险门诊费用多在免审范围内,监管不易,而论量计酬制度鼓励医疗院所过量的医疗服务,一般门诊也给予给付,造成被保险人动辄求医就诊。以劳保为例,被保险人年均每人门诊次数约 12 次,1991 年高达 12.36 次,而 1991 年未参加保险每人门诊次数只有 6.2 次。[①] 可见,劳保被保险人门诊是没有参加保险者的二倍,显示被保险人就医情形相当浮滥。从台湾地区 1988 年全年医疗费用分析,住院费用占 45%,非慢性病门诊占 38%,慢性病门诊占 17%。[②]其中 38% 主要是感冒、咳嗽、发烧、腹痛等门诊花费。以台湾地区的经济水平来看,这些病症所需医疗费用民众并非不能负担,应结合市场竞争原则,由民众自付,让被保险人与医师服务机构相互制衡,以防止浪费。

至于住院部分,主要是为了分摊风险,必须由保险给付。但为杜绝不良的经济诱因,沈富雄也主张运用疾病诊断相关组群系统,并视住院次数适度制约疾病诊断相关组群单价,使各医师服务机构能在良性竞争下,降低成本,提升效率,进而提高医疗品质。为此,沈富雄研拟了新的全民健保方案,经民进党、国民党、无党籍 70 多位"立委"联署,于 1993 年 3 月 19 日提交"立法院"。

沈富雄版主张只保住院、慢性病等大病,而不保门诊、非慢性病给付。其主要内容如下:

1. 保险给付住院以及慢性病、门诊特殊医疗程序。除低收入户外,一般门诊每户每年超过前 1 年每人平均国民所得 20% 之医疗费用由保险人核退。

2. 住院部分负担 10%,但以不超过前 1 年每人平均国民所得的 10% 为限。

3. 医疗费用以论量计酬支付,5 年内逐步实施疾病诊断相关组群(DRG)。

4. 医疗服务费用由保险人审查。

5. 雇主、专门职业及技术人员自行职业者、未加入职业工会或渔会之自营作业者共支付保费的 50%,中央政府拨付 50%,其它民众不

---

① 台湾"立法院公报"第 82 卷第 18 期(上册),1993 年 4 月 7 日,第 480~481 页。

② "中央研究院经济研究所":《全民健保给付与财源方案之比较讨论会》(1993 年 3 月 27 日),台湾《台湾经济预测与政策》第 24 卷第 1 期,1993 年,第 269 页。

需缴纳保费。[1]

沈富雄把自己版本的精神总结为四句话："小病不须保，保费不用缴，风险有人挑，品质一定好。"[2]事实上，沈富雄版方案的确存在许多优点，如针对有保险民众的门诊量增加的保险诱因，他主张小额门诊不给付，这样有利于减少因保险导致的资源浪费，同时由于被保险人不必缴交保费，行政作业较简单，免去了保费征收的行政费用和保费缴交的资格查核。因此，沈富雄版"全民健保法（草案）"不仅得到了医师公会的全力支持，而且得到了许多"立委"，尤其是民进党"立委"的赞同，而其"保大不保小"的主张，在财政支出上能有所控制，比较符合保险的原理，更获得多位经济学家极力相挺。[3]"卫生署长"张博雅也认为，沈富雄的版本"在一个没有实施过健康保险的国家，是一非常完善的法律"。[4]

但问题是，该方案没有兼顾台湾地区现实政治、民众的就医习惯等制度因素，"是一种纯粹理性的方案"，[5]在现实中的可行性受到质疑。原因有二：（1）台湾的劳保、公保已经实施多年，民众习惯于在低保费、无部分负担的情况下，享受相对完善的医疗保险，而沈富雄版"全民健保法（草案）"却不保门诊，容易"引起民众的反弹"。同时，门诊、住院本身难以区分，易导致门诊转为住院，以取得保险给付，医疗资源浪费更加严重。从长远来看，只保重病，容易使医界竞相引进高科技医疗仪器治病，必然导致医疗费用的不断成长。（2）政府、雇主各负担总保费的一半，民众由于缺乏成本意识，医疗费用难以控制，政府和雇主的负担将逐年上升，不仅导致政府财政恶化，增加雇主负担，而且不利于经济、社会的整体发展。

三、吴东昇版

1993年12月3日，由"立委"吴东昇领衔，经国民党与无党籍等29位"立委"联署提出了以"自付总额"为特色的版本。吴东昇认为，保险的目的虽在分散风险、弥补损失，但本质仍为社会互助，所以整体保险给

---

① 张博雅、罗纪琼、刘素芬等著：《专业奇迹 VS 民众迷思——全民健康保险规划纪实》，第 226 页。

② "中央研究院经济研究所"：《全民健保给付与财源方案之比较讨论会》（1993年3月27日），台湾《台湾经济预测与政策》第 24 卷第 1 期，1993 年，第 275 页。

③ 黄源协：《迈向全民健康保险：制度论观点的分析》，台湾《思与言》第 36 卷第 2 期，1998 年 6 月，第 69 页。

④ 台湾"立法院公报"第 82 卷第 73 期（下册），1993 年 12 月 22 日，第 481 页。

⑤ 台湾"立法院公报"第 82 卷第 18 期（上册），1993 年 4 月 7 日，第 499 页。

付的方向，除应以高风险损失的弥补为原则外，也要重视"自助保险"的原则。因此，其与沈富雄版本的最大差别在于，将自付额完全数量化，而不以大病、小病作为区分。如在部分负担方面，该版本规定保险对象自付额为前一年每人平均"国民所得"的6%，超过这个数额才由保险费支付。其具体规定如下：

1. 除低收入户外，在未达自付总额上限（自负额）前，保险对象住院医疗费用应全额自付，但门诊医疗费用依居住地区之医疗资源丰缺情形，分别订定50%到10%不等的负担比率。

2. 保险对象自付额为前1年每人平均国民所得6%，残障者及老人减半。

3. 保险对象自付之医疗费用超过自付额时，门诊由保险人全额给付，住院部分：1）残障者及老人负担住院费用的5%，但每年以不超过前1年每人平均国民所得的5%为限。2）其他保险对象负担住院费用的10%，但每年以不超过前1年每人平均国民所得的10%为限。3）住院超过一定期间者，加重负担。

4. 保险对象自付之医疗费用达到自付额后，重大伤病、分娩及预防保健服务免除部分负担。①

在保费分担方面，该版本规定除雇主、自营作业者、专门职业及技术人员自行职业者自付保险费外，其他民众不需缴付保费，由政府及雇主负担。此外，该版本还主张课征烟酒税，以补贴全民健保支出，这一建议后来列入正式通过的"全民健保法"中。

可见，该方案的重要特点就是，部分负担规定得比较周延（又被称为"高自负额"版本），较符合使用者付费的原则，有利于遏制医疗浪费，值得借鉴。但是，其保费来源主要由政府和雇主负担，这意味着要增加一般税收和雇主的负担，而民众却享受近乎免费的午餐，这种想法不切实际，可行性较低。其给付范围的严格限制将增加低收入户的医疗负担，也不能满足普通民众对全民健保的期待。

四、林正杰版与陈哲南版

台湾地区医疗保健体系存在医疗院所之间的竞争无序化、医疗资源分

---

① 张博雅、罗纪琼、刘素芬等著：《专业奇迹 VS 民众迷思——全民健康保险规划纪实》，第226~227页。

布不均等弊病，加上劳保、农保时代的制度缺陷，不仅不同层级医疗院所的医疗给付存在差异，而且在中西医的特约方面，存在中医被边缘化的问题。如1992年，西医医院11880家，纳入劳保特约的有9954家，占81.6%；而中医医院1700家，纳入劳保特约的仅463家，占27.2%。^①这样，长期以来，台湾地区的医疗体系内部就存在中医与西医，大医院与小医院、诊所等不同层次的利益分歧。而"医院行政协会""私立医疗院所协会""教会医院协会"等医界团体组织的理事、监事几乎都是来自大型医院的代表，在代表医界与政府谈判的过程中，大都只注重为大型教学医院讲话，^②而忽略了基层的医疗院所、药师、中医师等弱势群体的利益。因此，在全民健保法案审查的过程中，就出现了药师要求实行医药分业，而医师却要求取消医药分业，基层医师又争取实施转诊制度等医疗体系的内部争议。

"行政院"、厚生会、沈富雄及吴东昇等版本草案都重视医疗资源浪费的问题，而忽略了医疗资源合理分布的问题。因此，"立委"林正杰、陈哲男分别于1993年12月24日和1994年5月27日提出了各自版本的草案，表达了基层开业医师及中医界的利益诉求，主要体现在：第一，以拉高越区就医部分负担的方法，扩大大医院与小诊所的自费比例差距，以减少大医院门诊浮滥的情形，防止基层医疗的萎缩。第二，主张采取不强制保险的立场，使民众有自由选择大小医院的权利，增加基层医疗院所生存的空间。第三，针对"行政院版全民健康保险法（草案）"将中医的住院给付排除在外，林正杰版本主张把中医住院纳入给付范围。总之，这两个版本提出了长期以来医疗资源配置中存在的问题，代表了基层医疗院所的心声，因此其建议非常值得借鉴。后来，在"全民健保法（草案）"审查的过程中，中医住院给付条款在无争议的状况下，被纳入"全民健康保险法"；在部分负担方面，违反转诊制度的部分负担，也由"行政院"版的基层诊所、地区医院、区域医院和教学医院分别负担20%：25%：30%：35%，扩增为医师所要求的20%：30%：40%：50%。

综上所述，各版本由于制定的出发点各不相同，有的维护医生利益，有的维护劳工利益，有的维护雇主利益，有的代表基层医疗院所的利益，因此，在保险给付范围、保费负担、支付制度等方面（见表3.1）出现了较大的分歧。

---

① 台湾"立法院公报"第82卷第18期（上册），1993年4月7日，第391页。
② 吴震宇：《期盼代表医界的"中华民国全民健保基金会"的成立》，台湾《当代医界》第21卷第11期，1994年11月，第28页。

表 3.1　台湾地区"全民健保法（草案）"各版本主要内容比较表

项目	"行政院"版	厚生会版	沈富雄版	吴东昇版	林正杰版
总条文数	85 条	65 条	46 条	79 条	86 条
保险人	由主管机关设"中央健保局"为保险人	由主管机关设立"中央健保局"为保险人，并得接受其他社会保险的委托办理业务	同"行政院"版	同"行政院"版	同"行政院"版
被保险人	6 类：(1) 受雇者、雇主、自营作业者、领有"国家"专业证明的独立执业人员；(2) 无固定雇主者；(3) 农民、渔民；(4) 军眷家户代表；(5) 低收入户；(6) "荣民"及其他民众	7 类：(1) 受雇者；(2) 无固定雇主者；(3) 雇主、自营作业者、领有专业证照的独立执业者；(4) 农民；(5) 退休、退职或被资遣人员；(6) 低收入户；(7) "荣民"及其他民众	3 类：(1) 受雇者；(2) 雇主、专门职业及技术人员自行执业者，及未加入职业工会或渔会的自营作业者；(3) 其他符合保险资格者	同"行政院"版	同"行政院"版
投保条件	强制性	强制性	强制性	强制性	自愿性
给付范围	住院、门诊	住院、门诊	住院、慢性病及特殊医疗程序门诊	一定医疗费用以上的住院、门诊	住院、门诊
劳工保费分担比例	劳：60%雇：40%	劳：60%雇：40%	政府：50%雇主：50%	雇主：100%	劳：60%雇：40%
部分负担（或违反转诊制度应负担门诊或急诊）	(1) 门诊基本负担 20%，越级分别负担 25%、30%、35%。(2) 住院基本负担：急性病房 10%；慢性病房 5%；住院日数越长，负担比率越高。	(1) 门诊：同"行政院"版。(2) 住院：10%，但低收入户、老人及残障者减半。	(1) 门诊自付部分，每户每年累计额超过前一年人均国民所得 20% 时，超过部分由保险人核退。(2) 住院：10%。	居住于医疗发展基金第一奖励区*者，自付门诊费用 50%，住院费用 100%；居住于第二奖励区者，自付门诊费用 70%，住院费用 100%；居住于非医疗发展基金奖励区者，自付门诊及住院费用 100%	门诊及急诊费用的 20%，但越级就诊负担分别为 30%、50%、100%。
中医住院给付	否	否	否	否	是

项目	"行政院"版	厚生会版	沈富雄版	吴东昇版	林正杰版
支付制度	论量计酬制，并逐步实施总额支付制及诊断相关组群	采总额支付制	医疗费用以论量计酬支付，五年内逐步实施疾病诊断相关组群	住院逐年实施疾病诊断相关组群	同"行政院"版

说明：*"第一优先奖励区"是每万人口病床数在 10 床以下的地区；"第二优先奖励区"是每万人口病床数在 10 床到 20 床之间的地区。

资料来源：

1.《各版本条文对照表》，台湾"立法院公报"第 83 卷第 52 期，1994 年 7 月 23 日，第 456~604 页。

2. 黄源协：《迈向全民健康保险：制度论观点的分析》，台湾《思与言》第 36 卷第 2 期，1998 年 6 月，第 70 页。

3. 黄文鸿、李玉春、张鸿仁等著：《全民健保：制度、法规、冲击》，台北：景泰文化出版社，1995 年，第 66~70 页。

在这几个版本中，以"行政院"版、厚生会版、沈富雄版等影响较大。早在 1993 年 3 月，"中央研究院经济研究所"就针对这几个版本分歧最大的保险给付和财源问题专门召开了研讨会，多位专家、学者就各个版本的优缺点进行了热烈讨论。基本评价是："行政院"版是专家学者和行政官员共同制定的版本，提出了总额预算制度，控制浪费，采用部分负担，以增强被保险人就诊或住院时的成本意识，扩大投保薪资上下限差距等，制度规划相对周密，可行性较强。但是"行政院"版迁就既有社会保险制度较多，如在保险给付制度和财源筹措方面都遗留了若干既有社会保险制度的痕迹，[①] 效率性受到质疑。

沈富雄版本在规划上没有旧制度的负担，改革的力度较大，只保住院不保门诊，效率性较高。但是其保险财源方面规定被保险人不必支付保费，不分担财务上的责任，把责任完全推给雇主和政府，违反了社会保险的基本原则，并可能带来企业亏损或雇主把保费负担转嫁到劳工身上等严重的后果。[②] 另外，作为个人版本，其在全民健保制度的相关配套措施和全民健保体制的完整性方面也存在缺陷，使其可行性降低。

总之，"全民健保法（草案）"各个版本起草的出发点不同，代表的利

① "中央研究院经济研究所"：《全民健保给付与财源方案之比较讨论会》，台湾《台湾经济预测与政策》第 24 卷第 1 期，1993 年 3 月 27 日，第 299 页。

② "中央研究院经济研究所"：《全民健保给付与财源方案之比较讨论会》，台湾《台湾经济预测与政策》第 24 卷第 1 期，1993 年 3 月 27 日，第 300 页。

益各不相同，均有优缺点，因而没有任何版本能普遍满足大家的意愿，[1] 但均有值得借鉴之处。之后，各版本草案相继送进"立法院"进行审查。

第三节　全民健保制度的立法之争

在全民健保立法时出现多个版本竞争的局面，从理论上说是件好事，各个版本可以相互补充，集思广益，达成最佳方案。正如"立委"黄尔璇所说的："假如有可采之处，就要加以采纳，不必要一定谨受官方送来的法案，因为我们的前提是设计良好的法案，不管是官方或民间。"[2] 但由于全民健保的规划非常专业，其各项计算公式，不仅普通民众知之甚少，甚至连多数"立委"也难求甚解，[3] 只能从报章上了解"全民健保法（草案）"的大概。"行政院"虽然宣示到1994年年底就实施全民健保，但在1993年10月才把"全民健保法（草案）"送到"立法院"，这明显是逼迫"立法院"必须在规定的时间完成审查。而此时的"立法院"，在组成人员和议事风格方面都发生了较大变化，导致全民健保法案的审议过程争议不断。

一、"立法院"生态的变化

国民党退台后，继续推行立法、行政、司法、考试、监察五权分立的"宪政体制"。"立法院"是"最高的立法机关"，所有重要的法案都必须送到"立法院"审议通过，然后由"行政院相关部会"加以实施。"立法院"还有听取"行政院"的施政报告、审查"总预算案"的权力，"行政院"遇到重要事件发生，或施政方针变更时，都应向"立法院"提出报告。"第一届立委"是1948年在大陆选举产生的。到台湾后，为了维持其"法统"的正当性，1953年，国民党当局以"司法院大法官会议解释文"的方式决定"在第二届委员未能依法选出与召集之前，自应由第一届委员继续行使其职权。这样，第一届"立委"长期没有改选，被称为"资深立委"。但是，随着"中央民代"的逐渐凋零，从1969年起，国民党当局不得不实行"立委"的增补选，只是名额有限，非国民党籍"立委"的影响力很小，直到1986年国民党员仍占"立法委员"的94.24%。[4] 因此，在过去长达40多年的时间里，"行政院"提交的法案一般都能在"立法院"

---

① 台湾"立法院公报"第83卷第52期（下册），1994年7月23日，第7页。
② 台湾"立法院公报"第82卷第73期（下册），1993年12月22日，第508页。
③ 台湾"立法院公报"第83卷第58期，1994年9月21日，第44页。
④ 台北风云出版社编辑委员会编印《透视党中央》，风云论坛丛书18，第23页。

顺利通过，"立法院"被称为"行政院立法局"。

进入政党政治时期，在选举竞争的环境下，代表民意的"立法院"对"行政院"的制衡地位明显上升。1991年4月，"国民大会"第二次临时会议通过的"宪法增修条文"第5条规定，第二届"立委"应在1993年1月31日前选出。因此在1992年年底，"立法院"举行全面改选。结果，民进党获得了36.09%的得票率及161席"立委"中的51席。这样，"立法院"内政党席次生态由国民党一党独大，变为多党参与。①"立法委员"成分变得复杂，使得"立法院"不仅存在国民党与民进党之间的政争，而且国民党内也出现主流派与非主流派之间的尖锐矛盾。民进党籍"立委"在"立法院"内与国民党激烈抗争，并运用"立法院"议事程序问题、法律赋予"立委"的质询权等，迫使人数占绝对优势的国民党越来越难以采取强制性议事的动作。②而且，国民党主流派与民进党在"立法院"暗中联手，打压非主流派。引起部分非主流派"立委"组成"新国民党连线"，进而从国民党出走，于1993年8月组建"新党"，致使"立法院"生态结构发生剧烈变化，出现了国、民、新三足鼎立的格局。为了获得连任，各党籍"立委"必须更多地考虑民意的要求，因此，国民党中央对党籍"立委"的影响力明显下降，使得"行政院"提出的议案越来越难以顺利通过。从80年代末期到90年代初期，"行政院"屡次向"立法院"提出调高劳保和农保费率的议案，但都被党籍"立委"以"提高保费，执政党选举一定输"为由挡了下来。③

但是，整体而言，在立法与行政的关系上，国民党当局长期以来把政权治理核心集中在行政部门，无论在人力、资源、权力运作等各个方面，行政部门都占有明显的优势，因此，其执政具有明显的强行政弱立法的特点。④这使得全民健保法案审查的环境具有两个特点：一方面虽然国民党在"立法院"的实力呈现减弱趋势，但是在当时，国民党在行政、立法部门仍然可以利用其优势，实行强势动员，强行通过法案。另一方面，强行政弱立法的政权机制也使得"立法院"内部对政策分析和资讯处理职能的

---

① 台湾"行政院卫生署"编著：《全民健保组织体制改革规划——公共行政及政策的观点》，第21页。
② 易青：《台湾第一届"立法院"研究——兼论日本国会》，南京大学博士论文，2005年，第94页。
③ 林国明：《健保支票不能拿全民健康背书》，台湾《新新闻周报》第878期，2004年1月，第40页。
④ 施雪华：《政治现代化比较研究》，当代政治学马克思主义研究系列，武汉：武汉大学出版社，2006年，第450页。

发挥重视不够，因此在民主化的过程中，当"立法院"冲到第一线监督行政部门的时候，常常在专业上"认知不足"、政治风险不明，从而在法案审查过程中经常表现出"摸着石头过河"的立法策略。[①] 就是在这样的立法环境下，1993 年前后，各个版本的"全民健保法（草案）"被送到"立法院"审查。

二、立法过程中的争议

根据"立法院议事规则"，"立法院"审查的法律案或预算案必须经过"三读程序"：[②] (1) 第一读会，由主席宣布朗读议案，朗读标题后进行的程序则视"政府案""委员案"而有所不同。"政府案"在朗读标题后，应交付"委员会"审查；如果是"立法委员"提出的法律案，有 20 人以上联名，则直接进行二读程序。(2) 第二读会，讨论各"委员会"审查的议案，或经"立法院院会"径付二读的议案。审查时，应将议案朗读，依次或逐条进行讨论。(3) 第三读会，除发现议案内容有互相抵触，或与"宪法"及其他法律相抵触者外，仅为文字修正。因此，"全民健康保险法（草案）"也必须经由三读程序，首先送交"内政及边政""财政"两"委员会"审查。

1993 年 3 月，厚生会版和沈富雄版草案最先在"立法院院会"进行审查，并交付"内政""财政"两"委员会"进行审议；同年 11 月 19 日，"立法院院会"通过"行政院"函请审议的"全民健康保险法（草案）"，交付"内政及边政""财政"两"委员会"并案审查；12 月 3 日，通过吴东昇等 29 人所提草案交付审查；12 月 24 日，通过林正杰等 18 人提案，交付"委员会"并案审查。1994 年 5 月 27 日至 31 日，"立法院"第二届第三会期第 25 次会议，通过陈哲男等 41 名委员提案，交付审查。

各版本"全民健保法（草案）"送到"内政及边政""财政""委员会"审查后，共举行五次联席会议。前面已述，政治体制转型后，"立法院"生态发生了巨大的变化，各版本之间意见分歧，即使同样是国民党籍的"立委"，仍有不同意见，这使得"全民健保法（草案）"的审查异常艰难，不仅需要进行朝野协商，还要进行党政协商。在这种情况下，"卫生署长"张博雅每次都要亲自带队去做报告，甚至有几次党政协商是由"行政院副

---

① 台湾"行政院卫生署"编著：《全民健保组织体制改革规划——公共行政及政策的观点》，第 23、35 页。

② 江丙坤著，许秀珍、林美姿编：《台湾经济发展的省思与愿景》，台北：联经出版事业有限公司，2004 年，第 525 页。

院长"徐立德列席做说明。在各个版本中，沈富雄版和"行政院"版主导了审查讨论的过程。①

1994 年 6 月 23 日，"内政、财政委员会"联席会议在争议中完成了对"全民健保法（草案）"的逐条审查，提出审查会通过的名称及条文，但有关投保对象、投保单位、保险财务、部分负担与转诊制度、费用支付、罚则，以及三年后保险人是否改变为公办民营等重大问题，该联席会议无法达成共识，决定留待"立法院院会"时再处理，还有多位"立委"声明保留"立法院院会"发言权。

对于上述重大问题，在"立法院院会"审查过程中，可谓争议不断。因为全民健保法案并非一个纯粹的民生法案，而是一个政治性非常强的法案，②其中牵涉到劳资双方、大型医院与基层医院、医师与药师之间的多种利益冲突，难以寻找到一套大家都可接受的方案。最后，在国民党的强势动员和介入下，"立法院"基本上是以"行政院版全民健保法（草案）"通过的，但在"立法院"内外一直争议不断。本书主要以保险给付方案的争议、"强制纳保"条款的删除等主要焦点问题，来分析当时全民健保法案审议过程中的争议。

（一）保险给付问题

在保险给付上，各个版本草案分歧较大。"行政院"版、厚生会版和林正杰版都规定住院、门诊全部给付。而无论是沈富雄版"保大不保小"、还是吴东昇版的"高自付额"方案，都主张缩小给付范围，虽然有利于降低健康保险的道德危机，但可能引起民众的不满。因为岛内劳保和公保已实施三四十年，其给付范围涵盖门诊和住院；同时，除了公保体系内的六种保险必须自付 10% 的药费外，其他各种社会保险都没有部分负担。因此，在降低给付范围的同时，必须使保费大幅度下降，才能得到民众的支持。于是，沈、吴两个方案均主张被保险人少缴保费，甚至免缴保费，保费由政府及雇主支付。为了减轻民众的疑虑，沈富雄在立法审议过程中，又提出妥协的版本，即保险给付同时考虑民众的经济能力。可见，沈富雄对全民健保的规划相当用心。

因此，沈富雄等人的版本不仅得到了民进党"立委"的支持，而且在协商过程中，甚至有近 90% 的国民党籍"委员"都被沈富雄说服了。③

---

① 黄源协：《迈向全民健康保险：制度论观点的分析》，台湾《思与言》第 36 卷第 2 期，1998 年 6 月，第 69 页。
② 台湾"立法院公报"第 83 卷第 58 期，1994 年 9 月 21 日，第 49 页。
③ 台湾"立法院公报"第 83 卷第 52 期（下册），1994 年 7 月 23 日，第 92 页。

此外，他们的主张还得到了许多经济学者的支持。1994年7月12日，在"立法院"进行"全民健保法（草案）"二、三读的阶段，正值第21届"中央研究院"院士会议召开期间，经济组的院士对全民健保政策发表一份声明，其中有两点与沈富雄版全民健保规划有相似之处：（1）建议优先实施"重大灾病保险"，因为一个大小病全保的医疗保险制度所引发的道德危机是医疗费用迅速膨胀的最重要因素；（2）全民健保的财源完全来自一般税收，一方面可以避免保险费征收所产生的无效率及不公平，同时可节省征收保费的行政费用，也可以避免就业者转业、暂时离职或失业期间丧失保险的困扰。[①] 可见，沈富雄版等版本关于全民健保给付制度规划有其合理性，这也是沈富雄版和"行政院"版能够主导"全民健保法（草案）"审查过程的重要原因。

当然，这样的规划也存在明显的问题。按照其规划，保险对象不需缴费，全由税收和雇主支付，但这样可能使被保险人对医疗资源的使用毫无成本意识，进而导致政府、雇主所缴的保费不足以支应，保险财源不稳定、不充足，[②] 从长远来看容易增加政府、雇主甚至纳税人自身的负担。其次，门诊自负额制度牵涉到金额的认定，不仅执行困难，而且容易导致病人就医延误，使得总的医疗费用更高。[③]

因此，最终"全民健保法"仍然按照"行政院"版给付方案通过，保大不保小、高自负额两种节制医疗费用的制度都没有采行，只是把自负额的精神纳入"全民健保法"第34条，规定"本法实施后连续二年如全国平均每人每年门诊次数超过12次，即应采行自负额制度；其实施办法，由中央主管机关另定之"。

（二）劳雇保费负担比率问题

就社会共同的认知，"希望在负担最少保费下，享受最好的福利，是人之通病"。[④] 因此，政府、雇主和劳工的保费负担比例问题，在全民健保的立法阶段引起了广泛的讨论。劳工争取其保费的负担能维持原有劳工保险的20%∶80%；而资方要求劳资双方的比例为50%∶50%；"行政院"版则主张尽量减轻政府的财政负担，因此劳资双方保费负担比应为

① 黄秀义、张海琳：《中研院八院士吁缩小全民健保范围》，台湾《经济日报》，1994年7月13日（2版）。
② 张博雅、罗纪琼、刘素芬等著：《专业奇迹VS民众迷思——全民健康保险规划纪实》，第201页。
③ 罗纪琼：《从社会保险到自费医疗——谈全民健保与医疗储蓄账户之结合》，台湾《自由中国之工业》第87卷第3期，1997年3月，第39页。
④ 台湾"立法院公报"第82卷第73期（下册），1993年12月22日，第470页。

40%：60%。但是，在"立法院"审查阶段，各方意见相持不下。在审查的最后阶段，劳资双方更通过大规模的抗争、示威和"国会"游说来表达意见。

劳工团体在全民健保立法审查过程中表现相当活跃。尤其是在法案进入二读、三读阶段，劳工团体发起一波又一波的示威游行，[①]并得到"立委"的支持。1994年7月7日，"全国总工会"理监事到"立法院"拜会"立委"，表达反对健保劳雇分担比率4∶6；7月8日，台湾劳工阵线发起"反剥皮大行动"示威游行，提出劳工所需的保费由政府编列预算全额补助，劳保保费分担应维持劳雇比为2∶8；7月14日，"全国总工会"、台湾省总工会、北高两市总工会、县市总工会、台湾劳工阵线、工人立法行动委员会、劳动党、劳动人权协会等团体前往"立法院"，要求全民健保保费劳雇负担比例维持2∶8，并暂缓全民健保的实施，"立法院副院长"王金平当面接受请愿书；7月15日，工人立法行动委员会在"立法院"群贤楼前抗议"行政院版全民健保法（草案）"，并要求"立法院"采记名表决，以揪出"立委"中的"工敌"，同时表示将全天监督"立法院"审查全民健保法案的过程。

与此同时，资方也通过邀请行政官员茶叙的方式，表达对"行政院"版保费负担比例的不满。1994年2月，"工商协进会""工业总会""商业总会"共同邀请"卫生署长"张博雅举行座谈会，希望劳雇负担比率由4∶6降为5∶5，[②]以免企业成本太高。上述动作对当局、"立委"及反对党都造成了极大的压力。有的"立委"甚至提出资方、劳方、政府负担6∶2∶2的意见。[③]在这种情况下，国民党籍立法党团达成了一项内部共识，即将劳雇双方的负担比例由40%：60%，改为由政府、劳方、资方各负担10%∶30%∶60%。对于这一结果，资方表示虽不满意但可以接受，而劳方仍表现出强烈的不满。

世界上大多数实行社会保险的国家或地区，其保费负担一般是由劳雇双方各负担50%。而台湾地区全民健保制度，劳工只负担30%的保费，

---

① 李文娟：《全民健保版本，将请卫生署通盘检讨》，台湾《联合报》，1994年7月8日（6版）；何振忠、游其昌：《全民健保法，凌晨完成立法》，台湾《联合报》，1994年7月19日（1版）；陈秀玲：《劳工抗议，展开"反剥皮大行动"》，台湾《中国时报》，1994年7月9日（6版）；陈秀玲：《抗议政院版全民健保法，劳工立院前请愿僵持两小时》，台湾《中国时报》，1994年7月15日（2版）；林金正、张瑞昌：《执政党总动员，全民健保法立院彻夜审查》，台湾《中国时报》，1994年7月16日（1版）。

② 姚明嘉：《强浪拍击全民健保》，台湾《天下杂志》，1994年4月1日，第107页。

③ 张博雅、罗纪琼、刘素芬等著：《专业奇迹 VS 民众迷思——全民健康保险规划纪实》，第126页。

政府也需要负担 10% 的保费，这一制度的形成是其政治妥协的结果，但政府却背上了沉重的财政包袱，难以解脱。参与全民健保制度规划的学者批评，"立委"在审查法案时，只考虑尽量减轻民众的负担，争取民意支持，而没有考虑政府的财政困难。

（三）"强制纳保"条款被删除

自从全民健保议题提出后，将全体民众均强制纳入健康保险体系成为民众的共识。"强制纳保"的立法理由是防止民众的逆选择行为，避免使全民健保成为弱势民众的保险，最终妨碍或破坏健保财务的健全。[①] 因此，强制纳保条款被认为是全民健保的灵魂条款，在立法审议阶段所提出的六个版本中，除了林正杰版主张自愿投保外，其他各个版本都主张除了少数特定族群，如现役军人和囚犯外，所有民众都应该强制纳入全民健保。在"全民健保法（草案）"三读前，绝大多数"立委"也对强制投保条文毫无争议。在法案表决过程中，第一轮的投票多数也倾向于支持"强制投保"，表决结果：在场委员 93 人，赞成者 47 人，反对者 45 人，弃权者 1 人，强制投保条文获得通过。但由于赞成者与反对者人数非常接近，只有两票之差，民进党籍"立委"卢修一要求重新表决。第二次表决结果变成赞成者 42 人，反对者 54 人，弃权者 1 人，也就是说赞成强制投保条文的"委员"没有达到总人数的半数，这样强制投保原则又意外遭到否决，该条文被删除。因此，1994 年 8 月 9 日李登辉按照"立法院"通过版本公布的"全民健保法"中，没有强制投保的条款。

这一表决结果令国民党大吃一惊，分析其失败的原因，不仅有在野党的杯葛，更有国民党内部"立委"的倒戈。首先，从国民党内部来看，主要肇因于国民党籍"立委"洪秀柱等人要求将实施医药分业纳入"全民健保法"，但其意见却未被接纳，引致不满而刻意拆台。还有部分"立委"则认为实施全民健保的条件尚不完备，决定投反对票。其次，民进党把反对强制保险条文当成一种策略，迫使国民党与其协商，希望国民党能够考量并接纳在野党"立委"所提出的修正意见，而不是为了如期推动全民健保，限期要求"立法院"通过"行政院"版草案。在这种情况下，民进党为反对国民党强行审查"行政院"版条文，对"强制纳保"条文投下了反对票。同样，这一结果引起了民众的强烈不满，在民意的强大压力下，1994 年 9 月，"立法院"不得不对之进行修正，恢复了强制投保条款。

---

① 萧文生：《论全民健保法之强制纳保制度及保费之订定》，台湾《法学丛刊》第 168 期，1997 年 10 月，第 44 页。

（四）"中央健保局"的体制问题

无论是第一期规划还是第二期规划，"行政院"版设定的全民健保体制都是在原有各类社会保险公办公营体制的基础上，加以整合和扩充。公办公营体制成为参与全民健保规划专家学者、行政官员的共识，他们根本没有考虑过公办民营体制的问题。[①]"卫生署长"张博雅认为，"行政院"版之所以不敢贸然用基金会或财团法人的方式来建议，主要是因为过去所有的政府机构如果以基金会的方式提出改革，都被认为是要逃避"立法院"监督。[②] 因此，为了使法案能在"立法院"顺利通过，"行政院"版全民健保体制在劳保、农保、公保的基础上加以改革，在"行政院版中央健保局组织法（草案）"中，规定"中央健保局"的性质仍然是公营金融保险事业机构。

但是，在1993年年底，岛内外学者和医疗顾问等人士，纷纷提出全民健保承保机关应该定位为公办民营的观点。第一期规划总顾问萧庆伦也对"行政院长"连战提出全民健保经营体制公办民营的可行性建议。1994年4月，沈富雄等36位"立委"提出"财团法人全民健保基金会组织条例"的提案，建议将全民健保改为民营化，成立基金会，认为这样不但具有人事及会计独立的特点，且自定费率可以排除"立法院"的干预。[③] 1994年4月和5月间，洪奇昌、高天来、吴东升等"立委"先后主办"全民健保公听会"，诉求实施公办民营的健保经营体制。同年5月21日，"立委"魏镛主办"体检健保公办民营的可行性"公听会，支持公办民营，但担心会准备不及。

在"立法院"审查"全民健保法（草案）"的过程中，公办公营体制遭到了严厉的批评。有的"立委"，鉴于过去公保、劳保的严重亏损，对公办公营体制没有信心而反对延续这一体制；一些与保险公司或大型医院有利益关系的"立委"主张建立私营健保体系；有的则希望模仿日本或德国的模式，建立由企业、工会或基金会等民间性团体所经营的多元体制。[④]

面对"立委"的批评，最初"行政院"一直坚持公办公营体制不变。但是，在1994年5月和6月，国民党针对健保组织体制召开多次党政协

---

① 台湾"立法院公报"第82卷第73期（下册），1993年12月22日，第487页。
② 台湾"立法院公报"第83卷第30期（下册），1994年5月7日，第253页。
③ 卢瑞芬：《全民健保经营体制之评估与研究》，台湾"中央健保局"委托研究，1999年，第6页。
④ 林国明：《到国家主义之路：路径依赖与全民健保组织体制的形成》，台湾《台湾社会学》第5期，2003年6月，第58页。

调会，"行政院"版草案遭到许多党籍"立委"的质疑和批评。在这种情况下，1994年5月，全民健保立法工作的召集人、"行政院副院长"徐立德，紧急指示"卫生署"草拟公办民营的组织草案，把全民健保体制转变成公法人地位、民间性质的健保基金会。于是，"卫生署"又草拟了所谓的"基金会草案"，其中"中央健保局"的体制转变为公法人性质的全民健保基金会，并且设立"全民健保局"为执行单位。

但是，这一草案仍然遭到了许多"立委"的批评。他们认为，一个独立的全民健保基金会仍然无法达到经营效率与自负盈亏的预期目标，最好是成立两个或三个具有竞争力的基金会，[①] 相互竞争，才能提高效率。而劳工阶级却反对全民健保实行公办民营体制，典型的说法如"立委"赵少康所说的，如果公办民营，全民健保基金最后可能会落入大财团的手中，他们可能把这笔钱拿来炒作地皮，最后再使劳工阶层受害。[②]1994年5月18日，"立委"林瑞卿、工人立法行动委员会、劳工资讯发展中心等联合主办"全民健保公办民营之利弊及其实施难题"公听会，反对全民健保公办民营。

各方意见分歧，而且相互对立，颇难整合，离全民健保规定实施的时间却越来越接近。在时间如此紧迫的情况下，体制性的变动会使草案内容变成四不像的架构，也会增加草案实施的危险性，以及失败的可能性。[③] 这样，公办民营体制终因缺乏具体的实施方案而遭到否决，"行政院"的规划又退回公办公营的单一体制。

在朝野"立委"的争议下，最后的立法条文做了妥协：在全民健保开办前两年将采取"行政院"已规划的公办公营单一体制，两年之后再考虑是否民营化。因此，在全民健保实施前两年，"中央健康保险局"与公保、劳保保险管理机构——"中央信托局"和"劳保局"的属性与人事、会计制度几乎完全相同。[④]"全民健保法"正式施行后，"中央信托局公务人员保险处"和"台闽地区劳工保险局"原承办医疗给付业务的工作人员，也随其业务转移到"中央健康保险局"。可见，在"中央健保局"体制形成的过程中，许多人已经认识到这不是最佳的方案。就连"中央健保局"筹备处处长叶金川也表示，以民间基金会的方式经营，具有人事、会计较灵

---

① 黄文鸿、李玉春、张鸿仁、杨铭钦、陈春山著：《全民健保：制度、法规、冲击》，台北：景泰文化出版社，1995年，第63页。
② 台湾"立法院公报"第83卷第52期（上册），1994年7月23日，第624页。
③ 台湾"立法院公报"第83卷第47期（下册），1994年7月6日，第363页。
④ 张博雅、罗纪琼、刘素芬等著：《专业奇迹 VS 民众迷思——全民健康保险规划纪实》，第111页。

活,经营管理的效率较高等优点,可以在法定范围自行决定精算费率、收取保费、保费调整且自负盈亏,较不易受民意机关的干扰。[①] 但是,在当时的台湾地区,"立法院"不可能放权,民众也担心民营的品质无法保障,行政部门也没有提出更加完备、可行的方案。在这种情况下,冲击最小而可行性最大的公办公营体制遂成为立法时社会各种力量相互妥协时的合理选择。

(五)全民健保能否如期开办的质疑

前面已述,全民健保的开办时间,由最初规划的 2000 年,提前到 1994 年年底。但是,"立法院"的审查过程,使得全民健保是否能够如期开办,成为民众、专家学者、政府官员和"立委"关注的焦点之一。

在"立法院"审议"全民健保法(草案)"的过程中,部分学者、经济学家和企业家担心,原有各项社会保险的缺点尚未改善,如果贸然实施全民健保,将可能危及经济的发展。劳工团体、工会等则因不满意全民健保制度对劳雇双方保费负担的规定,而要求进行协商,暂缓实施全民健保。因此,参加全民健保第一期规划的教授、"全国商总""全国工总"、部分基层医疗医师共同呼吁:希望全民健保能暂缓办理(见表3.2)。甚至国民党籍"立委"王建煊等人,也提出延后审查"全民健保法(草案)"的建议。

但是,在行政部门迫切要求"全民健康保险法(草案)"快速完成审议的压力下,该法案排入"立法院"第二届第三会期第 36 次"院会",进行二读审查。于是,在朗读"全民健保法(草案)"议案标题,宣读审查报告及说明后,"立法院院会"开始广泛讨论及逐条讨论,修正动议,进行表决。在全民健保审查过程中,虽然朝野全民健保小组召开了 12 次协商会议,但其结论遭到"行政院"否决,国民党籍"立委"被要求按照"行政院"最初的提案条文,逐条予以通过。[②]

总之,"立法院"审议"全民健保法(草案)"的过程一波三折,争议不断。为什么国民党当局不顾诸多要求暂缓实施全民健保的诉求,一定要如期完成审议呢?主要原因如下。

---

① 陈九菊:《全民健保法内容无人了解,学者忧心忡忡》,台湾《中央日报》,1994 年 4 月 15 日(11 版)。

② 台湾"立法院公报"第 83 卷第 58 期,1994 年 9 月 21 日,第 45 页。

表 3.2　台湾地区要求暂缓实施全民健保的活动方式与主要诉求

(1993 年 10 月至 1994 年 7 月)

时间	代表	活动形态	主要诉求
1994.5	台湾省商业会	提出建议	周延审议全民健保方案，暂缓实施全民健保
1994.5	杨志良、江东亮、邱清华、詹火生等学者	发表声明	暂缓实行全民健保
1994.5.21	工商协进会	邀请主管官员参与座谈	劳雇负担为 5∶5、全民健保应暂缓实施
1994.5.24	厚生会	"全民健保应如期实施或延后实施"公听会	质疑能否如期实施，实施后对医疗品质不好的影响
1994.7.14	各级工会团体、工人立法行动委员会、劳阵、劳动党、劳动人权协会	向"立法院"请愿	劳雇负担为 2∶8、暂缓实施全民健保
1994.7.18	劳动党	"总统广场"示威抗议	不满李登辉要求"立法院"限期通过立法

资料来源：
1. 刘淑惠：《党国体制下全民健保政策的政治分析（1994~2000）》，台湾大学政治研究所博士论文，2002 年，第 94~96 页。
2. 台湾"立法院公报"第 83 卷第 47 期（下册），1994 年 7 月 6 日，第 360 页。

　　一方面，自从提出实施全民健保的计划以来，先后历经了四任"行政院长"（俞国华、李焕、郝柏村、连战），其中俞国华、郝柏村都曾提出全民健保提前实施的承诺，其主要出于选举考量，担心如果全民健保的承诺不能如期兑现，国民党在选举中可能失去选票。连战也认为虽然推动全民健保目前有不同意见，但制度没有十全十美的，而且制度是可以修正的，承诺则必须履行。[①] 而民众对实施全民健保存有强烈期待，1994 年《民生报》的民意调查显示，有 74% 的民众认为应该在当年年底实施全民健保。同时，在台湾大学公共卫生学会 1994 年 6 月 11 日所发表的调查中，有 69.3% 赞成全民健保年底如期实施。[②]1994 年年底，又正好遇上台湾地区首届"省长""院辖市长"直选，朝野政党都相当重视。为了避免落得政策跳票的骂名，同时也是因应朝野关于社会福利诉求竞争的需要，[③] 国民党决心强势推动和如期兑现全民健保的政治承诺。

---

① 牟文敏：《连院长：制度可修正，承诺需履行》，台湾《中央日报》，1994 年 7 月 15 日（3 版）。
② 台湾"立法院公报"第 83 卷第 52 期（下册），1994 年 7 月 23 日，第 12 页。
③ 何振忠、游其昌：《全民健保法，凌晨完成立法》，台湾《联合报》，1994 年 7 月 19 日（1 版）。

另一方面，与李登辉个人的性格有关。身兼台湾地区领导人与国民党主席的李登辉上台时，台湾地区已经兴起民主化的浪潮，但是他作风比较强硬，独断专行，"不愿放弃独裁，但又必须走向民主，这使台湾当局的决策模式在走向民主化的同时保留着明显的专断遗风"。[①] 表现在他经常在决定政策时不理会外界的意见，一意孤行，如"核四兴建案""国安三法"等都是在其强力干预下，决意在"立法院"强行通过的。[②] 同样，他也亲自主导全民健保法案审查的进度。他多次以国民党党主席的身份，召见国民党在"行政院"高层官员，了解全民健保立法的进度。1994 年 5 月 2 日，李登辉再度提出并要求全民健保法案必须在 7 月会期通过。[③] 在全民健保审查的过程中，他还多次询问国民党籍"立委党部"了解审议进度，并连夜召见国民党中央政策会执行长饶颖奇，要求贯彻如期立法、如期开办的政策指示。在这种情况下，"行政院长"连战也不得不打电话给国民党"立法院"党鞭，要求全民健保法案"即期"通过。[④] 由此可见，在全民健保法案审查的过程中，国民党籍"立委"面临来自党内高层的强大压力。

这样，1994 年 7 月 15 日 16 时开始对全民健保法案进行逐条讨论及表决，对于政党间存在的重大分歧，7 月 18 日上午又进行朝野健保小组之间的协商。后经过"立法院院会"审议、表决过程后，完成了全民健保法案的二读。然后又迅速经"委员"提案，在 1994 年 7 月 19 日凌晨 1 点，全民健保法案终于三读通过了。当时"立法院"内的场景是，"立委"躺的躺，睡的睡，民进党"立委"甚至因无法发言，不得不自备麦克风。[⑤] 如果从 1986 年 2 月 28 日"行政院长"俞国华宣布将实施全民健保算起，到 1994 年 8 月 9 日公布"全民健保法"，全民健保的规划过程总共历时八年。

综上所述，全民健保的审查过程可谓争议不断。笔者认为，对于"立法院"通过全民健保法案的过程，可以从两个方面评价。

首先，从法案通过的时间来看，的确显得仓促。回顾全民健保法案规划和审议的过程，可知全民健保的仓促立法和实施，是岛内各种社会和政

---

① 严强、魏姝编著：《东亚公共行政比较研究》，第 427 页。

② 台湾"立法院公报"第 83 卷第 52 期（上册），1994 年 7 月 23 日，第 626 页。

③ 林金正：《李登辉：全民健保法周内务必通过》，台湾《中国时报》，1994 年 7 月 13 日（1 版）；林金正、张瑞昌：《执政党总动员，全民健保法，立院彻夜审查》，台湾《中国时报》，1994 年 7 月 16 日（1 版）；黄青龙：《李登辉"推动健保摇篮的一双手"》，台湾《中国时报》，1994 年 7 月 19 日（2 版）；林金正：《政院版全民健保法，李登辉"临门一脚下"完成三读》，台湾《中国时报》，1994 年 7 月 20 日（4 版）。

④ 台湾"立法院公报"第 83 卷第 52 期（下册），1994 年 7 月 23 日，第 20 页。

⑤ 台湾"立法院公报"第 83 卷第 52 期（下册），1994 年 7 月 23 日，第 50 页。

治力量相互博弈取得的阶段性妥协。国民党作为执政党，在选举竞争的环境下，为了在选举中不给在野党加分，以维护自身的利益和维持政权的稳定，包括党主席、"行政院长"在内的国民党高层强力介入和动员，对推动全民健保的早日实施起了主导性的作用。在野党也为了选举的需要，炒热全民健保议题，对国民党施加民意压力，迫使行政当局两次为实施全民健保提速，有力推动了全民健保的规划和立法进程。进一步分析，可以发现：在政治转型时期，民众强烈的参保意愿成为推动全民健保早日实施的根本动力。广大民众通过社团、政党、媒体、街头运动、选举参与等不同管道，表达自身的迫切诉求，不仅推动执政党由消极无为转向积极提速，并落实于强力主导规划和立法的行动，而且成为在野党"立委"对执政党施压和抗争的强大后盾。也就是说，全民健保法案在1994年通过，是岛内社会各界合力的结果，虽然符合当时的民意潮流，但是立法过程仓促，导致后续的实施过程不顺畅。

其次，最后通过的"全民健保法"并不是最佳的方案。在全民健保法案审议过程中，"行政院"版显然存在许多问题，民间版本提出了许多值得借鉴的意见，尤其是沈富雄对全民健保制度的规划和立法可谓尽心尽力，并为此绝食，被人打耳光，精神可嘉，其法案也有诸多可取之处。但最终却基本按照"行政院"版通过了全民健保法案，究其原因，我们看到是政治力量介入的结果。虽然全民健保的立法时期正值台湾地区民主化高涨的阶段，但是国民党在"行政院""立法院"仍然占有绝对优势，因此有力量强势介入从行政到立法的各个程序，强力主导了从规划到审议、立法的整个进程，从而确保"行政院"版全民健保方案得以通过。但是，"行政院"版的通过，根本原因在于制度可行性的考量。根据依赖理论分析可知，在制度选择的过程中，制度规划者在对制度转变的主观理解、解决问题的能力、既得利益、转换成本等基础上做出的主观抉择，在制度变迁中起着至关重要的作用。而先前的制度选择能够慢慢塑造人们的观念、态度、行为，甚至偏好，使人们形成惯性，尤其是既得利益者更趋于自我强化既得利益，进而大大增加制度转置的成本。"行政院"版比沈富雄版等民间版本的主要优势，就在于该方案是在既有社会保险制度基础上制定的，在被保险人分类、保险给付、保费负担等方面的规定，都照顾到原有受益群体的利益和习惯，其可行性较高。而沈富雄版、吴东昇版等民间版本，因没有既有社会保险的制度负担，所以规划更注重从学理上考虑，但其现实可行性受到质疑。只是全民健保法案的立法是各方力量不均衡博弈的结果，国民党的强势操作致使法案的缺失无从矫正，对日后的实施造成了诸多问题和弊端。

第四章　全民健保制度的体系分析

　　台湾地区的全民健保，是把原有各项社会保险中属于医疗给付的部分（疾病、伤害、生育）独立出来，单独开办的医疗保险制度。其实施的预期目标说法不一，[①] 最主要的目标有三个："（一）全民纳保、平等就医，（二）财务平衡、永续经营，（三）提升医疗品质、促进国民健康。"[②] 从公平性的角度而言，就是要让全体民众可以平等地参加健康保险，并享受医疗服务，不会因没有钱看病而延误就医的时效，也不会因为看病要花费大量的费用，造成个人或家庭的生活困难。从效率的角度而言，主要有两方面的目标：一方面要控制医疗费用的成长，达到财务平衡，这成为全民健保设计者关注的核心问题。可见，政策规划者希望借全民健保的实施，摆脱既有社会保险存在的制度分歧和严重的财务危机，在维持财务稳定、永续经营的前提下，当所有被保险人及其眷属发生生育、疾病及伤害事故时，全民健保能够及时地、公平地提供适当的医疗给付，以保障全体民众的健康。另一方面要有效地利用医疗资源，提升医疗品质，最终促进民众健康。因此，规划医疗体系、均衡医疗资源也是全民健保的工作重点之一。[③] 全民健保制度就是在上述预期目标指导下设计的，同时，这些目标也是日后

---

① 台湾"行政院经济建设委员会"全民健康保险研究计划专案小组编印的《全民健康保险制度规划报告》（1990 年 6 月，第 1~2 页），提出全民健保实施的三大目标为："（1）提供全体国民适当之医疗保健服务，以增进国民健康；（2）控制医疗费用于合理范围内；（3）有效利用医疗保健资源。""行政院副院长"徐立德（《全民健保面面观》，台湾《中央日报》，1995 年 6 月 22 日）认为，推动全民健保主要有三个目标："一、把近半数未加保的民众纳入医疗保险；二、统整现有十三种社会保险，订定统一的费率以减少亏损；三、追求医疗资源的有效运用，防止医疗浪费与滥用。"《全民健保实施六个月评估报告》认为，全民健保实施的目标：提供民众适当的医疗服务、有效地利用医疗资源、减少就医的财务障碍及促进民众健康（台湾"立法院公报"第 85 卷第 6 期，1996 年 1 月 20 日，第 283~286 页）。王荣枢（《全民健保之我思我见——自开办迄今》，载蓝忠孚总编辑：《全民健保之评析与展望》，台北："国家卫生研究院"，1998 年，第 101~103 页）提出了一个"全赢的全民健保"的几项境界："（1）维持政府财政的健全；（2）不浪费医疗资源；（3）医疗资源分配要公平、合理；（4）健全医疗网实施精神，落实转诊制度；（5）维持良好的医疗品质。"
② 台湾"行政院卫生署"编著：《全民健保改革综论》，台北："卫生署"，二代健保规划丛书系列 1，2004 年，第 15 页。
③ "司法院释字第 472 号解释"，台湾"总统府公报"第 6268 号，1999 年 4 月 7 日，第 9 页。

检验其实施效果的重要指标。

第一节　全民健保制度的法律体系

国民党退台后所实行的"宪法"，是 1946 年 12 月 25 日由当时的国民大会通过，并由国民政府于 1947 年元旦公布施行的，全文共计 175 条。其中第 170 条规定："本宪法所称之法律，谓经立法院通过，总统公布的法律。"第 171 条规定："法律与宪法抵触者无效。"第 172 条规定："命令与宪法或法律抵触者无效。"

也就是说，在台湾地区，法规有三种：一是"宪法"，二是法律，三是命令。"宪法"是效力最高的规范，主要是有关"国体"、政治制度、人民权利义务等的基本决定。[1]法律由立法机关制定，一般命名为法律、条例或通则（"中央法规标准法"第 2 条）。命令由行政机关制定，依其性质，可称为规程、规则、细则、办法、纲要、标准或准则（"中央法规标准法"第 3 条）。从法理上讲，这三者的效力和位阶各不相同，1970 年制定的"中央法规标准法"第 11 条规定："法律不得抵触宪法，命令不得抵触宪法或法律，下级机关订定之命令不得抵触上级机关之命令。"[2]也就是说，"宪法"的效力和位阶最高，是其他法的母法、根本大法，法律次之，命令更次之。[3]

因此，全民健保制度的法理体系也可以分为三个层次：最高层次为"宪法"中有关全民健保的相关规定，"全民健保法"属于法律层次，行政部门根据"全民健保法"公布的命令则属于第三层次。其具体情况分述如下。

一、"宪法"层次

台湾地区"宪法"第 155 条规定："国家为谋社会福利，应实施社会保险制度。人民之老弱残废，无力生活，及受非常灾害者，国家应予以适当之扶助与救济。"第 157 条："国家为增进民族健康，应普遍推行卫生保健事业及公医制度。"[4]所谓的公医制度类似于英国实行的国民健康服务型医疗保险制度，其与社会医疗保险制度的最主要区别在于，社会医疗保险

---

① 吴庚：《行政法制理论与实用》（增订 8 版），《台湾法学研究精要丛书》，北京：中国人民大学出版社，2005 年，第 27 页。

② 《最新六法全书》，台北：三民书局股份公司，1985 年，第 42 页。

③ 孙淑：《台湾政治制度》，南京：南京大学出版社，1993 年，第 199 页。

④ 台湾"中华民国年鉴社"编印：《中华民国年鉴（1951 年）》，1951 年 8 月，第 15 页。

是以保费为主要财源的，而公医制度主要是用一般税收支应。[①] 由于实施公医制度对经济发展水平要求较高，因此，国民政府在大陆时期试办的就是社会保险制度，退台初期，国民党当局仍然实施了社会医疗保险制度，公医制度始终没有落实为法律。依据"宪法"的上述条文，国民党在退台第二年（1950年），就开始推行社会保险制度（详见第二章第一节）。至于卫生保健事业的推行，主要是指政府在各地设立卫生所及各项卫生保健机构，推行预防接种、传染病防治、妇婴保健等卫生保健事业。公医制度并没有全面实施，仅在设置各项医疗机构、改进各项设备、对贫民进行免费医疗等方面有所体现。

但是，随着政治民主化、经济自由化等社会环境的变迁，尤其是蒋经国逝世、李登辉上台后，为了凝聚"宪政共识"，[②]1990年6月28日，国民党召开了"国是会议"，"以健全宪政体制，谋求国家统一"为主题，与民进党达成"修宪"方式、两岸关系等项共识。于是，从1991年2月到1994年8月，国民党当局共进行三次"修宪"。第一次是1991年2月22日，由第一届"国民大会"第二次临时会第六次大会通过了10条增修条文，其中没有关于健康保险的条文。1992年5月27日，第二次"宪法增修条文"由第二届"国民大会"临时会第27次大会通过，共增加了八条（第11条到第18条），其中第18条第3款规定，"国家应推行全民健保，并促进现代化和传统医药之研究发展"。1994年7月28日，由第二届"国民大会"第四次临时会通过第三次"宪法增修条文"，将前两阶段的18条增修条文改为10条，其中第10条第5款保留了第二次增修条文第18条第3款的内容。

这样，"宪法"中规定有关实施全民健保的条文，就成为当局实施全民健保制度的立法依据。因此，岛内有官方学者标榜"全民健保法"的公布实施为台湾"宪政史上之大事"。[③]

二、法律层次

1994年7月19日通过的"全民健保法"，是根据"宪法"制定，并经"立法院"审议通过的一项行政法，具有法律效力。其条文共分为9章

---

① 陈听安：《全民健保组织属性之管见》，发表于《台湾地区实施全民健保二周年纪念特刊》，1997年3月。载陈听安：《健康保险财务与体制》，台北：三民书局股份有限公司，2003年，第278页。

② 林有土主编：《认识中华民国宪法》，台北：全华科技图书股份有限公司，2003年，第45页。

③ 林腾鹞：《中华民国宪法》，台北：三民书局印行，1996年，第417页。

89 条，主要内容概述如下。

第 1 章为"总则"，共五条，分别规定了全民健保的立法宗旨、保险事故范围、主管机关、监理委员会及争议审议委员会的设置。第 1 条就明确了立法宗旨："为增进全体国民健康，办理全民健保，以提供医疗保健服务，特制定本法。"

第 2 章为保险人、保险对象及投保单位（第 6 条到第 17 条，共 12 条），明定保险的承保机构、保险对象、加退保程序、投保单位、保险效力的始终、投保单位职责，及保险对象与投保单位资料的提供等。

第 3 章为保险财务（第 18 条到第 30 条，共 13 条），明定各类保险对象保险费的计算方式、保险费率的上下限、保险费率的精算、投保金额的级别及调整、保险费部分负担比例、保险费的缴纳、保险费迟交的宽限期、滞纳金计算方式及追缴程序等。

第 4 章为保险给付（第 31 条到第 46 条，共 16 条），规定预防保健、自付诊疗费用比例、自负额的施行期、自负额的支应、不给付范围、不给付情形等。

第 5 章为医疗费用支付制度（第 47 条到第 54 条，共八条），明定医疗给付总额及其范围、设置医疗费用协定委员会、协定费用总额及分配、医疗费用核付、医疗费用支付标准、成立医疗服务审查委员等。

第 6 章为保险医事服务机构（第 55 条到第 62 条，共八条），明定保险医事服务机构的范围、公保联合门诊中心的营运原则、特约医院设置保险病房的基准，并规定保险医事服务机构不得自立名目收费，不得无故拒绝被保险人就医，此外还有转诊的程序及提供资料等相关规定。

第 7 章为安全准备及行政经费（第 63 条到第 68 条，共六条），明定安全准备金的来源，烟酒健康福利捐和彩券收益的提列，安全准备资金的运用范围、提存额度，及全民健保行政费用的来源。

第 8 章为罚则（第 69 条到第 78 条，共 10 条），分别就保险对象、投保单位及保险医事服务机构违反法定义务的情况，明定其处罚的内容及执行处罚的机关。

第 9 章为附则（第 79 条到第 89 条，共 11 条），明定鼓励投保单位和保险对象采取预防保险措施，并予以奖励；保险对象因职业灾害发生的伤病事故，应由职业灾害保险支付；保险对象因汽车交通事故，经全民健保提供医疗给付的，全民健保保险人有权向汽车责任保险的保险人代位请求医疗给付（又称为代位求偿制度）；保险的财务收支，应以营业基金方式列入年度预算办理；保险的一切账册、单据及业务收支免课税捐等。

对于"全民健保法"的具体内容，将在后面分类进行阐述。

"全民健保法"第 6 条规定："本保险由主管机关设中央健保局为保险人，办理保险业务。中央健保局之组织，以法律订之。"经过讨论，1994年 12 月 23 日，"中央健康保险局组织条例"在"立法院"通过，共 29 条。主要规定，"中央健保局"，受"中央"卫生主管机关——"卫生署"的监督，并受其任命设立总经理一人，总理局务，副总经理三人，辅助总经理处理局务。"中央健保局"内设立承保处、财务处、医务管理处、企划处、资讯处、稽核室、秘书室等七处室，办理各项具体事务。根据业务需要，"中央健保局"设立分局，协助办理地方健保事宜。"中央健保局"于1995 年 1 月 1 日正式开始运作。此外，在全民健保实施后，公保的医疗给付业务改由"中央健保局"承办，原来六所公保联合门诊中心[①]也配合转型成为"中央健保局"附设的门诊中心，从 1994 年 11 月 1 日起，开放面向一般民众的门诊、住院等医疗服务，提供与全民健保的特约医疗院所相同的医疗保健服务。

为了配合全民健保的实施，既有社会保险制度进行了配套修法。1995年 1 月下旬，"公务人员保险条例"修正通过；同年 2 月 23 日，又通过了劳工保险修正案。在农民健康保险尚未完成修法时，"行政院"就宣布在1995 年 3 月 1 日正式开办全民健保业务。

三、命令层次

"全民健保法"公布后，成为全民健保相关法规制定的法律依据。因此，"行政院卫生署"根据"全民健保法"相关规定，制定了"全民健保法施行细则""全民健保预防保健实施办法""全民健保医事服务机构特约

---

① 所谓公保联合门诊中心，是台湾地区公务人员保险发展的特殊产物，是为便利被保险人就医，纾解各特约医院门诊拥挤，并防止医疗资源浪费而设置的。联合门诊中心内设立了内、外、眼、耳鼻喉、牙、皮肤、泌尿、妇、精神、理疗等科，采用集中应诊方式，应诊医师都是由当地各特约医院选派主治级以上医师担任，其护理人员也必须是护理专科学校或护理高级职业学校毕业，取得护理师或护士执照，并且曾服务于大型医院 2 年以上者，才有资格报名应考。因此，联合门诊中心被认为是"集各大医院俊彦于一堂"，具有强大的阵容、完备的科系、精良的设备，其医疗效果良好，品质值得信赖。1962 年7 月，台湾第一所联合门诊中心在台北市成立，随后又相继成立了台北市第二联合门诊中心、台中、台南、高雄、花莲 4 所联合门诊中心。全民健保实施后，这些门诊中心附设于"中央健保局"，继续维持运作。2001 年 1 月 1 日，台南联合门诊中心并入高雄联合门诊中心。后来，又关闭了两家，目前只剩下台北、台中、高雄三家联合门诊中心。参阅郭寅生：《公务人员保险法概论》，第 142 页；台湾"行政院卫生署"编著：《全民健保机构行政法人化之研究——授予公权力之必要性及其范围》，二代健保规划丛书系列7，2004 年，第 146 页。

及管理办法""全民健保医疗办法""全民健保特约药局特约要点"等具体法令，然后报"行政院"通过后公布实施。这些法令就属于全民健保命令层次的规定。其大体情况如下。

（一）"全民健保法施行细则"

1995 年 1 月 28 日，"行政院卫生署"根据"全民健保法"第 86 条规定，制定并公布了"全民健保法施行细则"，分为总则、保险对象及投保单位、保险财务、保险给付、罚则、附则等 6 章共 72 条，详细解释了"全民健保法"的各项条文，具体规定了全民健保的实施事项。

（二）医事服务机构相关规定

1. "全民健保医事服务机构医疗服务审查办法"。"全民健保法"第 52 条规定，为了审查保险医疗服务机构办理全民健保医疗服务的项目、数量及品质，由"中央健保局"组成医疗服务审查委员会进行审查。据此，1995 年 1 月 23 日，"卫生署"制定了"全民健保医事服务机构医疗服务审查办法"，主要内容包括：(1) 把保险医疗服务机构服务的审查分为行政审查与专业审查两大类。行政审查是指以电脑审查医疗院所在医疗服务机构的特约资格、申报资料等行政作业程序的完整性；专业审查则是由"健保局"聘请医药专门人员针对医疗服务的适当性与利用情形予以审查。[①]行政审查的事项包括保险对象的资格、保险医疗服务机构的资格、保险给付范围的核定等 10 项，专业审查由审查委员会及审查医师、药师等医事人员根据相关法令规定及医学原理、病情需要、治疗缓急、医疗能力等办理；(2) 保险医疗服务机构申报的医疗服务案件出现用药治疗与病情不符、非必要检查等情况，将不予给付。

2. "全民健保医事服务机构特约及管理办法"，由"行政院卫生署"根据"全民健保法"第 55 条有关医疗服务机构的规定，于 1995 年 1 月 27 日制定颁布，共分为 41 条。主要内容包括：(1) 全民健保的特约医疗机构包括：特约医院及诊所、特约药局、保险指定医事检验机构及其他经主管机关指定的特约医疗服务机构；(2) 规定了各层级医院的保险病床数占总病床数的比例，如医学中心部分，公立医院应占 65% 以上，私立医院应占 50% 以上；(3) 特约医疗院所参与特约的相关程序与要求；(4) 特约医疗院所违反规定的相关处罚；等等。

3. 1995 年 2 月 9 日，公布了"全民健保特约药局特约要点"，规定了特约药局办理全民健保药事服务的相关原则。主要内容包括：(1) 特约药

---

① 参阅邹佩玲：《全民健保医疗费用支付制度与医疗专业代理问题之研究》，台湾政治大学公共行政学系硕士论文，2004 年，第 3 章，第 21 页。

局办理的事务包括受理特约医疗院所处方的调剂作业，受理特约医疗院所慢性连续处方的调剂作业及其他经"中央健保局"规定的相关业务；（2）申请特约药局的资格及条件；（3）特约药局设置的标准；等等。

4. 1995 年 2 月 24 日，"行政院卫生署"根据"全民健保法"第 31 条医疗办法由主管机关拟定的规定，制定公布了"全民健保医疗办法"，分为总则（第 1~2 条）、就医程序（第 3~19 条）、医疗服务（第 20~36 条）、居家照护（第 37~39 条）、药事服务（第 40~45 条）、附则（第 46~47 条）等，共 6 章 47 条，规定了全民健保保险对象的就医程序及保险医疗服务机构的医疗业务。

此外，1996 年公布"全民健保医疗费用专业审查抽样作业要点"，1997 年公布"全民健保特约医事服务机构特殊病床设置基准"，1999 年又公布"全民健保特约医院及诊所交付处方及特约药局调剂作业注意事项"等命令，以规范全民健保医事服务机构的行为。

（三）预防保健相关规定

"全民健保法"第 32 条规定："本保险为维护保险对象之健康及促进山地离岛地区之医疗服务，主管机关应订定预防保健服务项目与实施办法及山地离岛地区医疗服务促进方案。"据此，"行政院卫生署"于 1995 年 1 月 27 日，制定了"全民健保预防保健实施办法"，共 11 条，主要内容包括：（1）全民健保预防保健实施的对象，包括儿童预防保健、成人预防保健、妇女子宫颈抹片检查、孕妇产前检查四大类别；（2）各类预防保健的服务项目；（3）各类预防保健健康手册的印制和发放程序；（4）各类预防保健违反规定的情形；等等。此后，1997 年 11 月 18 日，又实施了"全民健保特约医事服务机构办理孕妇产前检查作业须知"，1997 年 12 月 6 日，实施了"全民健保特约医院及诊所申请办理预防保健服务作业要点"等，以督促医疗院所做好民众的预防保健工作。

为达到全民健保的目标，解决山地离岛地区医疗资源缺乏、当地民众无法平等享有就医机会的问题，全民健保制度鼓励医疗院所服务山地离岛地区民众。1995 年 5 月 25 日，"中央健保局"公告了"全民健保加强山地离岛地区医疗服务作业方案"，规定提高山地离岛地区特约医院、诊所门诊诊查费用的支付金额、对支援离岛"无医师之卫生所室"的医师，除按照规定申报医疗费用外，每天还有 2000 元的补助。同时，在山地离岛的医院诊所门诊、急诊及在山地离岛地区接受居家照护服务者，均免收自行负担的医疗费用。同年 8 月 28 日，又公布了"全民健保申请山地离岛地区医疗报酬作业须知"。

此外，为了推动全民健保的顺利实施，在相关法令实施与推展的过程中，行政单位还经常以内部行政命令取代或增列全民健保的具体规定，这种命令的形式往往具有临时性的特点，甚至可能与法律层级的规定相抵触。如按照"全民健保法"第 10 条规定，并非在台湾地区居住的民众都 100%纳入健康保险。但是自从全民健保开办以来，不断有外籍神职人员、外籍受雇者眷属、外籍来台湾交换或接受训练人员要求加入台湾地区的健康保险。① 对此，"卫生署"却用行政命令放宽其加入健康保险的条件，这种做法明显逾越法律的规定。"卫生署"的行为应该如何处理？这涉及不同层次的法规、命令之间的争议解决问题，按照"宪法"体制，对法的解释实行司法机关解释制。

四、对法的解释

台湾地区"宪法"第 171 条规定："法律与宪法有无抵触发生疑义时，由司法院解释之。"关于"宪法"对"司法院"的授权，"司法院组织法"第 3 条规定："司法院设大法官会议，以大法官 17 人组织之，行使解释宪法并统一解释法律命令之职权。"② "司法院大法官会议"可以接受机关或民众的请求，而对"宪法"或法律命令进行解释。至于"大法官会议"解释权的效力，"宪法"第 114 条规定，"司法院"解释法律，如果判定其违反"宪法"时，"可以宣布此一法律为无效"。③ 依据宪法学理，对宪法的解释效力与宪法的效力相同，即对宪法的解释等同于宪法；同样，对法律及命令的解释，即具有与法律、命令相同的效力。④

由于全民健保匆促上路，相关的法律和命令尚未完备、周全，其施行的过程中争议不断，"司法院大法官"根据民众或"大法官"的诉讼，先后对全民健保制度提出了释字解释，如释字第 472、473、550 号是针对强制纳保的争议的解释，释字第 524 号是针对保险给付的争议的解释，释字第 533 号是针对特约医疗机构的准否、管理、费用审查、支付等争议的解释。以第 472 号解释文为例，在全民健保实施后，强制纳保、强制缴纳保

---

① 陈听安：《台湾全民健保制度之检讨及其改革方向之试探》，东吴大学、苏州大学与江苏财政学会共同举办的海峡两岸财经研讨会论文，1999 年 7 月，南京。载陈听安：《健康保险财务与体制》，台北：三民书局股份有限公司，2003 年，第 283 页。

② 《最新六法全书》，第 43 页。

③ 志豪：《中华民国宪法释义》，台湾《宪政评论》第 17 卷第 12 期，1986 年 12 月 15 日，第 18 页。

④ 陈志华：《中华民国宪法》（增订 7 版），台北：三民书局股份有限公司，2005 年，第 264 页。

费条文和整合劳保、农保、公保是否影响既有社会保险民众的利益等问题，引起了民间强大的争议，"司法院大法官"对此做出了解释。该解释文肯定了"全民健保法"强制纳保、强制缴纳保费的合"宪"性，但也指出全民健保"对于无力缴纳保费者拒绝给付"的做法，与"宪法"推行全民健保、保障老弱残废、无力生活人民的意旨不符。[①] 由于"司法院大法官会议"所确定的解释同样具有理论上和实际上的法律效力，并且成为政府制定成文法规的重要补充和成文法规之外最重要的法律形式，[②] 因此，根据"大法官会议"做出的解释，1999 年 7 月 15 日，"全民健保法"又增订第 87 条之一，规定："关于暂行拒绝给付的规定，在因经济困难无力缴纳保费、滞纳金、应自行负担的费用者不适用"；第 87 条之二规定："主管机关得编列预算或由本保险安全准备贷与一定金额设置基金，以供经济困难无力缴纳保费的被保险人申贷本保险保险费。"2002 年 7 月，修正的"全民健保法"第 87 条之一，将无力缴纳的项目扩及利息、罚款；第 87 条之二，将申贷项目扩及滞纳金、利息及应自行负担的费用。

第二节 全民健保制度的构成要素

全民健保制度体系是由实施主体（全民健保的执行机构）、保险对象（被保险人）、特约医疗服务机构三个方面构成的，三者之间以密切的法律关系联结为一体，以维持整个健保体制的运作。

一、实施主体

全民健保制度的实施主体，设有五个平行单位，分别为"中央健保局"全民健保监理委员会、全民健保争议审议委员会、全民健保医疗费用协定委员会和精算小组，分别负责全民健保的业务执行、监理、争议、审议、医疗费用协定、精算等（见图 4.1）。

（一）"中央健保局"——保险人

全民健保的主管机关——"中央健保局"，主要职能是承办全民健保业务（包括加退保、投保资料查核管理、保险费收缴等作业），医疗服务机构的特约管理与辅导，及医疗给付业务、医疗服务的审查、保险财务的管理及保险稽核业务等。根据"中央健保局组织条例"的规定，"中央健

---

① "公布大法官议决释字第四七二号解释"，台湾"总统府公报"第 6268 号，1999 年 4 月 7 日，第 8 页。

② 郝守才主编：《台湾法概论》，开封：河南大学出版社，1995 年，第 2 页。

保局"内设立了医疗服务审查委员会、保险安全准备管理委员会、承保处、财务处、医务管理处、企划处、资讯处、稽核室、秘书室、会计室、人事室、政风室。为了避免业务量过于庞大、医疗案件审核缓慢等问题，1995年8月18日，"中央健保局"又制定公布了"中央健保局办事细则"，在"中央健保总局"下，按照人口数、区域特性等，分别设立了台北分局（负责台北、基隆、宜兰、金门及马祖地区）、北区分局（负责桃园、新竹及苗栗地区）、中区分局（负责台中、彰化、南投地区）、南区分局（负责嘉义、云林及台南地区）、高屏分局（负责高雄、屏东及澎湖地区）、东区分局（负责花莲及台东地区）六个分局，协助"中央健保局"处理区域内健康保险业务的执行。

从人员配备来看，"中央健保局"成立后，原公保、劳保、农保中办理医疗业务的人员转移到"健保局"，但由于当时社会保险行政人员的人事制度尚未建立，为利于这些人员的转任及"健保局"的运作，"健保局"的组织编制，即沿用"公保处"及"劳保局"所比照的公营金融保险事业机构的组织编制，且有关"健保局"人事任用与管理的规定，也比照使用"财政部"下属的"国营金融保险机构"的相关人事规章。[1] 于是，"中央健保局组织条例"第27条明确规定："本局及分局之人事管理及职务列等，比照公营金融保险事业机构办理。"因此，"中央健保局"与既有社会保险制度下的"劳保局"和"公保处"的性质没有差别，仍然是隶属于"卫生署"的"国营金融保险机构"。[2]

由于其年度预算高达2600多亿元新台币，"中央健保局"经常被称为台湾地区最大的公营事业。[3] 这个模式的优点在于一元承保，有利于节省行政成本，保障民众的基本医疗权与平等权，在与医疗服务机构进行谈判时，有较强的议价实力，因而拥有较强的成本控制能力。[4] 但是，前面已述，在全民健保立法的过程中，全民健保的体制就出现了较大的争议。在全民健保实施后，不仅其运作要受到"行政院卫生署"监督、指导，其预

---

[1] 台湾"行政院卫生署"编印：《全民健保机构行政法人化之研究——授予公权力之必要性及其范围》，第145页。

[2] 黄文鸿、李玉春、张鸿仁、杨铭钦、陈春山著：《全民健保：制度、法规、冲击》，第265页。

[3] 陈听安：《台湾全民健保制度之检讨及其改革方向之试探》，东吴大学、苏州大学与江苏财政学会共同举办的海峡两岸财经研讨会论文，1999年7月，南京。载陈听安：《健康保险财务与体制》，第285页。

[4] 吕建德：《全民健保体制改革刍议：治理组织的建立作为健保改革的核心问题》，台湾《国策专刊》第17卷，2001年5月1日，第15页。又见 http://www.inpr.org.tw/publish/abstract.htm?id=20000193。

图 4.1　台湾地区全民健保行政体系与组织架构图

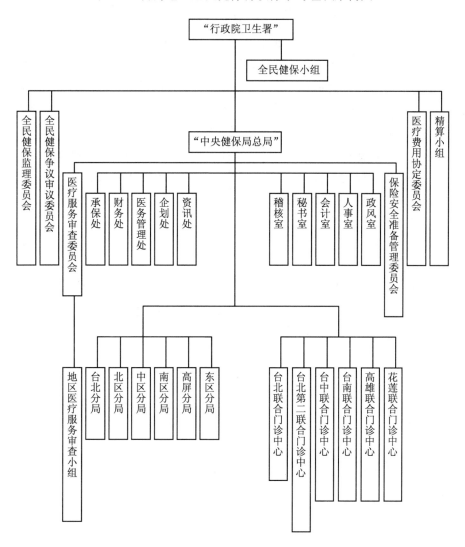

算也必须经由"立法院"审议。也就是说，这一体制存在权责不对等的问题，"行政院"与"立法院"拥有决策权，却不需要负担全民健保财务平衡的责任，而"卫生署"与"健保局"没有决策权，却必须承担维护全民健保社会公平与医疗品质的责任。[①] 因此，其体制改革处于不断被讨论、替代方案迭出的状态。

（二）全民健保监理委员会

"全民健保法"第 4 条规定："为监理全民健保业务，并提供保险政策、

---

① 叶金川：《全民健保传奇Ⅱ》，台北：董氏基金会，2003 年，第 233 页。

法规研究及咨询事宜，应设全民健保监理委员会。"因此，1995 年 1 月 28 日，"卫生署"订定公布了"全民健保监理委员会组织规程"，共 13 条，规定全民健保监理委员会隶属于"行政院卫生署"，主要职掌包括监理全民健保业务，如保险年度计算及业务报告审议事项，保险预算、决算、结算的审议事项，保险业务的监察事项，并提供保险政策、法规的研究及咨询事宜等事项。监理委员会下设业务监理组和财务监理组，分别负责办理保险业务的监理、检查及业务改革研究事宜和办理保险年度预算、结算、决算审议，财务账务的监理、检查及各项事务，会计与人事等业务。

该委员会设置委员 29 人，其中专家六人、被保险人代表五人、雇主代表五人、保险医事服务机构代表五人、政府代表八人。其中除专家委员由"卫生署"选聘外，其余各委员分别请有关机关、团体推荐后，由"卫生署"聘任。该会设置主任委员一人，由"卫生署署长"从专家委员中指定一人兼任。[①] 实际上，"卫生署"在 1995 年 4 月 28 日设立全民健保监理委员会，主任委员是由"卫生署副署长"兼任的。虽然全民健保监理委员会采取合议制，但由于政府机关掌握近半数委员名额，因此，其监理功能深受质疑。

（三）全民健保争议审议委员会

"全民健保法"第 5 条第 1 项规定："为审议本保险被保险人、投保单位及保险医事服务机构对保险人核定的案件发生争议事项，应设全民健保争议审议委员会。"第 2 项规定："……其组织规程……由主管机关拟定，报请行政院核定后发布之。"因此，1995 年 1 月 28 日，"卫生署"订定公布了"全民健保争议审议委员会组织规程"，共 12 条。主要职掌包括：关于保险对象资格及投保手续，被保险人投保金额，保险费、滞纳金及罚款，保险给付，保险医事服务机构特约管理，保险医事服务机构医疗费用及其他有关保险权益所引发的争议审议事项。1995 年 2 月 24 日，"卫生署"又订定发布了"全民健保争议事项审议办法"，为全民健保争议审议委员会处理争议事项提供了法律依据。

全民健保争议审议委员会是隶属于"行政院卫生署"的行政组织。[②]该委员会在 1995 年 3 月 1 日成立，由"卫生署"聘请资深医药专家担任主任委员，委员共 14 人，由保险专家二人、法学专家四人、医药专家六人及"卫生署"代表二人组成。委员会下设医事组和法制组，分别办理不

---

① 法律小组编著：《医疗健保法规》，台北：五南图书出版公司，2001 年，第 544 页。

② 张道义：《全民健保争审会的组织属性及其"访查"与"复检"的权限》，台湾《宪政时代》第 26 卷第 4 期，2001 年 4 月，第 26 页。

同性质的争议案件，并提交每月定期召开的委员会议审议。

（四）全民健保医疗费用协定委员会

"全民健保法"第48条规定："为协定分配医疗给付费用，应设医疗费用协定委员会。"在全民健保实施过程中，当"中央健保局"与医疗服务提供者之间的费用协定不成时，再由全民健保医疗费用协定委员会来协调。

1996年10月9日，"卫生署"订定公布了"全民健保医疗费用协定委员会组织规程"，共17条，规定在"卫生署"下设立全民健保医疗费用协定委员会。其主要职掌包括：（1）在"行政院"核定的医疗给付费用总额范围内，协定全民健保的医疗给付费用总额及其分配方式；（2）协定各地区门诊及住院费用的分配比例；（3）协定医师、中医师、牙医师开立的门诊诊疗服务、药事人员药事服务及药品费用等的分配比例及医药分账制度；（4）协定门诊药品费用超出预先设定的药品费用总额时，其超出部分应自当季的门诊医疗给付费用总额中扣除一定比例；（5）其他经主管机关交代的医疗费用审议事宜。该委员会设置委员27人，其中1人为主任委员，其分配名额为医事服务提供者代表九人、保险付费者代表与专家九人、相关主管机关代表九人。根据上述规定，"卫生署"在1996年11月8日设立了全民健保医疗费用协定委员会，下面分设两组，分别办理医疗费用资料分析、相关制度研究及委员会议筹备等事宜。

但是，由于目前医界内部存在利益分歧严重、组织分化以及政策能力欠缺等问题，医界始终无法形成具有凝聚力的利益集合和代表体系，从而缺乏集体协商的制度空间。[①] 因此，在全民健保实施后，虽然存在医疗费用协定委员会，但医疗费用的支付价格大部分还是由主管部门决定的。这也使得在旧体制下存在的医疗提供者浪费资源与舞弊造假情形在全民健保体系中继续存在。

（五）精算小组

全民健保在费率方面实行精算制度（将在下一节详细阐述），并且在"卫生署"下设立了专门的精算小组，由精算师、保险财务专家、经济学者及社会公正人士组成，其主要职责是确定和审查保险费率及健保财务的推估工作，包括：（1）执行经常性精算业务及制作年度精算财务报告；（2）整理、分析保险财务相关资料；（3）评估政策或方案调整后对保险财务的

---

① 林国明：《在威权统治的历史阴影下——全民健保与道德共同体的民主建构》，载瞿海源、顾忠华、钱永祥主编：《平等、正义与社会福利——殷海光基金会自由、平等、社会正义学术研讨会论文集3》，第230页。

影响；（4）所有提报"立法院"的全民健保相关法案，都应随案提报相关精算报告。

此外，在"卫生署"下还设立了全民健保小组，分为保险财务、支付制度、体制法令、制度评估、议事等小组，负责商议各项健保政策、法规与督导业务的执行，并协调所属单位办理健保相关业务。其前身是"行政院卫生署"全民健保规划小组。在全民健保实施后，全民健保小组作为"行政院卫生署署长"的幕僚，主要任务是负责全民健保事务的协调、政策的研究规划。由于该小组成员大多为聘雇人员，其属临时组织形态，易造成人员流动性大，责任承担不明确等弊端，[①] 所以全民健保小组的实际功能难以彰显。

二、保险对象

全民健保制度将加入健康保险的对象称为保险对象，"全民健保法"规定，凡是具有"中华民国国籍"，并且在台湾地区设户籍满四个月者，都应该加入全民健保。保险对象分为被保险人及其眷属。为了照顾原来参加保险民众的利益，并使保费负担相对公平，以避免被保险人或其眷属为了投机而降低自身的保费负担，"全民健保法"将被保险人分为六类，不同类别被保险人的保费负担也各不相同。

（一）被保险人类别

第1类，机关、公私立学校的专任在职人员或公职人员；公营、民营事业、机构的受雇者；其他有一定雇主的受雇者；雇主或自营业主；专门职业及技术人员自行职业者。

第2类，无一定雇主或自行作业而参加职业工会者；参加海员总工会或船长工会为会员的外雇船员。

第3类，农会及水利会会员，或年满15岁以上实际从事农业工作者；无一定雇主或自营作业而参加渔会为甲类会员，或年满15岁以上实际从事渔业工作者。

第4类，志愿役军官、士官及士兵的眷属领有军眷补给证或军眷身份证的家户代表。

第5类，符合"社会救助法"规定的低收入户成员。

---

① 陈志丰：《现行健保体制》，台湾中山大学中山学术研究所硕士论文，2003年，第142页。

第 6 类，退伍军人及遗眷的家户代表等地区人口。[①]

（二）眷属范围

1. 第 1 类到第 3 类和第 6 类被保险人的眷属包括没有职业的配偶、直系血亲尊亲属（包括父母、祖父母、外祖父母、曾祖父母、外曾祖父母等）、二亲等内直系血亲卑亲属（包括未满 20 岁的子女、孙子女、外孙子女，20 岁以上却无谋生能力或就学者）。

2. 第 4 类被保险人的眷属包括，同一眷户中志愿役军官、士官及士兵的配偶、直系血亲尊亲属且无职业者，及未满 20 岁且无职业的二亲等内直系血亲卑亲属，或年满 20 岁无谋生能力或仍在学就读且无职业者。

3. 第 5 类被保险人的眷属为配偶、直系血亲、同一户籍或共同生活的旁系血亲和有扶养义务的亲属。

为了防止民众逃避缴纳保费的义务，"全民健保法"第 12 和 13 条明确规定：眷属依附亲等最近或有扶养义务的被保险人办理。如果眷属本身有职业，就必须以被保险人身份投保，不得以眷属身份投保。如果是嫁到台湾的外籍配偶或大陆配偶，领有"台湾地区居留证"，或以团聚为由领有台湾地区旅行证的大陆新娘，在台湾地区连续居留或停留满 4 个月起，即应该依法以眷属身份，依附台湾地区的配偶，参加全民健保；如果是合法的受雇者，可以不受居留满 4 个月的限制，从受雇之日起，就在服务单位办理参加健保的手续。[②]

（三）被保险人、投保单位的保费负担

根据"全民健保法"规定，全民健保的资金来源主要由三大部分组成：一是被保险人缴纳的保费；二是被保险人所在单位为被保险人缴纳保费；三是政府为被保险人提供的补贴。三者的保费负担比率根据被保险人类别不同而有所不同，具体情况如表 4.1。

[①] 所谓地区人口被保险人，是与职业团体被保险人（雇主、受雇者或自行执业者）相对而言的，包括"荣民""荣眷"、符合"社会救助法"规定的低收入户以及其他不具有职业团体被保险人或眷属资格的民众。此种被保险人以户为单位加入保险，并以户长为被保险人，投保单位为其户籍所在地的乡镇区公所。参阅王美惠：《台湾未来热门行业——医疗保健服务业》，台北县：永汀文化出版事业有限公司，1997 年，第 67~68 页。

[②] 台湾"内政部"：《台湾外籍配偶及大陆配偶社会福利资源手册》，台湾《妇女新知》第 252 期，2003 年 7 月，第 21 页。

表 4.1　台湾地区全民健保保费分担比例表

单位：%

项目类别			保险对象身份别		分担比率（%）			投保单位
					政府	投保单位	被保险人	
职业团体	第1类	第1目	公务人员（本人及眷属）		0	60	40	所属的机关、学校、公司、团体或个人
			私校教职员（本人及眷属）		30	30	40	
		第2、3目	有固定雇主劳工（本人及眷属）		10	60	30	
		第4、5目	雇主、自营作业主、专业职业及技术人员（本人及眷属）		0	0	100	
	第2类	第1目	无固定雇主劳工、职业工会会员（本人及眷属）		40	0	60	所属的工会、船长公会、海员总工会
		第2目	海员总工会会员、外雇船员（本人及眷属）		40	0	60	
	第3类	第1目	农民（本人及眷属）		70	0	30	农会、渔会、水利会
			农会、水利会会员（本人及眷属）		70	0	30	
		第2目	渔民（本人及眷属）		70	0	30	
	第4类		军人家户代表（本人及眷属）		0	60	40	"国防部"
地区团体	第5类		低收入户（本人及眷属）		100	0	0	户籍地的乡（镇、市、区）公所
	第6类	第1目	"荣民"或"荣民"遗眷代表	本人	100	0	0	户籍地的乡（镇、市、区）公所
				眷属	70	0	30	
		第2目	其他地区人口（本人及眷属）		40	0	60	

说明：2002 年 8 月起，军公教人员改以全部薪资的 80% 缴纳保费，同时降低公教人员的保费负担比率。公务人员的保费负担比率改为：被保险人负担 30%，投保单位（政府）负担 70%；私立学校教职员负担 30%，投保单位负担 35%，政府负担 35%；第 4 类被保险人改为义务役军人、替代役军人、军校生、在恤遗眷，其保费由政府全额补助。

资料来源：根据"全民健保法"第 27 条及"全民健保法施行细则"第 44 条整理，参阅蔡启贤：《公务福利制度》，台北：商鼎文化出版社，2003 年，第 271 页；台湾"行政院卫生署"编印：《全民健保财源筹措改革规划》，二代健保规划丛书系列 2，2004 年，第 11 页。

在保费的征收制度上，全民健保符合量能原则，而不是受益原则，即保费的负担与薪资所得成正比,但所有被保险人享有的保险给付待遇相同。被保险人被划分为6类14目(见表4.1),保费负担各不相同。(1)第1类被保险人:政府机关、公立学校教职员及其眷属保险费自付40%,投保单位负担60%。私立学校教职员,由被保险人及其眷属自付40%,学校负担30%,各级主管教育行政机关补助30%。其他有一定雇主的受雇者及其眷属自付30%,投保单位负担60%,各级政府补助10%。第1类其他被保险人及其眷属自付全额保险费。(2)第2类被保险人及其眷属自付60%,省(市)政府补助40%。[①](3)第3类被保险人及其眷属自付30%,其余由各级政府补助。如果在"直辖市"区域,由"中央政府"补助40%,"直辖市政府"补助30%;在省辖区域,由"中央政府"补助40%,省政府补助20%,县(市)政府补助10%。(4)第4类被保险人及其眷属自付40%,"国防部"补助60%。(5)第5类被保险人在省辖区域,由"内政部"补助15%,省政府补助20%,县(市)政府补助65%;在"直辖市"区域,由市政府全额补助。(6)退伍军人的保费,由台湾"行政院国军退除役官兵辅导委员会"全额补助;其眷属保费自付30%,"行政院国军退除役官兵辅导委员会"补助70%。(7)其他地区人口自付60%,政府补助40%。"全民健保法"还规定,被保险人之间不允许身份转移,应为第1类被保险人不可以投第2、3类,第2类被保险人不可以投第3类,第1到3类不可以为第4类及第6类被保险人。

在投保金额方面,在既有社会保险制度下,劳保订定了投保薪资[②]分级表,希望借此达到所得重新分配的效果。全民健保在劳工保险的基础上,也把职业团体被保险人的投保金额分为不同的等级,由主管机关拟定分级表加以规范。"全民健保法"第21条规定,第1类到第4类被保险人的投保金额分级表的下限与"劳委会"公布的基本工资相同;基本工资调整时,分级表的下限也随之调整。当该分级表最高一级投保金额被保险人的人数超过被保险人总人数的3%,并持续12个月时,主管机关应从次月开始调整分级表,并加高其等级。1995年,全民健保实施初期,分级表的投保金额共分为30级,投保金额下限定为14010元新台币,上限则为53000元新台币,上下限相差3.8倍,较劳保时代的2.6倍已有所提高。[③]但是,

---

① 1999年"冻省"后,省政府补助的保费全部转由"中央政府"补助。

② 在台湾地区,按照"劳动基准法"第2条规定,薪资(工资)所得是指劳工因工作而获得的报酬,包括工资、薪金及按计时、计日、计月、计件以现金或实物等方式给付的奖金、津贴,以及其他任何名义的经常性给付。

③ 张博雅、罗纪琼、刘素芬等著:《专业奇迹VS民众迷思——全民健康保险规划纪实》,第89页。

从国际上来看，订定投保金额分级表的国家或地区，如日本、德国等，其分级表上下限的差距较大，日本为 10.65 倍，德国为 10 倍。[①] 于是，台湾地区的月投保金额分级表几乎每年都在不断调高，[②] 但在 2002 年以前，上下限相差的倍数一直维持在 3.35~3.84 倍之间，平均有效费率随所得的增加而呈下降的累退现象。2002 年 8 月 1 日实施的扩大费基方案中，全民健保投保金额分级表更调高至 38 级，最低投保金额定为 15840 元新台币，最高为 87600 元新台币，上下限相差 5.53 倍。

各类被保险人投保金额的计算基础也各不相同。在既有社会保险制度下，公务员是以本俸额为投保金额，并没有把工作津贴、专业加给、主管职务加给等报酬包括在内，因此，其投保金额仅相当于实际薪资所得的50%。劳保是以月薪资总额为计算基础，因无论缴纳保费多少，所有劳工在缴纳保费后享受的待遇完全相同，成为劳工尽量少缴纳保费的诱因。而雇主需要负担劳工保费的 80%，也存在压低保费的心理，这样就导致劳工投保薪资高薪低报的情形非常严重。据统计，到 90 年代初劳保平均薪资为 18032 元新台币，仅相当于实际薪资的 50%。[③]

鉴于此，全民健保制度设计的过程中，有人曾经提议以总所得为保费的计算基础，与综合所得税制度配合，但由于税务稽征的成效不佳，"非薪资所得部分的漏税情形十分严重"，[④] 因此，以总所得为保费计算基础的建议被否定。最终，全民健保还是延续既有社会保险制度，基本上以薪资所得为保费的计算基础。如全民健保在整合各项社会保险时，考虑到劳保存在高薪低报的问题，加上不希望公教人员的负担一夕之间大幅增加，因此公教人员的保费仍然以本俸为计算基础；[⑤] 民营受雇者按照"劳基法"规定的基本工资为投保金额；雇主、自营职业者以营利所得，专门职业及技术人员自行执业者以其执行业务所得为投保金额；第 1 类、第 2 类中无固定所得者，其投保金额由该被保险人按照投保金额分级表所规定的数额自行申报，并由保险人进行查核；第 3 类被保险人，按照有固定雇主劳工、

① 朱泽民：《投保金额合理化》，载《国家卫生研究院论坛健康保险委员会财务小组期中报告》，第 12 页。转引自陈听安：《健保财务之评析》，载蓝忠孚总编辑：《全民健保之评析与展望》，第 133 页。
② 台湾"行政院卫生署中央健保局"编印：《全民健保法规要辑》，2001 年，第 457 页。
③ 黄文鸿、李玉春、张鸿仁、杨铭钦、陈春山著：《全民健保：制度、法规、冲击》，第265 页。
④ 陈听安、张庆辉共同主持：《我国全民健保财源规划之探讨》，"卫生署" 1993 年委托研究，载陈听安：《健康保险财务与体制》，第 219 页。
⑤ 张博雅、罗纪琼、刘素芬等著：《专业奇迹 VS 民众迷思——全民健康保险规划纪实》，第 34 页。

无固定雇主劳工、职业工会会员、海员总工会会员、外雇船员的平均投保金额计算；地区人口则以全体被保险人每人平均保费计算。可见，全民健保保费计算基础的制度设计相当烦琐。

在眷口保费的计算方面，一般实行全民健保制度的国家或地区，大都按照被保险人的所得计算保费，不问眷口的多少，只有少数国家或地区论家庭人口的多少计算。而台湾地区的全民健保制度，不仅论被保险人的薪资所得，还要计算眷口人数。"全民健保法"第26条规定，眷属的保费由被保险人缴纳，超过五口，以五口计算；第28条规定，第1类到第4类被保险人所属的投保单位或政府应负担的眷属人数，按照第1类到第4类被保险人实际眷属人数的平均数计算。全民健保实施初期，"没有人知道"合理的、实际的平均眷属人数是多少，[①] 当时是以眷属数（1200多万人）除以有工作的投保人口（886万人），得出平均眷口数为1.36人。[②] 于是，在全民健保开办初期，投保单位和政府负担的平均眷属人数就定为1.36口。这样，被保险人、投保单位（或政府），每个月的保费计算公式分别如下（见表4.2）：

表4.2 台湾地区全民健保保费计算公式

保费负担者	保险费计算公式
被保险人	投保类目第1类至第3类： 投保金额 × 保险费率 × 保险费负担比率 × （1+眷口数）
	投保类目第4类到第6类 平均保险费 × 保险费负担比率 × （1+眷口数）
雇主和政府	投保金额 × 保险费率 × 保险费负担比率 × （1+平均眷口数） 平均保险费 × 保险费负担比率 × （1+眷口数）

资料来源：台湾"行政院卫生署"编著：《全民健保财源筹措改革规划》，二代健保规划丛书系列2，2004年，第10页。

举例来说，如果一位政府公务人员，其本俸为22000元新台币，除本人外，还有2位眷属跟随其投保，那么他每个月需要负担的保费为1122元，其计算方式为：22000×4.25%×40%×(1+2)=1122元。而政府作为该公务人员的投保单位，应该负担的保费为1323.96元，其计算情况为：22000×4.25%×60%×(1+1.36)=1323.96元。

可见，在全民健保保费征收制度下，虽然保费负担的划分较为明确，

---

① 张博雅、罗纪琼、刘素芬等著：《专业奇迹VS民众迷思——全民健康保险规划纪实》，第47页。

② 叶金川：《全民健保传奇Ⅱ》，第32页。

但也容易衍生负担公平性的争论。(1)各类目被保险人的劳工、资方、政府三方保费负担比率不同，月投保金额计算基础也各不相同，造成不同投保身份的被保险人有不同的保费负担，仍然无法避免原有社会保险制度下被保险人之间身份转移的问题，并且增加了行政事务费用。(2)保费的计算基础方面，高薪低报的情况仍然存在。"中央健保局"在全民健保实施后所做的调查显示，低报薪资的违规行为非常普遍。接受调查的631家企业中，有96%的企业低报投保薪资；300人以下的企业，低报投保薪资的比率是100%。[1]同时，由于公保是以本俸而不是薪资所得作为保费的计算基础，虽然"立法院"在审查"全民健保法"时曾做成附带决议："本法实施一年后，除第5类保险对象外，其余被保险人之投保金额，应以实际所得申报。"但是，在1996年3月1日健保实施满周年时，基于社会上高薪低报、以多报少等现象仍很普遍，"中央健保局"宣布公务人员以全薪投保至少再延缓一年实施。[2]这引起了劳工阶层的强烈不满。直到2002年6月中，"立法院"通过调整费基，从当年8月起，公务人员及军人的保费以薪资的80%计算。(3)保费论口计费方式，虽然符合使用者付费的原则，却导致中低收入的多眷口家庭的保费负担较重，给多眷口家庭造成较大的压力。

三、医疗服务机构

医疗保健体系与全民健康保险的发展密切相关。西方国家医疗保健体系的一个基本的特点是实施分级转诊制度，诊所、开业医师主要负责基本的门诊服务，遇到重症病人可以转移到医院治疗，医院主要负责住院服务，这样有利于节约医疗资源。而台湾地区医疗保健体系的发展长期受日本的影响较大，具有不同于欧美国家的特点。主要表现在以下几点：

（一）医院之间、医院与诊所之间存在竞争关系

在台湾，按照不同的标准，可以把医疗院所分为不同类型。从层级上看，为了确保医疗品质，奠定分级医疗基础，为医学院校实习学生及住院医师提供良好的临床学习场所，[3]从1988年开始，"卫生署"每年会同"教育部"办理医院评鉴。按照评鉴结果把台湾地区的医疗保健体系划分为四

---

① 台湾"中央健康保险局"资料，记录编号为CBNHI01-14-96。转引自林国明：《在威权统治的历史阴影下——全民健保与道德共同体的民主建构》，载瞿海源、顾忠华、钱永祥主编：《平等、正义与社会福利——殷海光基金会自由、平等、社会正义学术研讨会论文集3》，第223页。

② 台湾"立法院公报"第85卷第17期（上册），1996年4月24日，第60页。

③ 台湾"行政院新闻局"编印：《中华民国年鉴（2003年）》，2004年，第947页。

个级别：基层医疗单位、地区医院、区域医院和医学中心。基层医疗单位
包括小型开业医院、诊所、卫生所及卫生室（基层保健服务中心）等，主
要负责一般保健及公共卫生等工作；地区医院是指提供一般专科门诊及
住院服务的医院，主要负责一般住院医疗及专科门诊医疗等工作；区域
医院是指除具备各类专科外，还设有病理、麻醉、放射线、复健及精神科
等，并从事需精密诊断与高度技术的医疗工作的医院；医学中心是指具有
研究、教学、训练及高度医疗作业等多种功能的医院。[①] 从产权属别上看，
分为公立医院和私立医院，公立医院又分为省市立医院、"教育部"所属
医学院附设医院、军医院、荣民医院等体系，彼此互不隶属，各自为政。[②]
私立医院一般是由医师独资或合伙设立的，在组织特性上属于营利性厂商，
并无税收上的优惠，其课税方式是将医院盈余（收入减成本）认定为院长
（独资）或合伙医师（合资）的个人所得，按个人所得申报所得税。私立
医院包括民间大型的财团法人医院[③]（如长庚、国泰、亚东等）和教会医院
（如马偕、彰化基督教、慈济等），各类中小型医院、诊所等。

事实上，台湾各层级医疗院所的功能并没有明确划分。从服务内容来
看，医院除提供住院、急诊及各项检验服务以外，同时经营大型门诊部门，
以作为收治住院病人的管道，因而与地方诊所形成水平竞争。[④] 从管理体

---

① 莫藜藜：《医疗福利》，第18~19页。

② 台湾"行政院经济建设委员会"全民健康保险研究计划专案小组：《全民健康保险制度
  规划报告》，第116页。

③ "财团法人"一词是民国初年沿用日本法令而来，其原意等同于"基金法人"。至于"财
  团法人医院"并非仅指财团所捐赠成立的医院，学校附属医院、宗教及社会团体所属医
  院都属财团法人医院。财团法人医院具有非营利厂商的组织特性，无须政府的财务负担，
  以社会公益为宗旨。为鼓励兴办，税法上对这类医院有许多租税优惠，具体的内容包
  括：（1）免纳所得税（"所得税法"第4条第13款）；（2）宗教法人医院及医学院附设医
  院免纳房屋税；（3）医疗用地免纳地价税。而盈余部分的课税，在1995年之前，如果支
  出高于收入的80%，则不需缴税；如果支出低于收入的80%，则须按营利事业所得税规
  定缴纳。私立医院对这项租税优惠常有异议，促使政府采取数项修正措施。修正的具体
  内容是，从1995年开始将法人医院的收入认定，分为两部分：一是销售货物收入及提
  供劳务所得，其收入在扣除成本支出后，需全额按营利事业所得税的规定纳税，税率为
  25%；二是非销售货物收入（如捐赠、财务利息及基金利息等），如果公益支出高于该
  部分收入的80%，则不需缴税，反之则要缴税。财团法人医院的董事并非股东，没有所
  有权、股份、分红权利，仅负责监督协助经营，但亏损也无财务责任。总体而言，财团
  法人医院具有效率佳、机动性强的特征。参阅詹启贤：《财团法人医院不等于"财团"》，
  台湾《中国时报》，2005年6月23日（A4版）；卢瑞芬、谢启瑞：《台湾医院产业的市
  场结构与发展趋势分析》，台湾《经济论文丛刊》第31辑第1期，2003年3月，第129
  页。

④ 卢瑞芬、谢启瑞：《台湾医院产业的市场结构与发展趋势分析》，台湾《经济论文丛刊》
  第31辑第1期，2003年3月，第108页。

系来看，在医院服务的医师与医院存有雇佣关系，医院医师不得在外兼业；同时，自行开业的诊所医师也没有医院的住院特许权，无法使用医院的设备来治疗病患。因此，台湾地区的医院服务体系是封闭式的，各医院的独立自主性强，除了行政上的隶属关系外，很少有医院能对其他医院有具体的影响力，[①] 医疗资源无法共享，也无法实施完善的转诊制度。

（二）医院大型化的趋势

一方面，由于台湾的民众就医具有自由选择权，病患在没有制度限制的情况下，通常会根据需求和经济承受能力自我选择医院。随着社会经济的发展及民众需求的转变，基层保健服务体系逐渐出现人力不足、医师罗致不易、地方卫生经费不足等问题，民众对卫生所信心随之丧失。据统计，85% 的疾病可在基层医疗体系得到妥善治疗，[②] 但是，民众却习惯于到大医院看病，推动医院产业逐渐走向大型化。另一方面，既有社会保险支付制度的偏差，也促使医院朝大型化发展，并且向都市集中。在原有的社会保险制度下，虽然到各个层级医疗院所看病都需要保单，但同一张保单到不同层级医院，保险的医疗给付各不相同，到医学中心是 1000 多元，到地区医院是 800 多元，而到一般门诊是 200 多元，[③] 即给付医院往往比诊所高出数倍。这样，医院忙于扩建、增加床位数，呈现出"大医院化""大资本化"的趋势，而基层医疗诊所却逐渐萎缩。以台北市为例，基层医师占医师总数的比率由 1989 年的 26% 减少到 1994 年的 20%。[④]

（三）医疗资源分布不均衡

随着经济的发展和民众医疗需求的增加，医疗人员呈现不断增加的趋势，如医师从 1970 年的 5092 人，增加到 1992 年的 22365 人，与此同时，药师从 2146 人增加到 10499 人。[⑤] 但是，由于长期依靠自由市场导向发展医疗卫生事业，导致医疗资源高度集中在都会区，医疗资源分布不均的问题严重。不仅一般医院病床数半数集中在北部，东部较欠缺，而且教学医院（医学中心）也主要集中在台北市、高雄市等少数县市。1977 年的统计资料显示，[⑥] 台湾地区医师执业的地点大多分布在都市地区，如台北市每

---

① 张笠云、朱永昌：《组织场域的浮现：台湾医疗产业研究》，台湾《中央研究院民族学研究集刊》第 77 期，1994 年 6 月，第 185 页。

② 台湾"立法院公报"第 83 卷第 52 期（下册），1994 年 7 月 23 日，第 96 页。

③ 台湾"立法院公报"第 82 卷第 73 期（下册），1993 年 12 月 22 日，第 512 页。

④ 台湾"立法院公报"第 83 卷第 52 期（上册），1994 年 7 月 23 日，第 612~614 页。

⑤ 杨志良主编：《健康保险》，第 119 页。

⑥ 叶永文：《论 1970—1980 年代台湾医政关系》，台湾《思与言》第 42 卷第 3 期，2004 年 9 月，第 144 页。

万人口有医师数为 11.4 人，省辖市则为 8.7 人，县辖市为 7.8 人，镇为 5.1 人，乡为 2.4 人，而山地乡却只有 1.8 人。因此，民众期待公权力的介入使医疗资源的分布趋于均衡。

面对上述问题，从 1979 年开始，台湾当局开始推动"加强农村医疗保健服务四年计划"，对基层卫生单位进行全面修建或重建，并充实医疗设备。1983 年，时任"政务委员"的李国鼎也积极推动在农业心脏地区改善医疗保健设施，并且提出了"一小时生活圈"的概念（即在台湾地区任何一个角落，如果需要良好的医疗服务，在一小时行程中即可到达），[1] 以建立更平衡的医疗保健分级服务体系。同年，"卫生署"开始推展"加强基层医疗保健计划"，并试办"群体医疗执业中心"。所谓"群体医疗执业中心"，是一项旨在改善卫生所功能的医疗政策，主要是充实乡镇卫生所的医疗设备，以提供当地居民基层医疗照顾。[2] "群体医疗执业中心"的营运，采取自给自足原则，以医疗收入作为医师的薪津及其他工作人员的津贴，其收费标准由政府规定，医疗品质也受到严密的控制，期使民众能够在合理费用负担的情况下，得到适当的医疗服务。1984 年和 1985 年在偏远地区成立群体医疗执业中心 24 处，1986 年又成立 16 处，[3] 这些都获得了偏远地区民众的欢迎。

为了配合全民健保的实施，均衡医疗资源，"卫生署"从 1985 年开始分期实施整体性的医疗保健计划——医疗网计划，[4] 以建立区域医疗体系，均衡医疗资源分布，并保障民众拥有公平的就医机会。该计划依据生活圈的规划，以每 40 万人口有一家区域医院、每 10 万人口有一家地区医院为原则，将台湾地区划分为 17 个医疗区域。筹建医疗网计划的第一期到 1990 年完成。1990 年 7 月，又开始实施医疗网第二期计划，并继续推动建立区域医疗体系、均衡医疗设施分布的目标，依据人口数、地理环境、交通状况及都市化程度等因素，将医疗区域再细分为 63 个次区域，以检讨充实地区医院，并分别指定医学中心、区域医院或卫生局负责支援、辅导区域内医疗院所，以提升医疗服务品质。1992 年，为了缩短城乡间医疗资源的差距，"卫生署"开始限制"医疗资源充足区"100 床以上医院再扩充一般病床数，并鼓励医师前往医疗资源缺乏的地区投资或扩建医疗

① 李国鼎：《台湾的都市建设与公共事业》，南京：东南大学出版社，1996 年，第 139~140 页。
② 施纯仁等著，华侨协会总会主编：《复兴基地台湾之医疗保健》，台北：正中书局印，1988 年，第 16~17 页。
③ 台湾"立法院公报"第 75 卷第 60 期，1986 年 7 月 26 日，第 40 页。
④ 台湾"立法院公报"第 83 卷第 10 期（下册），1994 年 2 月 26 日，第 963~964 页。

院所。如每万人口病床数在 10 床以下的地区，被列为"第一优先奖励区"；每万人口病床数在 10 床到 20 床之间的地区，列为"第二优先奖励区"。然后设立医疗发展基金，以补贴利息的方式，奖励民间在医疗资源缺乏地区设立医疗机构。

这些措施对改善岛内医疗资源分布的城乡差距、推动转诊制度的实施，都具有一定的积极作用。以 1984 年和 1992 年区域及城乡每万人口医师数为例，1984 年医疗网计划实施前，每万人口医师数以台北区域的 9.6 人为最高，以云林县 3.3 人为最低，二者比值为 2.9 倍；以城乡来看，每万人口医师数"直辖市"为 13.9 人，乡为 2.8 人，比值为 5.0 倍。到 1992 年年底，区域差距比降为 2.3 倍，城乡差距比降为 4.0 倍。[①] 可见，医疗网的实施对改善医疗人员的分布与城乡差距具有一定成效，为全民健保的实施奠定了基础。

但是，在医疗网计划的实施过程中，仍然存在许多问题。如第一期医疗网计划（1985~1990 年）对医学中心及区域医院、地区医院、基层医疗单位三者在经费分配上的比率为 1.8∶2.5∶1（即对医院投资是对基层医疗单位投资的 4.3 倍），而第二期医疗网计划（1990~1996 年）也偏重对台北、台中、台南及桃园医疗资源丰富区的投资扩充（90% 以上、约 196 亿元新台币用于医院投资），对基层医疗单位仅投资 1000 多万元。[②] 可见，医疗网计划的实施，仍然未能根本改变医疗资源分布不均的问题。况且台湾医疗体系的结构，虽然有基层诊所、地区医院、区域医院和医学中心的层级划分，但并无明确的功能分工，使得转诊制度难以真正落实。医疗体系的这些发展状况将直接影响到全民健保制度的实施。

全民健保制度实施后，根据"全民健保法"规定，参与健康保险服务的医疗服务机构应该申请特约。全民健保开办时，全面接受各类医疗服务机构申请特约，除了公立医疗院所必须申请特约外，私立医院、诊所、药局及其他机构均可以自行决定要不要向"健保局"申请特约，以及申请特约的项目。然后由"中央健保局"根据既定的标准进行访查核定。经审查合格的医疗服务机构，才能成为健康保险的特约医疗服务机构。特约医院设置病房应符合保险病房设置基准；保险病房设置标准及应占总病床比率，由主管机关决定。"中央健保局"有权对特约医疗机构的执业行为进行规范，以维护民众的医疗品质。

---

① 杨志良主编：《健康保险》，第 120~121 页。
② 台湾"行政院经济建设委员会"全民健康保险研究计划专案小组编印：《全民健康保险制度规划报告》，第 115 页。

特约医疗服务机构包括特约医院诊所、特约药局、保险指定医疗检验机构、其他经主管机关指定的特约医疗服务机构。全民健保实施后，特约医疗院所仍然分为四级：基层医疗院所、地区医院、区域医院、医学中心。其中，最高级的是医学中心，如三军总医院、台大医院、台北长庚医院、林口长庚医院、国泰医院、马偕医院等。区域医院包括台北市立阳明医院、仁爱医院、妇幼综合医院、省立新竹医院、高雄市立民生医院等；最低层是基层医疗院所，包括一般诊所、中医诊所、牙医诊所、卫生所、联合门诊中心、群体医疗中心等。特约医疗机构除了按照规定程序向民众提供医疗服务外，还需配合保险行政，如配合访查、查询及借调病例、诊疗记录、账册、簿据或医疗费用成本等有关资料，违反者将被处以罚款。

全民健保制度实施后，被保险人与眷属发生疾病、伤害或生育事故时，由保险特约医疗机构按规定给予门诊或住院服务，然后保险医疗服务机构再向保险人申请医疗费用。保险医事服务机构对所提供的医疗给付，除"全民健保法"另有规定外，不得自立名目向保险对象收取费用。民众只有在特约医疗服务机构就诊或购药，才属于健康保险的支付范围。

四、各要素之间的法律关系

在没有社会保险介入的时代，患者与医疗服务机构之间存在简单的服务与付费的关系（图4.2），患者较具有成本意识，必须根据自身的经济实力，决定享受医疗服务的种类和数量。全民健保制度的实施后，"中央健保局"负责向被保险人收取保费，各医疗服务提供者则与其签订合约而成为特约医疗服务机构。当被保险人发生疾病、生育等事情，由特约医疗机构提供医疗服务，然后再由"健保局"按照特约医疗院所提供的医疗服务种类、数量，支付医疗费用给医疗院所。因此，全民健康保险体系的基本架构是由保险人、保险对象与医疗服务机构之间的三角关系构成：保险人（"中央健保局"）与保险对象（被保险人及其眷属）之间存在保险关系，保险对象（被保险人及其眷属）与保险医疗服务机构之间存在医疗关系，保险人（"中央健保局"）与保险医疗机构之间存在特约关系。这种三角关系，改变了无保险时代患者与医疗服务机构之间直接的服务与付费关系，形成了由"中央健保局"收取民众保费，然后向特约医疗机构付费的第三者付费机制。其优点是，民众按规定缴纳保费后，就可以避免出现因病而贫、无钱就医的情形。其缺点在于民众看病不直接付钱，不再有成本意识，不会主动制约医疗服务机构的医疗行为；而医疗机构在利润的驱使下，会经常提供过量的医疗服务。因此，这种第三人付费制度所引发的道德危机，成为引发全民健保财务问题的根本缘由。[1] 而"中央健保局"则同时扮演买卖双方的角色，造成其角色既混淆又冲突。[2] 因为作为医疗服务的买方总代表，其希望在一定医疗品质下，医疗费用的总额越小越好；但作为医疗服务的卖方，则希望医疗费用的总额越大越好。因此，在实施的过程中，"中央健保局"很难找到一个均衡的支点。

图 4.2　台湾地区全民健保制度要素关系图

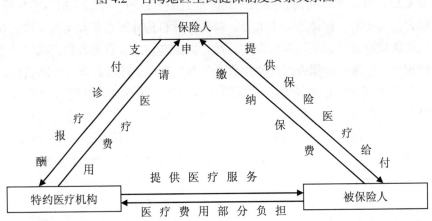

同时，这三者之间的关系并不对称。其中"中央健保局"处于较强势的地位，如同公保、劳保时代的"公保处"和"劳保局"，"中央健保局"也拥有医疗费用支付标准的制定权、医疗机构的特约权、行政作业的审查权、医疗给付的核付权等四权。[3] 由于作为公营金融机构掌握较强的行政资源，其在与特约医疗机构协商中具有较强的议价能力，同时，在对保险对象收取保费方面也具有强制力。只是其公办公营的体制，使得其政策执行过程中的灵活性较小，不仅必须服从上级主管机关——"卫生署"的领导，而且要接受"立法院"的监督。在医疗服务机构方面，由于各层级医疗机构之间存在利益之争，没有形成强大的集团力量，因此在与"中央健保局"讨论健保医疗给付价格方面处于弱势，全民健保支付标准主要是由"中央健保局"决定，其标准往往无法充分反映各疗程所用的资源及医师花费的心力和劳力程度，以至于影响了医疗体系各科别的均衡发展。但由

①　罗纪琼：《健康保险财务与医疗储蓄帐户》，台湾《自由中国之工业》第 90 卷第 10 期，2000 年 10 月，第 19 页。

②　沈富雄：《论全民健保的缺失与改革》，台湾《国策期刊》第 17 期，2001 年 5 月 1 日，第 2 页。见 http://www.inpr.org.tw/publish/abstract.htm?id=20000193。

③　邹佩玲：《全民健保医疗费用支付制度与医疗专业代理问题之研究》（第 3 章），第 21 页。

于其专业性较强，与患者之间存在"信息不对称"①的关系，其可以通过过度提供医疗服务、增加民众的自费项目、提高挂号费等方式，来扭转其在议价方面的弱势。这样，在全民健保制度体系中，被保险人处于最弱势的地位，负有法定的缴纳本人及眷属保费的义务，当被保险人没有缴清保险费、罚款及滞纳金前，或没有向保险医疗服务机构依法缴纳应自行负担的费用时，保险人都可以拒绝保险给付。而且被保险人对医疗机构的服务也无法形成强有力的制约作用。

可见，在全民健保体系中，保险人、保险对象与保险医疗服务机构三者之间的关系是不对称的，并没有形成真正的相互制约关系。如果参与者为私利而破坏这一互信互赖的关系，将导致全民健保制度体系的瓦解，②必然造成政府财政困难，使全民权益受损。

第三节　全民健保的财务制度

为了避免原有社会保险存在的严重的财务问题，全民健保制度在财务制度方面进行了精心的设计，在保费收入和保险支出两方面都采取了一些控制措施。

一、财源筹措制度

全民健保的财务具有"随收随付"特性，即当期收取保费，用于当期支付医疗费用。其财源筹措主要包括以下几个方面：

（一）保费收入

全民健保最主要的财源就是保费收入。"全民健保是一种付费的社会保险，不是社会救济"，③所以必须人人缴纳保险费，然后才得以享用医疗资源。为了避免健康情况好的民众不加入保险，只有健康情况差的才加入保险，最终导致保险财务被拖垮，全民健保制度对保险对象实行强制投保原则，凡是符合条件的民众必须参加全民健保。"全民健保法"第10条规定，凡是具有"中华民国国籍"，并且在台湾地区设户籍满4个月者，都

---

① "信息不对称"，台湾地区一般翻译为"资讯不对称"，即在医疗服务市场中，患者缺乏对医疗服务质量与数量进行事先判断的知识能力，在求医时，患者对医疗服务提供者所提供的卫生服务的质量是否符合自己的病情缺乏准确的信息。参阅吴鸣：《公共政策的经济学分析》，长沙：湖南人民出版社，2004年，第369页。

② 黄文鸿、李玉春、张鸿仁、杨铭钦、陈春山著：《全民健保：制度、法规、冲击》，第287页。

③ 李昌元：《全民健保谁受益？》，台湾《中央月刊》，1995年4月，第22页。

应该加入全民健保。"全民健保法"第 11 条之一为"强制投保"条款，规定：符合第 10 条规定的保险对象，除第 11 条所定现役军官、士兵及军校学生、受刑人、失踪人口等情形外，应一律参加全民健康保险。如果不依法加入全民健保，将被处以罚款。"全民健保法"第 69 条明确规定：投保单位未按照规定，为所属被保险人或其眷属办理投保手续者，除追缴保费及滞纳金外，并按应缴纳的保费处以四倍的罚款。第 69 条之一规定，保险对象不依法参加保险的，处新台币 3000 元以上 15000 元以下罚款，并追溯到符合投保条件之日起补办投保。对于已参加保险而未按期缴纳保费的投保单位或被保险人，要对其加征滞纳金，每超过一天加征其应缴纳保费的 0.5% 的滞纳金。

（二）政府有限责任制度

为了避免重蹈原有公保、劳保的财务亏损都由政府补助的覆辙，全民健保建立独立的财务制度，其财务独立于政府预算之外，"中央政府"对保险亏损的拨补仅限于全民健保开办后的前两年。同时，全民健保还建立了"有限责任"制度。"全民健保法"第 23 条到 29 条，明定了政府的责任限于法定对各类被保险人保费的补助，以及"中央健保局"开办时所需的设备费用和周转金、日常营运所需的人事及行政管理经费，并规定行政经费以当年度医疗经费的 3.5% 为上限，编列预算办理。

（三）费率精算制度

公保、劳保、农保时期，保险费率的调整必须通过"立法院"修法，而因"立委"们不愿意得罪选民，费率的修正案常常无法过关，[①] 从而造成保险费率长期偏低的不正常现象。为了避免这一弊端，全民健保实施了保险费率精算制。所谓精算制，即根据过去全体被保险人医疗服务的利用度及其费用，推估未来一段时期内医疗费用的变化，并据以计算保险费率。"全民健保法"第 19 条规定，保险费率以 6% 为上限，第一年以 4.25% 缴纳保费，从第二年起重新评估保险费率，需要调整时，由主管机关报请"行政院"核定。也就是说，全民健保的保险费率在 6% 的范围以内进行调整时，主管机关只需要报告"行政院"通过就可以了，不需要经过"立法院"修订"全民健保法"。第 20 条还规定，如果出现以下情形之一，主管机关需对保险费率重新进行调整：（1）精算的保险费率，其前五年的平均值与当年保险费率相差幅度超过正负 5%；（2）健康保险的安全准备金降到最低限额；（3）健康保险因增减给付项目、给付内容或给付标准，以

---

① 黄文鸿、李玉春、张鸿仁、杨铭钦、陈春山著：《全民健保：制度、法规、冲击》，第 147 页。

致影响保险财务。政府部门希望通过上述规定，使全民健保费率调整制度化，并且不受到政治的干扰。

（四）提取安全准备金

为维持财务稳定，避免医疗费用迅速增长或经济不景气、失业等原因导致的保费收入减少和保险财务短期失衡，"全民健保法"第 63 条规定，应提列安全准备金，其来源有：第一，在每年度保险费收入总额 5% 范围内提拨，提拨率由主管机关决定；第二，保险每年度收支的结余；第三，保险费滞纳金；第四，保险安全准备所运用的收益。此外，还准许开征烟酒社会健康保险附加捐，将其收入提列为安全准备金。

对于全民健保资金的运用方式，"全民健保法"第 66 条规定，主要有四种：(1) 投资公债、库券及公私债；(2) 存放于官营银行或主管机关指定的金融机构；(3) 特约医院建筑物整修及扩建的贷款；(4) 其他经主管机关核准的投资。第 67 条规定，全民健保的保险安全准备金总额，以相当于最近精算一个月到三个月的保险给付总额为原则，超过三个月或低于一个月的，应调整保险费率或安全准备金提拨率，并报请"行政院"核定。这样，在全民健保年度收支发生短绌时，就可以由保险安全准备金先行填补。

二、医疗支付制度

在健康保险制度的介入下，医疗机构为患者提供医疗服务，其得到费用的方式有两种：一、医疗机构直接向被保险人收费，再由被保险人向保险机构申报费用，这称为现金偿付制；二、由保险单位付费给医疗院所或其代理组织，这种付费方式称为支付制。[1] 由于第一种方式容易增加行政成本，尤其是给被保险人带来不便，所以大多数国家或地区的医疗费用都采用支付制。医疗费用支付方式决定并影响着整体医疗费用支出水平及其上涨率等，[2] 因此，支付制度的改革成为各个国家或地区社会医疗保险制度改革的核心内容之一。同样，支付制度也被认为是维持全民健保费用的"唯一也是最有效的方式"。[3] 台湾地区全民健保支付制度的主要内容包括：

---

[1] 杨志良主编：《健康保险》，第 71 页。

[2] 穆怀中主编：《社会保障国际比较》，北京：中国劳动社会保障出版社，2002 年，第 211 页。

[3] 台湾"行政院经济建设委员会"都市及住宅发展处全民健保研究计划专案小组编印：《全民健保制度规划技术报告》，第 268 页。

（一）明定全民健保的给付范围

过去的公保、劳保、农保的业务范围涵盖广泛，凡是生育、老年、疾病、死亡、残障、失业均包括在内，是一种综合性的社会保险。全民健保则是将生育、疾病、伤害等有关健康的项目抽离出来，成立单一的健康保险制度，其余老年、死亡、残障、失业等项目的社会保险，仍然留在原有的公保、劳保、农保体系之内。

全民健保的保险给付包括门诊、住院、牙医诊疗、急诊、复健、洗肾、生育，还增加了劳保、农保不给付或没有特别列入的项目，如磁振照影、慢性病房、儿童医疗项目、特殊药品调剂等，给付内容较为广泛。同时，全民健保也明确规定了限制给付的项目，主要包括：（1）区域外（海外、大陆）就医：全民健保对区域外就医，仅限给付紧急医疗，并区分为海外及大陆就医两类，前者按照医学中心的平均医疗费用，后者按照地区医院的平均医疗费用，予以限额给付；（2）血液：为配合无偿供血制度的建立，全民健保仅对捐血中心供应血液的材料及技术费予以给付，对血液本身不给付；（3）中医药：全民健保对中医药门诊予以给付，范围包括诊察、处置、治疗与中药；（4）预防保健：如0~18个月婴儿保健门诊，中年妇女每年一次子宫抹片检查等；（5）限制高科技医疗项目；（6）限制义肢、背架的使用。

全民健保还规定了不给付的项目：（1）基于法令或卫生政策，应由政府编列预算，而由防疫系统专责办理执行者，如部分预防接种、部分法定传染病等；（2）与疾病治疗无关者，如美容、家庭计划结扎等手术；（3）虽与疾病治疗或促进健康相关，但价格弹性大，容易导致浮滥者，如义齿、眼镜、助听器、轮椅等非积极治疗性的器具；（4）属于个人特别需求，而非必要服务，如特别护士、指定医师、证明文件、病房费差额等；（5）在医学伦理上有待商榷的，如人工生殖技术、变性手术等；（6）属于社会救助或福利服务支付的费用，如育幼院、安老院、植物人中心的费用。此外，人体试验、居家照护、成药及指示用药、一般住院膳食费等，也属于健保不给付项目。

（二）制定医疗支付基准和支付标准

所谓支付基准是指健康保险或政府支付费用给医疗院所时所使用的支付单位。[①] 一般而言，支付基准或以医疗机构服务的病人数量为支付单位（论量计酬），或以住院日（论日计酬）、病例（论病例计酬），或以人为支

---

① 黄文鸿、李玉春、张鸿仁、杨铭钦、陈春山著：《全民健保：制度、法规、冲击》，第203页。

付单位。目前流行的几种主要支付方式，各有利弊，分述如下：

1.论量计酬支付方式，是运用最广泛的一种费用支付方式，主要是指医疗保险机构按照医疗机构提供医疗服务的实际种类及数量支付医疗机构医疗费用。这一支付方式的优点在于医师的报酬与服务量有关，使其不会减少必要的医疗服务。当然，其最明显的缺点就是容易导致医疗机构提供过度的医疗服务。

2.论病例计酬，"即根据国际疾病分类法，将住院病人的疾病分为若干组，每组又根据疾病的轻重程度及有无合并症、并发症分为若干级，对每一组的不同级别分别制定价格，按这种价格对该组某级疾病治疗的全过程进行一次性支付"。[1] 病例的分类方法很多，如按照疾病的阶段、急性病人生理与慢性病人健康评估指标、病人疾病严重度指标、诊断关联群（Diagnosis Related Groups, DRGs）等。论病例计酬的特点是，每个病人的费用只与诊断的病种有关，而与服务质量和每个病人的实际费用无关。因此，这种支付方式可以激励医院为获得利润而主动降低成本，缩短平均住院日，有利于费用控制，并保持或提升医疗品质。[2] 缺点是，分类项目复杂导致管理成本过高，同时，医疗机构在治疗过程中可能出现偷工减料的情形。

3.论人计酬制，是依据被保险人的人数及其医疗需要（如被保险人的年龄、健康状况、性别等）事先决定当年度支付给医疗服务机构的费用，而不考虑被保险人实际医疗利用的制度。[3] 其优点是，预先订定支付的医疗费用，为医师降低医疗服务成本提供诱因；缺点是，医师可能拒绝健康状况较差的被保险人，甚至减少病人必要的医疗服务等问题。

4.总额支付制度，是指由付费者与医疗供给者就特定范围的医疗服务，如牙医门诊、中医门诊或住院服务等，预先以协商方式，订定未来一段时间（通常为一年）内健康保险医疗服务总支出（预算总额），并借以确保健康保险维持财务收支平衡的一种医疗费用支付制度。[4] 在总额支付制度下，支付总额是固定的，而支付标准的点值（点值＝预算总额／总服务点数）则是浮动的，服务越多，点值就越低。从德国、英国等西方国家或地

---

[1] 穆怀中主编：《社会保障国际比较》，第210页。

[2] 杨志良、刘顺仁、朱炫璇：《国内综合医院管理控制制度实施现况及成效》，台湾《会计研究月刊》第161期，1999年4月，第115页。

[3] 杨志良主编：《健康保险》，第77页。

[4] 台湾"全民健保医疗费用协定委员会"："全民健康保险各部门总额执行成果发表及评核会"会议手册，2004年7月21日、22日，见http://cm.nsysu.edu.tw/~hcm/class/file/economics%20file/4/6.doc。

区的实践来看，这种方式的优点是使卫生总费用控制得较好，有利于促使医疗机构尽力降低成本。只是确定合理的偿付标准比较困难，如果考虑不周也会导致不合理费用的增加。

劳保、农保时代，保险医疗支付方式基本上采用论量计酬制。为了增加医疗服务提供者在成本控制方面的责任，将医疗费用控制在预定的范围内，"全民健保法"第51条规定："医疗费用支付标准及药价基准，由保险人及保险医事服务机构共同拟定，报请主管机关核定。前项所称医疗费用支付标准，应以同病同酬原则，并以相对点数反应各项医疗服务的成本。同病同酬的给付应以疾病分类标准为依据。"因此，全民健保实施初期，对特约医疗服务机构提供医疗服务费用的支付，在个别院所的支付方面，主要是以论服务（论量）计酬为主，并对部分服务试办了论病例计酬等方式；在总体支出方面，逐步建立全民健保总额支付制度，借以控制全民健保的预算总额。

在支付标准方面，劳保时代的支付标准，是在政府主导下，经医疗团体协商之后制定单一的支付标准表，然后按照支付标准表对医疗机构进行统一支付。但由于缺乏成本分析，部分服务项目不敷成本，医院服务的意愿不高，而个别项目的支付标准过高，又存在被滥用的问题。[1] 因此，全民健保支付标准表的分类架构及项目，是在劳保支付标准表分类架构的基础上，以成本分析为基础订定的。把诊疗项目分为西医和中医两大部分，包括基本诊疗、居家照护、精神病社区复健、特定诊疗、特殊材料、预防保健等方面。对医疗品质差异较小的项目，订定相同的支付标准；对品质差异较大的项目，按照医院评鉴等级订定不同的支付标准等。

对于药品和特殊材料则实施统一支付标准，即"药价基准"。"药价基准"是由"中央健保局"与医疗机构、药品和医疗器材团体协商确定。全民健保开办初期，为使全民健保运作顺利，就沿袭公保、劳保制度，对不同的医院以不同的价格申报。[2]1996年11月1日起，开始实施"全民健保药品核价原则"，使岛内药价趋于统一。为使药品价格透明化，从1997年4月起，将药品价格公告于"中央健保局全球资讯网"上，供各界查询。1999年3月30日，又公布了"全民健保药价基准"，使民众了解全民健保药品给付、核价等相关议题。

此外，为了防止医疗院所虚报医疗费用，"中央健保局"对于医疗院

---

[1] 黄文鸿、李玉春、张鸿仁、杨铭钦、陈春山著：《全民健保：制度、法规、冲击》，第212页。

[2] 台湾"立法院公报"第91卷第46期（下册），2002年7月6日，第34页。

所申报的医疗费用并不是全部给付，而必须经过较为严格的审查程序。1997年，"中央健保局"专门订定了"全民健保医疗费用审查注意事项"，作为审查人员审查时的参考依据。目前，"中央健保局"对医疗费用的审查制度主要分为行政审查和专业审查两种。当医疗院所申报的医疗费用送到"中央健保局"后，先由行政人员进行行政审查，再由医疗专业人员做专业审查。但由于专业审查是由审查人员依据其所受的教育、专业与经验对抽审案件所做的个人判断，所以常常会因为审核人员的不同而有不一致的审核结果，造成医疗院所无所适从的窘境。[①]

（三）实施转诊和自负额制度

为了能够矫正原有公保、劳保、农保中医疗资源浪费的陈疴，建立被保险人享受医疗给付权利时，必须尽缴费或自负部分费用义务的观念，[②] 全民健保在制度设计上，建立了分级诊疗和部分自负额两项机制。转诊制度，主要是为了鼓励一般病人先到基层医疗院所就诊，有需要转诊的，医师会视病情而定，将病人转诊到地区医院、区域医院、医学中心。自负额制度主要是为了增强民众就医的成本意识，减少医疗资源浪费。

根据转诊与否、一般门诊、慢性病门诊、特殊检查、门诊手术、急诊等情形，全民健保制度分别订定不同的部分负担费用。如一般门诊，如果经过转诊，保险对象应自行负担门诊或急诊费用的20%。举例来说，某次一位患者到诊所看病的费用为300元，那么他（或她）需要自行负担20%即60元的费用，其余240元由保险给付。但如果民众没有经过转诊，直接到地区医院门诊，他（或她）应负担医疗费用的30%；直接到区域医院门诊的，应负担40%；直接到医学中心门诊的，应负担50%。这些都体现了转诊制度的精神，只是如本章第一节所揭示的，全民健保转诊制度精神并没有得到真正落实。

保险对象应自行负担的住院费用包括（1）急性病房：30日以内的10%；第31日到第60日20%；第61日以后30%。（2）慢性病房：30日以内的5%；第31日到第90日10%；第91日到第180日20%；第181日以后30%。同时，为了不造成民众就医财务障碍，住院部分负担还有最高金额的规定。即保险对象以同一种疾病在急性病房住院30日以下或在慢性病房住院180日以下应自行负担的费用最高金额，由主管机关参考前一年平均国民所得的10%订定。但保险对象在急性病房住院超过31日以上，

---

① 邹佩玲：《全民健保医疗费用支付制度与医疗专业代理问题之研究》，第26页。

② 社论：《全民健保法——一项划时代的社会立法》，台湾《中央月刊》，1994年8月，第14页。

或在慢性病房住院超过 181 日以上并无部分负担最高金额的限制。

此外，对于重大伤病、预防保健、生育给付、偏远地区与离岛等医疗资源不足地区的民众就医、残障者就医免除部分负担。低收入户或近贫户的部分负担费用，则由"中央社政主管机关编列预算"支应。

综上所述，与既有社会保险制度相比，全民健保制度的主要特点有：

1. 广覆盖、强制性、宽给付。既有社会保险是按照职业划分的，主要包括职业群体和少数眷属，医疗保险给付包括门诊、住院、生育等给付项目。全民健保整合了原有公保、劳保、农保的医疗部分保险，建立单一的健康保险制度。并且将原先没有任何社会医疗保险的民众全部纳入医疗保险制度中，明确规定除军人或囚犯以外，全体岛内民众一律强制投保。同时，全民健保的保险给付内容更加宽泛，不仅包括既有社会保险的门诊、住院、生育等医疗给付项目，还增加了劳保、农保不给付的项目，在实施过程中，保险给付内容还在不断增加。

2. 单一体制。既有社会保险制度下，保险的主管机构各自为政，保险费率不一，保险给付标准各异。全民健保实行单一费率制，保险费率统一定为 4.25%。并且成立了单一的管理机构——"中央健保局"，专门负责经营办理健康保险业务。包括各类保险对象的医疗给付水准、保险费率、保险费分担比率、收取民众保费、申报作业等，都由"中央健保局"统筹办理。"中央健保局"还负责按照统一的给付标准，支付医疗服务机构医疗费用。全民健保制度保险费率、承保机关、保险给付及费用支付单一化的运作，凸显了单一体制的特征。在这一体制下，所有的民众组成一个风险分担的命运共同体，收入多的人比收入少的人负担较多的保费，但所有的民众看同样的病，拿同样的药，可见全民健保具有某种程度的"财富重新分配的效果"。[①]

3. 对保险对象和保险医疗服务机构课以共同节约医疗资源的责任。既有社会保险制度下，保险对象缴纳保费后，就可以享受几乎免费的医疗服务，造成医疗资源严重浪费。为防杜这一弊端，全民健保制度从患者和特约医疗服务机构两方面着手，如病人除了缴纳保费外，在看病时还必须负担部分医疗费用，对医疗服务机构则实施总额预算支付制度。希望借此使保险对象和保险医疗服务机构共同承担节约医疗资源的责任。

4. 建立独立自主的财务责任制度。既有社会保险出现亏损时，通常

---

① 社论：《全民健保法评析》，台湾《万国法律》第 83 期，1995 年 10 月 1 日；罗纪琼：《健康保险财务制度》，载杨志良主编：《健康保险》，第 45 页。

都由政府财政补贴。全民健保制度建立了独立的财务责任制度。一方面，"全民健保法"规定，按照精算的结果收缴保费；另一方面，明确规定政府的财务责任仅限于补助法定保费及行政事务费。此外，还设立保险安全准备金，以调节健康保险的短期财务波动。

但是，在分析中，也可以看出台湾地区的全民健康保险制度同样存在严重的缺陷，主要表现在：

1. 全民健保制度脱胎于既有社会保险制度，因而留有若干旧制度的弊端。（1）在全民健保制度下，虽然全体民众都被纳入保险对象。但在保费缴纳方面，却仅将既有的公保、农保、劳保等保险的收费制度堆积在一起，[①] 保险对象仍然被分为不同的类别，对于不同类目保险对象保费的计费基准与劳方、资方及政府保费负担比率以及征收方式与程序等，仍沿袭原先各项社会保险制度，保费负担也各不相同，公平性受到质疑，同样无法避免民众转移身份以逃避多缴保费或高薪低报的问题。（2）在医疗给付方面，全体民众都已享受统一标准的医疗给付。但在全民健保制度实施后，医疗给付标准基本沿用公保、劳保时代的标准，并且其制定仍然由主管部门主导，缺乏成本分析，易引起医界的不满，其进而以各种方式加以抵制，造成医疗资源的严重浪费。（3）在制度体制方面，全民健保制度设计了单一的管理体制——"中央健保局"，使管理统一化，并且被赋予了自主经营、自负盈亏的功能。但是，"中央健保局"的属性是公营金融机构，"立法院"有监督权。而医师、药师、大医院、小医院将各自组成利益团体，透过"立法院"，影响"卫生署"和"健保局"的决策。[②] 因此，"中央健保局"的独立性从全民健保立法至今一直受到质疑。同时，由公营性质的"中央健保局"统一收费再统一支出的健保制度下，民众极易产生免费的错觉，[③] 其浪费将难以遏制。总之，全民健保制度没有对公保、劳保、农保医疗制度原有的弊病加以彻底检讨或改善，不仅因循公保、劳保、农保的体制，而且保留了公保、劳保、农保原有的人事结构，[④] 使得全民健保制度与既有社会保险制度具有明显的路径依赖关系。当然，这些先天性的制度缺陷，在全民健保制度实施后仍然无

---

① 台湾"行政院卫生署"编著：《全民健保财源筹措改革规划》（序），二代健保规划丛书系列2，2004年。

② 社论：《对全民健保制度的几点意见》，台湾《台经》第18卷第5期，1995年2月，第4~5页；杨艾莉：《全民健保笨鸟乱飞》，台湾《天下杂志》，1995年3月1日，第47页。

③ 社论：《保险事业民营化——评全民健保计划》，台湾《台湾经济研究月刊》，1993年5月，第4页。

④ 社论：《政府必须正视健保民怨》，台湾《中国时报》，1995年4月15日（3版）。

法完全避免。

2. 明显的临时性制度安排。前面已述，在"立法院"审议全民健保方案的过程中，党派之间、利益团体之间对于"中央健保局"的组织属性、被保险人负担方式采部分负担和医疗费用自负额方式、保费费率、健保财源等方面的分歧和争议较大。在国民党当局的强力推动下，"全民健保法"基本上按照"行政院"版获得通过，但却使得全民健保制度具有明显的临时性制度安排的特点。如"全民健保法"第34条规定，"本法实施后连续二年如全国平均每人每年门诊次数超过12次，即应采行自负额制度……"；第85条规定"主管机关应于本保险实施二年内，提出执行评估及全民健保改制方案；改制方案应包括各项财源、被保险人负担方式及保险人组织等建议"；第89条规定"本法实施满二年后，行政院应于半年内修正本法，逾期本法失效"。此外，"全民健保法"还有七条附带决议。[①] 这些规定虽然具有一定的妥协色彩，为日后的改革预留了空间，但其中包含的以政治考量控制全民健保，似乎已注定其未来坎坷的命运。[②] 因此，全民健保这项影响台湾地区整体社会发展、民众生活的"百年大计"，也被学者讽为"权宜之计"[③] 或"摸着石头过河"，也就不难理解为什么在全民健保制度实施不到10年内，行政部门又开始规划所谓的二代健保制度了。

上述缺陷将在全民健保的实施过程中显露出来。只是，纵观世界各个国家和地区的社会医疗保险制度，各有其特点和利弊，都是与一定历史时期的社会政治制度、经济政策、科学与文化发展水平相联系，无论是发达国家（地区），还是发展中国家（地区），迄今为止，还没有找到一种十全

[①] "一、全民健保实施一年后，除第5类保险对象外，其余被保险人之投保金额，应以实际所得申报。各类被保险人因前项规定而致增缴保费时，应调降保险费率因应之。二、全民健保之被保险人及眷属，即全体医疗消费者，在目前与医事服务机构之间，资讯极不对称。为保障医疗消费者权益，未来主管官署及中央健保局应专案规划，推动'病例中文化'之实施。三、鉴于本法第11条未将在监所受刑人及保安处分、管训处分者纳入全民健保。在未来全民健保法修法时应予以补救。在此期间，行政院应责成法务部妥编医疗预算，医事人员名额予以照顾。四、儿童医疗费用中对特定医疗项目支付点数给予加成。五、偏远、山地、南投及澎湖、金马等离岛地区基层医疗资源严重缺乏，主管机关应积极改善充实，并应将直升机紧急救护，列入医疗给付项目。六、本保险之主管机关为卫生及社会福利部。卫生及社会福利部应研议于本法通过实施后2年内正式成立，其组织应予法律定之。七、为防杜医疗浪费，查稽违规弊端，检调单位应协助加强弊端查核，以免医疗资源浪费。"参阅黄文鸿、李玉春、张鸿仁、杨铭钦、陈春山著：《全民健保：制度、法规、冲击》，第321页。

[②] 《全民健保实施前的漩涡》，台湾《当代医学》第22卷第3期，1995年3月，第179页。

[③] 杨艾莉：《全民健保笨鸟乱飞》，台湾《天下杂志》，1995年3月1日，第44页。

十美的和一劳永逸的社会医疗保险制度。[1] 因此，对于全民健保制度的缺陷，也不能过于苛责，如果能够在实施的过程中，根据形势的需要不断完善，仍将能为岛内民众的健康提供有力的制度保障。

---

[1]　许中正：《社会医疗保险：制度选择与管理模式》，第36页。

第五章　全民健保制度实施的曲折历程

"行政院"原定于 1995 年 1 月开始实施全民健保，却因为与"全民健保法"相配套的劳保、农保修正法案未能及时在"立法院"通过而被迫推迟。于是，"行政院"宣布将于 1995 年 3 月 1 日正式实施全民健保制度。然而，临近预定时间，农保条款仍未在"立法院"通过。在这种情况下，各界人士，包括不少官员在内，都认为全民健保将再次推迟实施。全民健保具体实施的重要人物——"中央健保局"第一任总经理叶金川，也认为全民健保如期实施不可能。他在 1995 年 2 月 25 日（距离全民健保正式实施仅四天），应邀参加"中广新闻网"的线上节目时，就坚定地说："全民健保 3 月 1 日不可能开办！"[①] 但是，在叶金川的节目播出后，"行政院"的态度却非常坚决，时任"卫生署长"的张博雅曾面见"行政院长"连战，结果连战强调全民健保必须如期开办。张博雅接到指示后，立刻回到"卫生署"，当天下午就邀集各医师公会、药师公会、医学中心，就办理全民健保相关事宜进行协调。这样，2 月 26 日至 28 日，"中央健保局"与医界连续召开三天会议，以"前所未有的超高行政效率"完成了医疗作业的相关准备工作，[②] 全民健保随即在 3 月 1 日仓促上路了。

诺斯认为，人们可能经由政治或司法决策使正式规则在一夕之间改变，但是习俗、传统和行为准则等非正式规则却不是一夕可变的。制度转变就是新的正式规则逐渐排挤非正式规则的过程。这种改变有时可以成功，但是也可能因为不存在一个与这些正式规则相一致的实施机制和相应改变了的行为习惯而产生较大的混乱。[③] 可见，政治、社会生活中存在抵制制度变革的因素，也就是说，任何一项新制度的实施，都必须经历一段制度理想与现实社会的磨合期。全民健保制度作为一项关系岛内全体民众健康医疗的新制度，其实施也经历了不断磨合的曲折过程。

---

① 叶金川：《全民健保传奇 II》，第 22 页。

② 张耀懋：《全民健保：光复后最大社会工程具体实现公平与正义》，载李淑娟主编：《发现台湾公卫行脚》，第 248 页。

③ 〔美〕道格拉斯·C. 诺斯（Douglass C. North）：《对制度的理解》，载〔美〕罗纳德·H. 科斯（Ronald H. Coase）等著，〔法〕克劳德·梅纳尔（Claude Menard）编，刘刚、冯健等译：《制度、契约与组织——从新制度经济学角度的透视》，北京：经济科学出版社，2003 年，第 17 页。

第一节　全民健保制度实施的阶段

　　90 年代以来，台湾地区经济发展趋缓，但当局实行经济增长与收入分配相对均衡的整体发展策略，使得经济发展并没有因为 1997 年的亚洲金融危机而产生剧烈的动荡，[①]并维持了增长的态势，1991~1999 年台湾经济年均增长率为 6.5%。政治上，民主化的进程继续推进。但是，随着政权控制能力的增强，李登辉的"台独"倾向逐渐显露。李氏对国民党进行分化瓦解，最终导致该党在 2000 年台湾地区领导人选举中失败，民进党候选人陈水扁、吕秀莲以微弱优势当选。

　　随着政权的交替，台湾地区首次形成了行政与立法部门分属不同政党的"分裂政府"。对失去政权的国民党，"立法院"成为唯一争取决策和发言权的地方。[②]因此，国民党努力强化"立法院"在整个决策过程中的重要性。[③]而民进党拥有"总统宝座"后，以"台独"主政，不断煽动族群意识，激化社会矛盾。因此，其施政方式是"蛮干加瞎干，不怕做不到，只怕想不到"，"施政是随意性行事，扫黑是选择性办案，经济是即兴式领导"。[④]于是，朝野之间严重缺乏互信，行政部门的政策经常受到"立法院"的掣肘，双方围绕公共政策、重要人事、选举等方面展开激烈竞争，从而使得台湾地区的政局不稳。而且，由于民进党当局坚持"台独"路线，顽固拒绝两岸"三通"，并多次制造两岸关系的危机，致使岛内投资环境急剧恶化，两岸经贸交流深受冲击，严重阻碍了台湾的经济发展。于是，岛内的经济形势急转直下，2000 年经济增长率为 5.8%，2001 年却出现了二战后 50 多年来首次负增长，经济增长率为 –2.2%。2002 年经济增长 4.3%，2003 年为 3.4%，2004 年为 6.1%。[⑤]五年间，经济年均增长率仅为 3.5%，与国民党执政时期长期的经济高速增长相形见绌。与经济衰退相应的是，失业率逐年上升。90 年代，台湾地区失业率一直未超过 3%，2000 年维持 2.99%，之后迅速增长，2001 年为 4.57%，2002 年为 5.17%，

[①]　张蕴岭主编：《东亚经济社会发展的稳定与安全——从金融危机中得出的教训》，第 187 页。

[②]　崔之清主编：《台湾是中国领土不可分割的一部分》，北京：人民出版社，2001 年，第 330 页。

[③]　台湾"行政院卫生署"编著：《全民健保组织体制改革规划——公共行政及政策的观点》，第 20 页。

[④]　刘红：《民进党执政状况研究》，第 3 页。

[⑤]　"台湾重要经济指标"统计资料，载台湾《台湾经济论衡》第 4 卷第 1 期，2006 年 1 月，第 54 页。

2003 年为 4.99%。① 与此同时，民众的收入差距逐渐扩大。90 年代，台湾地区家庭所得五等分位组收入差距倍数一直维持在 5 倍以内。进入 2000 年后迅速增加，2000 年最高所得组为最低所得组的 5.55 倍，2001 年增加到 6.39 倍，2002 年为 6.16 倍，2003 年为 6.07 倍。② 在这样的经济和社会背景下，全民健保制度的实施经历了曲折的运作过程。

1995 年全民健保制度实施至 2013 年二代全民健保制度正式实施期间，全民健保制度的内容、体系模式尚未发生较大变化，只是在实施过程进行了部分条文的修订和政策微调，因此其阶段难以划分。笔者以全民健保实施后的阶段性任务③ 为考察重点，把第一代全民健保的实施分为两个阶段。1.实施初期，以扩大受益人口、平衡保险财务、增加就医可近性为基本目标，简言之，就是要让全民健保这驾马车运转起来，到 2000 年 4 月这一目标基本完成。2.2000 年后，针对制度实施过程中出现的问题及整体发展要求，全民健保的任务逐渐调整为提高医疗服务品质、节制医疗费用成长、照顾弱势团体等。

一、第一阶段（1995.3~2000.4）

1995 年 3 月，全民健保仓促实施，操作过程比较匆忙粗糙，导致乱象丛生。普通民众几乎搞不清什么是全民健保，全民健保究竟和过去的劳保、农保、公保有什么不同，全民健保实施后对民众有什么影响。于是，在全民健保开办前两天，民众纷纷前往医疗院所看病，各医疗院所都出现了患者爆满的景象，④ 而到了 3 月 1 日全民健保正式实施那天，各医院却门可罗雀。同时，由于准备工作不充分，出现了许多乱象。如全民健保卡没来得及发完，⑤ 许多民众不得不以身份证看病；由于时间仓促，医院的电脑网络系统未建置完备，医护人员对健保业务操作不熟练，导致民众往往多跑冤枉路。这样，政府部门不得不随时调整全民健保政策，缩小政策与现

---

① 台湾"行政院主计处"编印：《中华民国统计月报》第 478 期，2005 年 11 月，第 2 页。
② 台湾"行政院主计处"编印：《台湾地区家庭收支调查报告 2003 年》。转引自邓利娟：《试析台湾"均富型增长模式"的改变》，《台湾研究集刊》2005 年第 3 期，第 6 页。
③ 台湾"立法院公报"第 89 卷第 35 期，2000 年 5 月 31 日，第 335 页。
④ 台湾"立法院公报"第 83 卷第 58 期，1994 年 9 月 21 日，第 54 页。
⑤ 全民健保施行凭卡就医制度，每位被保险人都拥有一张全民健保卡，最初为纸卡，每张健保卡设定 6 格记录格，也就是说每张健保卡只能记载 6 次就医记录；用完 6 次，民众需要到"健保局"指定地点再换新卡；每人用卡平均从 A 编到 Z。从 2001 年开始推广全民健保 IC 卡，2004 年 1 月 1 日开始全面使用全民健保 IC 卡，整合过去健保纸卡、儿童健康手册、孕妇健康手册的功能，而且 5~7 年不需要换卡，简化行政作业，还可以提供及时的就医资讯，协助防疫工作的落实，保障民众的健康，从此健保纸卡退出历史舞台。

实需求之间的差距，以推动全民健保的实施。本书以全民健保部分负担的不断调整为例，考察和透视全民健保制度实施后，民众、医界、政府部门之间的磨合过程。

"全民健保法"第33条规定：保险对象应自行负担门诊或急诊费用的20%，但不经转诊直接到地区医院者应自行负担30%，到区域医院40%，到医学中心50%。即保险对象应该负担的部分负担实行四级比率制，行政部门希望通过这一规定落实转诊制度。从制度设计的角度考量，部分负担和转诊制度都是限制民众浮滥就医、浪费医疗资源的有效措施。但因其与部分民众的就医习惯和医界的利益相抵触，引起了他们的反对。

在既有劳保、农保、公务人员保险制度下，参加保险的民众及其家属已经习惯于在缴纳保费后，不需要负担任何费用，就可以接受近似免费的医疗服务。于是，部分负担和转诊制度因不符合部分民众的就医习惯而受到抵制。1995年5月，《中国时报》的民意调查显示，有60%的民众对全民健保持批评态度。其中民众不满意的重要原因就是全民健保需缴纳的保费太高，在看病时还需要再交一次医药费（部分负担费用），使就医者有"被剥了两层皮"的感觉。[①] 从医界的角度考量，全民健保部分负担和转诊制度的实施，将促进"小病小医院治疗，大病大医院治疗"的分级治疗，小病回流到诊所，对诊所发展有利，得到其支持。但多数医院却表示反对，因为劳保时代不合理的医疗给付制度，大医院的门诊平均费用远远高于开业医师门诊费用（50:11），[②] 大医院纷纷冲高门诊量以赚取利润。因此，许多医院担心部分负担和转诊制度的实施会影响其门诊业务，于是抵制新制度的落实，并向行政部门施加压力。

在这种情况下，"卫生署"和"中央健保局"在一个月内，被迫先后两次调降民众就医的部分负担。1995年4月中旬，"卫生署"紧急将四级比率制改为四级定额制，如果经过转诊，到地区医院只需负担50元新台币，到医学中心和区域医院均为80元；如果没有经过转诊，到基层诊所需要付50元，到地区医院为80元，到区域医院为150元，到医学中心为210元。[③] 不过，这一新举措实施两个月后，不仅"立委"猛烈攻击全民健保实施的弊端，而且民众对部分负担及转诊制度仍然难以适应。于是，4月27日，"卫生署"又紧急以行政命令的形式，发布了"全民健保保险

① 《台当局实施的全民健保引起民众不满》，《台湾动态周刊》第19期，1995年5月10日，第10页。

② 王荣枢：《全民健保之我思我见——自开办迄今》，载蓝忠孚总编辑：《全民健保之评析与展望》，第108页。

③ 李昌元：《全民健保谁受益？》，台湾《中央月刊》，1995年4月，第23页。

对象门诊医疗费用自行负担金额及住院医疗费用自行负担金额"的公告，宣布从 5 月 1 日起，将门诊部分负担由四级定额制改为两级定额制，即民众到基层诊所或地区医院一般门诊费用的自行负担金额一律为 50 元，到区域医院或医学中心则一律为 100 元。① 这些便民政策的确减少了民怨，方便了民众就医，却使得原本关于转诊制度的设想化为泡影。

现实社会影响制度的实施，而制度的实施也在潜移默化地改变现实社会。在全民健保制度实施的前两年，在各层级医疗院所之间部分负担差异不明显的情况下，民众纷纷涌向医术高、设备全的大医院就诊，而小医院病人越来越少，经营不断萎缩，甚至关门大吉，造成医疗资源的严重浪费。"卫生署"经过检讨，认为应该提高部分负担费用，落实转诊制度，便以公告的形式宣布，从 1997 年 5 月 1 日起，无论是否经过转诊，医学中心一般门诊自行负担费用金额为 150 元新台币，到区域医院为 100 元，到地区医院及基层诊所为 50 元。1999 年 8 月 1 日，"卫生署"又开始加收门诊药品部分负担，此后民众自付门诊药费部分负担上限为 100 元。从 2000 年 1 月 1 日起，民众就诊次数从第 25 次起，每次加收 50 元部分负担，就诊次数从第 157 次起，每次加收 100 元；健保补助住院负担费用，每次住院补助费用上限调高为 21000 元，每年住院金额上限调高为 36000 元，超过部分由民众自行负担。② 这些措施抑制了医疗费用的成长，同时也增加了部分民众的经济负担。

当然，除了不断调整部分负担外，这一时期，"中央健保局"还实行了以下几项调整：

1. 提高公教人员保险费率。在全民健保开办前，劳保总费率为 7%。全民健保制度实施后，健康保险费率为 4.25%，而劳保费率为 6.5%（见表 5.1）。因此，全民健保实施后，劳雇双方的保费负担的费率合计由 7% 提高到 10.75%（4.25%+6.5%=10.75%），比原来劳保 7% 高出 3.75%，而公务人员不仅以本俸为投保金额，且其保险费率仍然维持 9%，这引起了劳工的强烈不满。1995 年 4 月 18 日，工运团体工人立法行动委员会就发起了第一波大规模抗议活动，并提出免付挂号费、取消投保金额上限、降低费率、严禁收取药价和病床等"自付差额"、废除门诊和住院部分负担

① 杨珮玲：《健保未转诊就医，免加重部分负担》，台湾《联合报》，1995 年 4 月 28 日（1版）；叶玲君、张柏东等：《转诊制防弊如防贼》，台湾《中国时报》，1995 年 4 月 28 日（3 版）报道。
② 黄庭郁：《健保旧卡，今起停用》，台湾《中国时报》，2000 年 1 月 1 日（9 版）。

等诉求。①

民众的不满与抗议对当局形成了强大的压力，影响到国民党的选情。1995年10月，许多国民党籍"立委"反映，如果"全民健保法"再不做修正，"立委"恐怕只能待在台北市，无法下乡回到选区，"因为选民对《全民健保法》的抱怨已多到让人受不了的地步……"。② 因此，"中央健保局"不得不在1995年10月，把公务员保险的费率从4.75%提高到6.4%，使其总费率达到10.65%，与劳工保险费率的差距缩小到0.1%。

表5.1 台湾地区全民健保实施前后公保、
劳保的费率和被保险人保费负担比较表

	全民健保实施前费率	全民健保实施前负担比率	全民健保实施后费率			全民健保实施后负担比率
			公保	全民健保	合计	
公保	9%	35%	4.75%（1995年10月增为6.4%）	4.25%	9%(1995年10月改为10.65%)	40%
劳保	7%	20%	劳保	全民健保	合计	30%
			6.5%	4.25%	10.75%	

资料来源：黄明和：《全民健保之改革》，台湾《国策专刊》2001年5月1日，第5~7页。

2. 降低雇主和政府负担的平均眷口数。按照"全民健保法"第28条规定，第1类到第4类被保险人所属的投保单位或政府应负担的眷属人数，按照第1类到第4类被保险人实际眷属人数平均计算。前面已述，在全民健保开办初期，雇主和政府负担的平均眷口数规定为1.36口。但是实施后，人们逐渐发现这一数字与台湾地区实际的平均眷口数严重不符，这导致雇主的保费负担增加，引起其强烈不满。在雇主和民意代表的强烈要求下，平均眷口数只得不断地调降。1996年1月，平均眷口数调降为1.1口；10月，又调降为0.95口；1998年3月再次调降为0.88口。③

3. 照顾经济弱势群体，扩大受益范围。"全民健保法"规定，在全民健保实施后两年内，应对其体制进行检讨，为"中央健保局"体制改革留下余地。1997年9月，"卫生署长"詹启贤上任后，积极推动全民健保多

① 陈秀玲：《抗议健保设计不良，劳工走上街头》，台湾《中国时报》，1995年4月19日（7版）。
② 台湾"立法院公报"第84卷第54期，1995年10月25日，第261页。
③ 2001年平均眷口数调降为0.78人；2007年1月1日起再次调降为0.70人。

元化、民营化的改革，并且在 1998 年提出"单一基金会、多元保险人"修正草案，[①] 对全民健保制度体系进行了较大幅度的修改。但是，其观点却受到学界、民意代表、劳工团体甚至医界人士的质疑。[②] 在各方共识难以达成的情况下，1999 年 6 月 22 日修改的"全民健保法"，并未对全民健保的体制进行调整，其重点放在降低眷口数、照顾经济弱势群体，以扩大全民健保受益范围。修正的内容包括：将普通民众保费计费眷口数的上限由五口降为三口，以减轻多眷口家庭的保费负担；对因经济因素无力缴纳保费者，除继续保障其医疗给付权利外，更积极规定由主管机关编列预算，或由保险安全准备贷与一定金额设置基金，予以贷款纾困；将滞纳金比率由 0.5% 调降为 0.2%；等等。[③] 此外，此次修法，还延长缴费限期、放宽低收入户保费补助，同时通过了对于山地、离岛地区医疗品质提升等两项附带决议，以加强对山地、离岛地区医疗照顾等。上述规定从 1999 年 7 月 15 日开始实施。

在 2000 年 2 月，"中央健保局"开始成立"健保纾困基金"，包括失业劳工、残障人士、中低收入户、少数民族及无力缴费者共五大类对象，将免交全民健保部分负担，由该基金补助，约有 60 万民众受益。[④] 从 2000 年 3 月 1 日起，在台湾持有居留证满四个月的侨生与外籍学生，都可以加入全民健保。其投保单位为各级学校，侨生保费由"侨委会"补助一半，蒙藏学生的保费则由"蒙藏委员会"全额补助。[⑤]

总之，全民健保实施的前五年，主要任务就是不断调整制度设计与社会现实之间的差距，推动全民健保制度的实施步入轨道。到 2000 年年初，在扩大受益人口方面，全民健保的纳保率已达到 96.16%，仅剩下约 4%

---

① 所谓"单一基金会"就是把"中央健保局"改制为具有公法人地位、但属于民间性质的全民健保基金会。基金会的决策机构是董事会，董事长由"行政院院长"任命、董事会成员由"卫生署"聘任，聘任对象包括被保险人代表、雇主代表、政府代表和专家学者。基金会定位为医疗服务的买方，不直接办理医疗保险给付，但具有决定保险费率和部分负担的重大权力。而负责提供医疗服务的保险人，将开放"多元竞争"。"中央健保局"的医务相关部门将改制为公办民营的保险人，与未来政府许可设立的民营保险机构竞争。参阅邱家宜、陈静云：《健保改革大刀阔斧还是徐图缓进？》，台湾《新新闻周报》第 687 期，2000 年 5 月，第 83~84 页。
② 赵俊人：《全民健保公办民营之研究》，台湾私立东吴大学政治研究所硕士论文，1998 年，第 197 页。
③ 台湾"立法院公报"第 87 卷第 37 期（二），1999 年 6 月 30 日，第 138 页。
④ 郑秉文、方定友、史寒冰主编：《当代东亚国家、地区社会保障制度》，第 360 页。
⑤ 林淑芬：《外籍生有健保了》，台湾《自立晚报》，2000 年 3 月 1 日（6 版）。

的人口未纳入健康保险的范围。[1] 在就医便利性方面，每万人拥有医师数从1995年的55.4人，提高到1999年年底的69.0人。每万人拥有病床数从1995年的52.6床，提高到1999年年底的55.7床，[2] 方便了民众就医。因此，民众满意度逐渐提升，从1995年4月的30.0%，提高到2000年3月的63.8%，[3] 显示多数民众肯定全民健保制度。大体而言，及至2000年，全民健保在保障民众公正就医方面颇具成效，总体经济效率较佳。[4] 这样，全民健保制度实施初期的基本目标——扩大受益人口、增加就医可近性的目标基本达成。

当然，这一阶段的全民健保也开始面临财务失衡、医疗品质欠佳、少数弱势民众无法加入保险等问题。其中，全民健保财务成为各界关注的焦点。由于民众负担的眷口数和雇主（或政府）负担的平均眷口数高于现实，使得保险财务略有结余，积累了一定数额的安全准备金。但1995年到2000年，保费收入年均成长率为3.25%，保险费用给付年均成长率则为10.4%~10.5%。[5] 因此，在费率不变的情况下，全民健保财务收支失衡成为必然的趋势。2000年年初，政府部门已经预估到，当年6月全民健保将发生资金调度的问题，10月则将发生资金用完的情形。[6] 同时，全民健保在公平性方面还有待于提高。据统计，1999年9月约有90万人未加入全民健保，[7] 台湾"中央研究院"副研究员林季平研究发现：在这90万民众中，有23万人是因为短期经济波动因素或是因失业导致收入不稳而欠缴保费，还有4.3万弱势人群完全缴不起保费。[8] 因此，2000年后，除了继续推动全民纳保的政策外，全民健保实施的主要目标逐渐调整为提高医疗服务品质、节制医疗费用成长，以及照顾弱势团体。

二、第二阶段（2000.5~2012.12）

2000年5月后，"卫生署"和"中央健保局"实行了一系列措施，围

---

① 台湾"行政院卫生署"编印：《全民健康保险医疗统计年报（1999年）》，2002年，提要分析（1）。

② 台湾"行政院新闻局"编印：《中华民国年鉴（2003年）》，2004年，第940、941页。

③ 台湾"中央健保局"编印：《全民健保统计动向》，2003年，第22页。

④ 杨志良主持：《卫生政策研究群体计划》，台湾"行政院卫生署"委托计划，计划编号：NHRI-GT-EX89P801P，执行单位：台湾大学，研究人员：江东亮、吴淑琼、张媚、郑守夏、杨铭钦，第3页。

⑤ 台湾"立法院公报"第89卷第35期（下册），2000年6月21日，第332页。

⑥ 台湾"立法院公报"第89卷第35期（下册），2000年6月21日，第332页。

⑦ 沈富雄：《论全民健保的缺失与改革》，台湾《国策专刊》第17期，2001年5月1日，第2~4页。见 http://www.inpr.org.tw/publish/abstract.htm?id=20000193。

⑧ 中国新华社台北2004年11月24日电。

绕新的政策目标，推动全民健保事业的发展。

（一）继续推动全民纳保政策，照顾弱势团体

为了回应军人纳保的社会反应，2001 年 1 月 4 日"全民健保法"修正案在"立法院"通过，共修正了 14 条条文，并在 1 月 30 日公布实施。修正条文规定，从 2 月 1 日起，军人、军校学生、替代役男均可纳入全民健保范围，这使得全民健保的纳保率迅速提高到 98% 以上。[①]另外，全民健保法令曾规定，只要具有"中华民国国籍"，曾参加全民健保记录，即可加保。因为这一规定，移民海外的台湾民众遇到重大伤病，即返台临时参加全民健保，并接受治疗，这成为健保财务的一大漏洞。[②]因此，在此次"全民健保法"修正过程中，还大幅提高了参加全民健保的门槛，除必须具有"中华民国国籍"外，还要在加保前四个月在台湾设有户籍才能参加全民健保。从法理上讲，此次修法后，除了受刑人外，岛内所有的民众都可以参加全民健保，从而使"全民共享、平等就医"的政策目标基本实现。

但是，2000 年以来，台湾岛内的经济不景气，在 2001 年甚至出现负增长的情形，直接导致民众收入缩水，失业率攀升，部分民众因经济因素未办理投保手续，或因缴不起保费而被迫中断投保。按照"全民健保法"的规定，中断投保将被迫中断全民健保医疗给付，从而使这部分民众不能享受全民健保的照顾。但是，"司法院大法官"第 472 号解释文指出，全民健保"对于无力缴纳保费者拒绝给付"的做法，与"宪法"推行全民健保的意旨不符。因此，为了纾解经济困难民众缴不起保费的压力，以真正落实全民健保制度，2003 年 6 月 18 日，"立法院"再次通过"全民健保法"修正案，其增订条文如下：

1. 对于一般积欠全民健保费的投保单位或民众：（1）免加计利息；（2）滞纳金减半：迟延缴纳保费应加征的滞纳金，由原来每增加 1 日加征 0.2%，减至 0.1%，滞纳金上限由原来最多可加征到应缴纳保费额的 30%，减少到 15%（修正第 30 条第 1 项）；（3）得分期缴纳：无力一次缴清保费及滞纳金，得申请分期缴纳（增订第 30 条第 3 项）。

2. 对于因经济困难而导致无法参保的民众：（1）积欠的健保费得申请缓征（增订第 87 条之四第 1 项前段）；（2）免征滞纳金（修正第

①　刘在铨：《全民健保成就与困境》，http://tsd.social.ntu.edu.tw/NHI/4.pdf。

②　林淑玲：《政院通过修正草案，军人、役男纳入全民健保》，台湾《中国时报》，2000 年 5 月 5 日（1 版）。

87 条之一）。

3. 对于经济特殊困难且未在保 4 年以上的民众：（1）免除其所积欠的健保费（增订第 87 条之四第 1 项后段）；（2）免征滞纳金（修正第 87 条之一）。

4. 对于已申请纾困基金贷款的民众，延缓其清偿贷款的期限（增订第 87 条之四第 2 项）。

5. 对于积欠健保费补助款的各级政府：加计利息，并得移送强制执行（增订第 30 条第 5 项）。[①]

为落实"全民健保法"的修正，帮助经济弱势者缴纳健保费，从 2001 年下半年起，"卫生署"开始设立"全民健保纾困基金"，让民众无息申贷、分期摊还。而且，全民健保纾困基金的申贷条件不断放宽，健保纾困贷款分期摊还的期限也从原先的 12 期延长为 48 期。2003 年再增订办法，规定民众摊还金额不得超过每月应缴保费的二倍，以进一步减轻申贷民众负担。结果，2001 年共贷出 2.4 亿元新台币，2002 年贷出 6 亿元，2003 年贷出 14 亿元，2004 年贷出 20 亿元。[②] 此外，2003 年 7 月 10 日，"卫生署"又订定了"全民健保经济困难及经济特殊困难者认定办法"，并推动"经济困难民众纳保优惠方案"，使弱势民众得以缓缴或免缴其所欠的保费，并正常纳入健保体系。凡符合经济困难资格而未参加健保的民众，或者是符合经济特殊困难资格而未参保达四年以上的民众，在 2004 年 6 月 7 日前办理加保，即可缓缴健保费或免除以前所积欠的健保费。通过这种方式，"中央健保局"共协助 21 万多人缴纳保费，并有 11.7 万人因此加入全民健保。[③] 为了照顾癌症、洗肾、血友病、精神病等重大伤病患者，以及经济困难弱势民众的就医权益，"中央健保局"不仅提出多项协助缴纳保险费的措施，包括保险费补助、纾困贷款及分期缴纳，还从 2008 年起用公益彩券回馈金推行"协助弱势族群减轻就医负担计划"等。

（二）为提高医疗品质、节制医疗费用的成长，全民健保收入和支出两方面均实行了一系列措施

一方面，增加收入，采取多种渠道为健保开源。

为增加全民健保财源，从 2001 年起开始征收烟草附加税，每包烟的

---

① 台湾"行政院公报"第 9 卷第 10 期，2003 年 3 月 12 日，第 87~89 页。
② 黄庭郁：《健保纾困基金，像无底洞》，台湾《中国时报》，2005 年 5 月 22 日（A6 版）。
③ 台湾大学社会学系主办：《全民健保公民共识会议阅读资料》，第 19 页。见 http://tsd. social.ntu.edu.tw/NHIachievementandlimit.pdf。

健康福利捐为 5 元。2002 年 1 月，明确规定提拨烟品健康福利捐的 70%
作为安全准备金。2005 年 3 月 2 日，"行政院会"通过烟品健康捐调涨法
案，将烟品健康捐的法源由"烟酒税法"改列为"烟害防治法"，采取"以
量课税"计征，并将每包纸烟的健康福利捐由 5 元新台币提高为 10 元。
估计一年可帮助健保筹措财源 60 亿元。[①]

2002 年 8 月 1 日，开始实施扩大费基方案，将公务员的投保金额改
为全薪 80%，全民健保的投保金额上限则从原来的 65000 元新台币调涨到
87006 元，上下限倍数也由 3.6 倍调高到 5 倍。不久，"卫生署"又宣布，
为了加强病患付费的观念，避免不必要的医疗费用，间接落实转诊制度，
从 2002 年 9 月 1 日开始实行"健保双涨"，即调涨保险费率，由原来的
4.25% 调涨为 4.55%，调涨幅度为 7.06%。依据"中央健保局财务处"的
推估，[②] 扩大费基和调涨费率每年可为健保增加 260 亿元收入。

在此基础上，侯胜茂 2005 年 2 月 17 日出任"卫生署长"以来，对于
迫在眉睫的健保财务问题，承诺先防弊节流，再谈调涨保费，以"动态式
微调"（"多元微调"方案）解决全民健保的财务问题。其开源措施包括，
将传染病、预防保健与医学教育的经费共计 110 亿元新台币支出，全部改
由"卫生署"的公务预算支应；全民健保代位求偿从原来的汽车强制险扩
充到重大交通事故、公害、食物中毒；等等。2005 年 4 月，继续扩大费
基，公务人员以全薪 87.04% 纳保，劳工投保薪资上限金额由 87600 元新
台币调高到 131700 元，上下限倍数由 5.5 倍增加为 8.3 倍，共增加了九个
投保等级。此后，2007 年、2010 年、2012 年又多次调整投保薪资等级。
从 2012 年 1 月 1 日开始，投保金额等级共分 53 级，月最低投保金额为
19047 元，月最高投保金额上升为 182000 元，上下限倍数增至 9.6 倍。可
见，"卫生署"和"中央健保局"想尽各种办法为健保开源。

另一方面，节制支出，实施多元支付制度、控制门诊量、提高部分负
担等措施，限制健保支出的快速成长，并有助于提高医疗品质。

1. 多元支付制度。全民健保制度实施初期主要采用论量计酬方式支付
健保费用，这一时期则在各部门实施总额预算制度的前提下，尝试推行多
元支付制度，即以"论服务量计酬"为主，逐步推动"论病例计酬"及
"论质计酬"，以达到改变民众诊疗行为，有效使用医疗资源，提升医疗服

---

① 蔡慧贞：《烟品健康捐加倍征收，每包 10 元》，台湾《中国时报》，2005 年 3 月 3 日（A8
版）。

② 何博文：《2002 年健保双涨，监院开铡》，台湾《中国时报》，2005 年 1 月 18 日（A9
版）。

务质量，促进民众健康的目的。

第一，总额预算支付制度。该制度是由保险付费者与医疗服务提供者以协商的方式，订定一段时间内健康保险医疗服务支出总额，并且在总额范围内支付医疗服务机构费用，以维持健康保险财务收支平衡的一种医疗费用支付制度。在实际运作上，采取支出上限制，即预先依据医疗服务成本及其服务量的成长，设定全民健保支出的年度预算总额，各项医疗服务是以相对点数反映其成本，只是每点支付金额（即点值＝预算总额／总服务点数）是采用回溯性计价方式。[1] 这样，在预算总额相对固定的情况下，实际总服务量的点数越多，每点支付金额会越低，反之点值将增加。

理论上，总额预算支付制度可精确控制年度医疗费用总额，也可以促进医疗院所的垂直分工，提高医疗资源的使用效率。在实践层面，全民健保制度实施后，"卫生署"就分阶段实施总额预算支付制度，分别在 1998年 7 月、2000 年 7 月、2001 年 7 月实施了牙医、中医及西医基层总额支付制度。从 2002 年 7 月又开始实施医院总额预算支付制度。其中，牙医门诊总额支付制度是以牙科门诊提供的医疗服务为范围；中医门诊总额支付制度是以中医门诊提供的医疗服务为范围；西医基层总额支付制度是以西医诊所的门诊、住诊医疗服务（含分娩及门诊手术）、药品（含药事服务费）及预防保健为范围；医院总额涵盖西医的门诊、住诊医疗服务、药品（含药事服务费）及预防保健服务。总额预算支付制度实施后，各医疗院所民众就医的可近性和医疗服务的满意度都比实施之前高。[2]2004 年全民健保总额预算支付制度执行成果报告也显示，[3] 中医门诊、医院、西医基层总额制度的综合评审结果均为"优"，牙医门诊总额制度的评审结果为"特优"。同时，总额支付制度在控制医疗费用方面的效果较好，约可以省下 10%~15% 的医疗费用，如果以目前医疗费用支出总额约 2500 亿元新台币计算，大约有 250~300 亿元的节流效果。[4]

但是，正如台湾"医师公会全国联合会"理事长吴南河所指出的，全民健保总额预算支付制度成功运作要有三要件：适当的额度、良好的配套

---

① 陈俊川：《探讨地区医院在全民健保政策下之经营管理——以中部地区为例》，台湾大叶大学事业经营研究所硕士论文，2005 年，第 48 页。

② 台湾"立法院公报"，第 91 卷第 52 期（上册），2002 年 7 月 7 日，第 137 页。

③ 台湾"行政院卫生署"：《全民健康保险各部门总额执行成果发表暨评核会议纪录》，2004 年 7 月 21 日 至 7 月 22 日，http://cm.nsysu.edu.tw/~hcm/class/file/economics%20file/4/7.doc。

④ 李顺德：《二代健保不过，"各种手段都有可能"》，台湾《联合报》，2006 年 5 月 11 日（A10 版）。

及民众的配合，三要件都能配合时才能顺利运作，缺一不可。[1] 而全民健保总额预算支付制度实施的过程中，这三项条件都不够成熟，不仅总额额度不适当，而且没有出台良好的配套措施，从而产生了一系列问题：

(1)对小医院和地区医院产生的冲击较大。总额预算支付制度实施前，全民健保门诊与住院费用的比例一直维持在 60∶40 的结构。有关机构在总额预算协商的过程中，没有充分了解不同层级医院的服务特性，直接把各层级医院的门诊与住院资源分配比例调整为 45∶55，但实际上地区医院的门诊占总收入的 65% 以上，因此总额预算制度对地区医院的冲击较大。[2] 于是，2004 年 10 月 13 日，1500 多名地区医院代表到台北抗争健保给付不公。在这种情况下，立法部门也要求主管部门立即检讨总额支付制度，以兼顾民众的就医权益及基层医疗院所的永续经营。

(2)全民健保总额专业审查委托机构的公正性受到质疑。为充分尊重各医疗专业的自主性，总额支付制度实施后，"中央健保局"仅负责行政审查及其他相关业务，至于总额支付的专业审查，则分别委托牙医师公会全联会、中医师公会全联会、医师公会全联会及台湾医院协会等医事团体负责办理。同时，各委托单位还负责研议支付、审查制度的改革及推动品质改善计划。但是，在实施的过程中，这些委托机构代表的公正性受到了质疑，如"立委"邱永仁及其女儿、儿媳都是肾脏科医师，家中经营洗肾中心，邱又代表医界担任"中央健保局"洗肾总额联合执行委员会委员。[3] 因此，台湾医疗改革基金会[4] 质疑这些总额执行委员分配总额的公正性。

(3)医院自身的不正当竞争，导致点值不断下降。由于不同层级医疗院所之间存在激烈的竞争，即使实施了总额预算支付制度，仍然有院所存在侥幸心理，希望以量制价，取得多一点的医疗给付，因此，医疗院所提供的服务量不减反增，以至于总额支付制度允许医疗费用每年有 5% 的成

---

① 陈重生：《抗议健保总额给付，医界今大游行》，台湾《中国时报》，2005 年 4 月 20 日（A2 版）。

② 黄庭郁：《健保支付，小医院：做一个赔一个》，台湾《中国时报》，2004 年 3 月 2 日（A10 版）。

③ 张璪文：《一手要钱，一手砍预算？》，台湾《中国时报》，2004 年 12 月 3 日（A8 版）。

④ "财团法人台湾医疗改革基金会"（简称"医改会"）于 2001 年成立。这个团体的主要成员并非以医疗人员为主，而是一群社会精英或学校教授，如其董事长张笠云是"中央研究院社会所"研究员，执行长刘梅君是台湾政治大学劳工所教授，副执行长江明修是台湾政治大学公共行政系教授。医改会的主要诉求是建立自主、尊重、平等的医病关系，其所关注的议题，多是民众较关心的议题，如医疗纠纷、医疗责任、医疗鉴定等，同时，他们也对健保浪费、药价黑洞提出严厉的批判。因此，"医改会"成立以来，得到了民众的认同，它的成立象征着对医疗专业的挑战与期许。参阅叶金川：《全民健保传奇Ⅱ》，第 106~108 页。

长，而医疗院所提供的服务每年却成长8%，^①从而使平均点值大幅下滑，与总额预算节约资源的理想正好相反。2003年医院总额预算点值还维持在0.9以上，到2004年降为0.73~0.84。但由于"中央健保局"在点值结果未出炉前已经以0.9提前给付医院，从而导致多支付的医疗费用高达270多亿元新台币。^②其中23家医学中心必须退还"中央健保局"100多亿元，台湾大学医院和台北荣总要被追回10多亿元，林口和高雄长庚医院更高达20多亿元。^③这引起了医界的强烈不满，有些医疗院所甚至以此为理由，控诉总额支付制度造成他们做得越多，赔得越多，进而走上街头要求废除此制度。

第二，论质计酬支付制度。针对医疗费用大、罹病人数多、照护模式有改善空间的疾病类型，"卫生署"推动试办论质（质量）计酬的支付方式。所谓"论质计酬"即不以服务量计算医师的报酬，而将医疗品质与医疗财务联结，以医疗品质及结果为支付费用的依据，从而引导医疗服务提供者倾向于提供整体性医疗照顾，^④以达到既提升医疗品质又节约医疗费用的目的。自2001年11月，"卫生署"先针对"子宫颈癌""乳腺癌""肺结核""糖尿病""气喘"等五种慢性病试办论质计酬，结果成效不错，2003年10月又陆续推出"高血压""精神分裂症""第二阶段子宫颈癌"等试办计划。2005年12月，"卫生署"还专门成立了全民健康保险品质委员会，作为实践二代健保医疗品质改善的先驱规划编组和改善全民健保医疗品质的政策拟订幕僚，^⑤推动提升医疗品质。

第三，诊断关联群支付制度（DRGs）。DRGs属于"同病同酬"包裹式支付制度，即住院病患按照病理分类，以"包裹给付"方式进行管理，治疗同一种病，不论治疗方法、住院天数、药物，给付同样的金额。该制度从2010年1月1日开始先行导入155项，共分五年逐步扩大实施，预计全部DRGs项目约1017项。^⑥但癌症、精神病、试办计划、血友病、

① 台湾"行政院卫生署"编著：《全民健保医疗资源配置与合理使用》，二代健保规划丛书系列3，2004年，第122页。

② 张璟文：《民间监督联盟：医疗重建基金，把全民当提款机》，台湾《中国时报》，2005年6月16日（A3版）。

③ 施静茹：《医学中心：23家去年认赔逾百亿》，台湾《联合报》，2005年4月15日（A6版）。

④ "行政院卫生署全民健康保险医疗品质委员会"：《二代健保之论质计酬》，台湾《医疗品质杂志》，2007年第1期，第54页。

⑤ "行政院卫生署全民健康保险医疗品质委员会"：《二代健保之论质计酬》，第55页。

⑥ 黄煌雄、沈美真、刘兴善：《全民健保总体检》，台北：五南图书出版股份有限公司出版，2012年，第119页。

艾滋病、罕见疾病及凡是住院超过 30 天的住院个案等部分疾病不纳入 DRGs。依"卫生署"的监测情形，实施 DRGs 制度，确实能提升住院医疗服务效率。到 2012 年，DRGs 案件平均住院天数下降 0.26 天，提高了病床周转率；平均每件实际医疗费用下降，减少了不必要的手术、用药及检查等，节约了医疗成本。[①]

第四，论人计酬支付制度。2011 年开始试行论人计酬支付制度，由全民健保保险人与医疗提供者事先议定选定区域内每人每年虚拟医疗费用点数，由医疗团队提出健康促进计划书，除一般医疗外，还包括对病人进行卫生教育等预防保健，民众越健康，医疗提供者获得的报酬越高。[②] 这一支付方式的实施，有利于打破传统"医院看得越多、领得越多"的观念，促使医院在该区域内投入健康促进服务，以民众健康为导向，照顾好病人，医生和医院就会获得更多收益。

2. 医院卓越计划。为了提高医院医疗服务的品质，从 2004 年 7 月起"中央健保局"开始实施医院卓越计划。医院卓越计划，是总额预算支付制度改革的一环，"中央健保局"规定，只有符合各项医疗品质监控指针，[③] 并且在最近两年内未遭停约、愿意公开财务信息的医院，才有资格签约加入卓越计划。医院参加卓越计划的诱因是，"中央健保局"对参加者按照固定点值给付，并且保障其收入。[④] 也就是说，在总额预算支付点值不断下降、医院收入普遍面临缩水的情况下，参加卓越计划医院的收入相对有保障，主管部门希望以此吸引医院参加，以提升医疗品质。据"中央健保局"统计，[⑤] 从 2004 年 7 月到 10 月，申请参加卓越计划的西医医院共有 229 家，占全台湾 534 家西医医院的 45%。同时，除了万芳、彰基、高

---

① "2013-2014 全民健康保险简介"，台湾"卫生福利部中央健康保险署"网站，http://www.nhi.gov.tw/webdata/webdata.aspx?menu=17&menu_id=659&webdata_id=2891&WD_ID=897

② "行政院卫生署中央健保局"："全民健康保险论人计酬试办计划"，2011 年 2 月 23 日健保医字第 1000000887A 号公告。

③ 医疗品质监测指针即对医院医疗服务品质进行检测的一些基本标准，如医院的门诊医疗服务点数比率、药费成长率、抗生素使用率、平均住院日数、IC 卡上传比率、疾病严重度、同日再急诊率、门诊慢性病开立慢性病连续处笺百分比等等。目前"中央健保局"对大医院和中小医院的品质监测指针不同：大型医院所定的监测指针包括收治重症病患的比率、特殊疾病及罕见疾病病患的比率，以及急诊的服务量，以避免大医院拒收重症病患；至于中小医院，则要求增加长期慢性病患比率及社区预防保健的服务量，以引导不同层级的医院落实分级医疗的精神。参阅台湾《自由时报》，2004 年 10 月 8 日（3版），http://www.libertytimes.com.tw/2004/new/oct/8/today-t1.htm。

④ 台湾《自由时报》，2004 年 10 月 8 日（3 版），http://www.libertytimes.com.tw/2004/new/oct/8/today-t1.htm。

⑤ 施静茹：《卓越计划，健保局说成效不错》，台湾《联合报》，2004 年 10 月 8 日（A2 版）。

雄荣总、高医、慈济等少数几家医学中心未加入外，台北的台大、台北荣总、三总、国泰、新光、马偕，及林口长庚，台中的台中荣总和"中国医药大学附医"，高雄长庚，台南成大附医和奇美等 12 家医学中心均加入其中。

卓越计划实施后，对提升医疗品质产生了一定的效果。"中央健保局"的资料显示，[①] 参加卓越计划的医院不仅重大伤病件数的所占比率较非卓越计划的医院高，而且在医疗费用点数的成长及品质的监测值等方面均优于非卓越计划医院。但医院在参加计划前并没有建立完善配套措施，执行过程中也发生了较大的争议。因为参加了卓越计划，医院的总所得基本是固定的，多服务将增加医院的成本，因此医院限诊、限药、赶病人等等招数尽出，有的医院为了保障自己的额度，甚至将总院的病人转诊到 50 公里以外的分院去领药，全然不顾病人的奔波之苦，[②] 给民众带来诸多不便。2004 年 10 月，台中荣总就因门诊限号、缩减住院的行为，被"中央健保局"逐出卓越计划。但是，这一事件不仅未起到杀一儆百的效果，反而引起医界的强烈不满。10 月 8 日，由 17 家医学中心组成的医学中心协会声援台中荣总，严词批评"中央健保局"是官僚作风，并扬言医学中心不排除集体退出卓越计划，以免背负莫名其妙的责任。[③] "医师公会全国联合会"也认为，"中央健保局"的做法对台中荣总不公平。在这种情况下，"中央健保局"不得不宣布在配套措施建置完成前，2005 年将不再继续办理医院卓越计划。

3. 门诊合理量。全民健保门诊合理量是一种通过调整门诊诊察费以控制门诊量快速成长的医疗费用支付方式。其做法是，以"中央健保局"与医疗服务机构代表共同协商的计算公式为依据，设定各医疗院所每日的合理看诊人次，对合理门诊量以内的看诊人次支付较高的门诊诊察费，对超出合理看诊人次的部分，则给予较低的门诊诊察费。[④] 医疗机构的性质不同，门诊合理量公式和开办时间各不相同。诊所因以门诊业务为主，所以门诊合理量是以每位医师每日看诊人次计算。全民健保最初开办时，基层

---

① 邱永仁：《健保制度之危机与转机》，台湾《台湾医界》第 48 卷第 2 期，2005 年 2 月。见 http://www.med-assn.org.tw/ShowRepID.asp?rep_id=1868。

② 神农：《听到健保第一道刹车声……》，台湾《中国时报》，2004 年 12 月 25 日（A15 版）。

③ 施静茹、陈惠惠：《卓越计划，医学中心拟集体退出》，台湾《联合报》，2004 年 10 月 9 日（A5 版）。

④ 医疗机构的性质不同，门诊合理量计算公式也有差异。诊所因为承办门诊业务，所以门诊合理量的计算是以每位医师每日看诊人次计算；医院除了门诊业务外，还包括住院及其他研究业务等，其门诊合理量计算公式，是以前一年门诊量、医师数及病床数等三部分综合计算。

诊所就实施了门诊合理量，每天看诊超过合理量的部分，门诊诊察费就从230元新台币逐次递减到最低100元。医院合理量部分，因医院除了门诊业务外，还包括住院及其他研究业务，因此，其合理量是以前一年门诊量、医师数及病床数等三部分综合计算。全民健保开办初期，医院门诊量没有实际申报数据为计算基础，因此2000年以前医院每次门诊平均诊察费均支付207元。[1] 从2001年1月1日起，才开始正式实施医院门诊合理量，在合理看诊人次内，每人次支付门诊诊察费为213元，超出合理看诊的人次，每人次只支付120元。[2]

政府部门希望通过调节门诊诊察费控制门诊量的成长，以提高医疗品质。但是政策实施后，并未达到预期效果。一方面，门诊合理量计算公式的合理性受到质疑。依据"中央健保局"提出的门诊合理量计算公式，医学中心一位医师一天仅能看诊3.57人次，区域医院为5.20人次，地区教学医院为7.99人次，地区医院为17.88人次。[3] 但是，这与医生一个工作日看诊人次动辄上百的现实相差甚远，遂引起医界的不满，医疗院所纷纷以各种方式加以抵制。另一方面，门诊合理量政策实施后，由于对超过部分并未停止支付诊察费，再加上门诊量的增加可带动检验检查与药剂费等其他门诊收入，在仍有利可图的情况下，医院会选择增加门诊量作为因应，从而使门诊合理量制度失去功效。

4. 医药分业。所谓医药分业是指医师与药事人员各司其职的专业分工合作方式，原则是"医师处方而不调剂，药师调剂而不处方"。[4] 西方国家一般都实行医药分业，取消医师调剂药品的权利，由药师专门负责。台湾地区从日据时代开始，因袭日本的医疗形态而没有实行医药分业，一直由医师集诊断、治疗、用药于一身，民众也习惯于在医疗院所看病和拿药。但是长期以来产生了许多问题，如药师的执业空间受到了严重压缩，民众用药安全存在隐患，而且药品费用成长难以控制。因为医疗院所或为了迎合民众的要求，或为了谋取利益、收取巨额的药价差而经常多开药，以至于在劳保、农保时代，劳保门诊每一处方笺平均用4.1种药，较其他国家

---

[1] 吴时捷:《实施门诊合理量对区域级以上医院门诊利用与费用的影响》，台湾大学公共卫生学院医疗机构管理研究所硕士论文，2004年，第14页。

[2] 吴时捷:《实施门诊合理量对区域级以上医院门诊利用与费用的影响》，第2页。

[3] 邱永仁:《医院实施合理门诊量之探讨》，台湾《台湾医界》第44卷第2期，2001年，第46~47页。转引自张虎生:《实施门诊合理量对医院门诊量及门诊诊察费影响之研究——以南区健保局之区域医院为例》，台湾成功大学企业管理研究所硕士论文，2002年，第9页。

[4] 杨宗翰:《台湾西医诊所设置"门前药局"因素之分析》，台湾阳明大学医务管理研究所硕士论文，2005年，第18页。

或地区平均2种为高。[1] 全民健保实施后，药价差仍然成为各级医疗院所填补收入的工具，2002年12月16日，国民党籍"立委"徐中雄根据某国际组织计算的资料，公布了台湾前十大药价差医院，这10家医院一年的药价差达160.75亿元新台币，占一年药费总额的比例接近54%。[2] 依此推算，台湾地区医院几乎卖一颗药就赚两颗药的钱，药价差问题相当严重，成为蚕食全民健保资源的重要因素。

为了提高医疗服务品质、节约药费支出，台湾地区90年代初期通过的"药师法"第102条明确规定：医药分业应在全民健保开办后二年之内正式实施。全民健保开办后，医药分业政策从1997年3月1日起先由台北市、高雄市开始试行。随后又陆续在各县市分区分阶段实施，到2001年5月，除澎湖离岛外，已有22县市实施了医药分业。在完成这一阶段性目标后，"卫生署"于2002年8月30日公告，"从2003年1月1日起西医诊所周围1.8公里路程内有健保特约药局者，应实施医药分业"，[3] 以全面落实医药分业，使民众拥有了解其所服药品及自由选择调剂处所的权利。2009年9月22日，又修正公布了"全民健保药价基准"，原则上规定，每年检讨该药价基准一次。

但是，医药分业实施至今却有些变调。"卫生署"为了推动医药分业，在健保给付措施上，对释出处方笺的医师给予一定的奖励金（每张处方25元），并提高了药局药师的调剂费（每张处方24元），[4] 从而形成了医疗院所开处方、拿药的健保给付，低于医师释出处方笺、患者到药局由药师调剂药品的健保给付。因此，部分医疗院所便在诊所前设立门诊药局（"门内药局"），专门承接诊所释出的处方笺；或是在附近自行设立药局，或与药局合作（"门前药局"）释出处方笺，形成医、药联手赚取健保给付差额（每张处方49元）的情形。2005年，"中央健保局"通过调查发现，岛内共有1986家单独经营的药局，其中竟有1061家疑似"门前药局"，估计一年可以多申请16亿元新台币健保费。[5] "门前药局"的开办，虽然没有违背医药分业的法令规范，却使得医院与药局"形分而神不分"，既不利

---

① 台湾"行政院经济建设委员会"都市及住宅发展处全民健保研究计划专案小组编印：《全民健保制度规划技术报告》，第539页。

② 黎珍珍：《立委公布十大药价差医院，长庚居首》，台湾《中国时报》，2002年12月17日（13版）。

③ 杨宗翰：《台湾西医诊所设置"门前药局"因素之分析》，第1页。

④ 张兹：《诊所假药局，健保怪兽》，台湾《中国时报》，2006年5月10日（A15版）。

⑤ 黄文博、黄庭郁：《门前药局A健保，限期投案》，台湾《中国时报》，2006年5月17日（A1版）。

于提高民众的用药品质，又无法避免医疗资源的浪费。因此，"健保局"宜着手取缔这些非法业者。

5. 调整民众部分负担。除了实行总额预算制度等一系列调控和制衡医疗院所的措施外，"中央健保局"还不断调整民众的保费负担，以增加健保财源。2001年，将民众自付门诊药费部分负担的上限由100元新台币调高到200元。2002年1月，调高诊所、中医、牙医、精神科等门诊和急诊诊察费等。2002年9月，实施自付检验部分负担，并提高越级区域医院以上的就医部分负担金额。2004年1月1日，虽然取消民众就医门诊高诊次、检验检查部分负担，但民众就医仍需自行负担基本部分与复健部分的资费；住院民众自行负担费用上限调高：因同一疾病每次住院部分负担上限为24000元新台币，每年住院部分负担为4万元。[①]2005年7月15日，"中央健保局"又实施了调涨健保部分负担的政策，[②] 规定：民众未经转诊直接到医学中心看诊，门诊部分负担由现行的210元大幅调高到360元，区域医院由140元调高到240元，地区医院由50元调高到80元，基层诊所维持50元不变。住院部分负担方面，医学中心由现行的420元调涨到450元，区域医院由210元调到240元，地区医院及诊所不变。

"中央健保局"一直希望通过增加民众部分负担、减少门诊次数，推动转诊制度的实施，抑制医疗资源浪费。但是从1995年到2005年6月，调高部分负担的记录共有五次，却没有一次达到预期目标。不仅转诊制度至今无法实施，而且民众平均每年的门诊次数仍然呈现逐渐增加的趋势。2004年台湾大学学者受"中央健保局"委托研究部分负担政策的影响，结果显示：受保人部分负担的调升不论在抑制浪费或达成政策目标方面都是无效的，历次调整均"未达预期效果"。[③]

6. "多元微调"节流措施。为落实"卫生署"的"多元微调方案"，2005年"中央健保局"提出了六大节流目标，包括一年减少440万次民众就医，减少10%的CT（电脑断层）与磁振造影重复检查，减少2%的医院同一张门诊处方重复开胃药比率，加强检查医疗院所家数与医疗违规追回金额，合理调整支付标准、提升照护品质及提高5%的欠费回收

---

① 中时采访中心：《元旦新措施表》，台湾《中国时报》，2003年12月31日（A6版）。

② 张璟文：《今起大医院看病，最少460元》，台湾《中国时报》，2005年7月15日（A8版）。

③ 黄庭郁、黄筱珮：《坚持调涨，民盟直斥欺负民众》，台湾《中国时报》，2005年6月18日（A6版）。

率，减少重复检查与重复用药部分、缩小药价差等具体节约目标。[①] 这样，主管部门核计一年可望为全民健保节约 300 亿元新台币，这样就可以到 2008 年 7 月不必调涨保费。[②] 显然，这并非解决全民健保问题的根本之道，前民进党"立委"沈富雄一语道破天机，他说"健保多元微调"政策只是把健保财务问题拖到三年后，留给下一任执行者伤脑筋。[③] 显然，全民健保改革已经进入一个十字路口，除了上述短期的开源节流措施外，政府部门正在积极推动二代健保（将在后面阐述）的立法，希望能够通过新的立法摆脱全民健保深陷的困境。

总之，全民健保实施初期，当局尽量调整健保制度设计与社会现实之间的差距，以推动全民健保的全面开展。经过五年的时间，全民健保在纳保率、民众就医的便利性等方面都有明显提高，全民健保阶段性目标基本完成，只是其财务存在巨大的隐忧。因此，自 2000 年以来，为了控制医疗费用的成长、提升医疗品质，台湾地区的全民健保几乎把世界各国或地区的"十八般武艺"，[④] 包括实施总额预算、论病例计酬、论人计酬、论质计酬、合理门诊量、卓越计划、调整部分负担、设立全民健保纾困基金等多项政策全都用上了。这些政策实施后，起到了一定的积极作用，尤其在帮助经济困难民众入保方面成果显著，到 2005 年台湾地区民众纳保率达到 99% 以上。但是这些政策实施时间短暂，政府部门、民众、医界各方还需要一个调整、适应的过程，从其实施的短期效果来看，也并不如预期，甚至形成了一个上（"卫生署"和"中央健保局"）有政策、下（医界、受保人）有对策的恶性循环，导致全民健保医疗浪费严重、财务收支难以平衡、医疗品质令人质疑等问题，这些成为促使政府部门加快全民健保体制改革的重要推动力。

第二节　全民健保制度实施的绩效

对于全民健保的绩效，岛内多数学者认为是显而易见的，因此着墨不多，仅在官方的报告和宣传资料中有所陈述。笔者认为，全民健保实施的

---

① 《联合报》医药组：《健保费率，侯胜茂：从来没说不调》，台湾《联合报》，2005 年 3 月 8 日（A11 版）；黄庭郁：《健保节流案年省百亿元》，台湾《中国时报》，2005 年 3 月 9 日（A11 版）。

② 黄庭郁：《落实多元微调，三年内不涨保费》，台湾《中国时报》，2005 年 3 月 2 日（A10 版）。

③ 施静茹：《健保多元微调，"救不了一世"》，台湾《联合报》，2005 年 3 月 4 日（A10 版）。

④ 叶金川：《全民健保传奇Ⅱ》，第 200 页。

意义重大，值得肯定。它是台湾地区第一个涵盖岛内全体民众的社会保险制度，是国民党退台近50年内所实施的一项重要的民生政策，赢得了"象征（台湾地区）既往残补式社会福利有可能转变成制度式的社会福利制度"，[①]是台湾"迈向现代化国家之重要里程碑"等赞誉。[②]自实施以来，全民健保已经取得较好的成效，不仅使岛内民众得到实惠，而且其成功的经验引起了国际健康保险界的关注。具体表现在以下几个方面。

一、就医公平性和可及性大大提高

健康保险的实施范围是反映一个国家或地区健康保险水平的指标之一。从世界范围来看，实施健康保险的国家和地区越来越多，但是到目前为止，仅有瑞典、日本、意大利、丹麦、加拿大等少数发达国家或地区健康保险的民众覆盖率达到100%。而台湾地区的全民健保制度，从1995年3月开始到2005年3月，仅用10年时间，就有2208万人投保，纳保率高达99%。[③]而到2013年，纳保率已达到99.9%，仅剩0.1%的人口未加入全民健保。可见，全民健保已经覆盖岛内绝大多数民众，参加保险的民众都可以在全民健保的庇护下公平就医，这一成绩是值得肯定的。

与此同时，台湾地区的医疗服务资源呈现增长的趋势，为民众就医提供了更多的实惠和方便。从医疗产业各种执业人员的统计来看，台湾地区平均每万人拥有医事人员数已经从1995年的55.4人，增加2002年的77.9人；平均每万人拥有病床数，从1995年的52.6床增加到2002年的59.2床。[④]全民健保特约医疗院所的总数，在1995年为14599家，到2003年达17259家，同样呈现出不断增加的趋势。据台湾"卫生署"的统计，截至2013年6月底，全民健保特约医疗院所合计达20132家，占台湾岛内所有医疗院所总数93.68%。这些进展大大增加了台湾地区民众就医的便利性。截止到2005年，全民健保实施10年来，特约医疗院所平均每天提供95万人次（88万人次门诊、7万人次住院）民众医疗服务，总共服务30亿人次门诊病人和2亿人次住院病人。[⑤]正如许多海归民众深

---

① 蔡韵竹：《全民健保改革过程中的国家官僚与社会团体——以健保多元化保险人政策为例》，台湾政治大学政治学系硕士论文，2002年，第2页。

② 洪毅一：《对全民健保之看法》，载蓝忠孚总编辑：《全民健保之评析与展望》，第93页。

③ 香港：凤凰卫视，2005年3月1日台北消息。见 http://www.phoenixtv.com/phoenixtv/72631543553589248/20050301/511438.shtml。

④ 台湾"行政院新闻局"编印：《中华民国年鉴（2003年）》，2004年，第940页。

⑤ 黄庭郁：《服务30亿人次，医改会：达低标》，台湾《中国时报》，2005年3月1（A11版）。

深感受到的："台湾全民健保的好，民众在岛外最容易体会到。"① 因为在外国做个检查看个病，动辄上百美元，手术还需要排队、预约，并且往往需要等待一两个月，相较之下，台湾的全民健保不仅不需要等很长时间，而且花费较低。总之，对台湾民众而言，全民健保最重要的现实意义就是，他们的健康有了制度性的保障，能够享有比较平等的就医机会。

全民健保是一种全体民众共同分担健康风险的保险机制，其开办不仅普遍减轻了民众就医时的财务负担，而且使得一些低收入者、无力承担医疗消费的弱势群体，也可以享受到基本的医疗保障。为了保证这些弱势民众② 能够平等地享有健康保险的照顾，全民健保对特殊群体实行特别的照顾政策：

1. 补助中低收入老人的健保费。为了帮助无力负担保费的老人参加健康保险，"内政部法规会"2000 年 4 月 19 日通过"老人参加全民健保无力负担费用补助办法（草案）"，明定中低收入老人，年满 70 岁者，其全民健保的保险费，由"中央"全额补助；未满 70 岁者，由地方主管机关依财政状况订定补助基准。部分负担和自费医疗费用，累计三个月超过五万元新台币以上者，也可获得补助。③

2. 免除三岁以下儿童就医的部分负担。儿童阶段是发病的高峰阶段，为了减轻家长的负担，从 2002 年 3 月 1 日起，"内政部"规定，凡是三岁以下儿童看病或住院只需缴交挂号费，不必缴交部分负担费用，改由"内政部"编列预算支应。这一政策将使 833600 名儿童受惠，一年可减轻家长近 13 亿元新台币的医疗负担。④ 此外，2005 年 2 月 16 日，"内政部儿童局"又通过"3 岁以下儿童医疗补助办法（修正草案）"，未来将补助无力支付健保的中低收入家庭中三岁以下儿童的全民健保自付额，预计一年将有 24000 名儿童受惠，经费约需要 1.3 亿元。⑤

3. 照顾山地、离岛地区的民众。因经济落后、交通不便、医疗资源相对缺乏等缘故，山地、离岛地区民众的平均投保率比台湾岛内整体投保率低，分别为 82.84% 和 91.05%。⑥ 为加强对这些居民的医疗照护，卫生主

---

① 台湾《自由时报》，2004 年 10 月 13 日（10 版），http://www.libertytimes.com.tw/2004/new/oct/13/today-life4.htm。

② "弱势人口"不仅包括老人、儿童、妇女等生理和经济上的弱势者，而且包括地理性的弱势者，如山地、离岛地区民众。

③ 董孟郎：《逾 70 岁穷人，健保全额补助》，台湾《中国时报》，2000 年 4 月 20 日（9 版）。

④ 社论：《兑现竞选政见，建设安乐社会》，台湾《工商时报》，2002 年 3 月 1 日（2 版）。

⑤ 何博文：《中低收入儿健保补助通过》，台湾《中国时报》，2005 年 2 月 17 日（A10 版）。

⑥ 台湾"立法院公报"第 88 卷第 52 期（中册），1999 年 12 月 4 日，第 234 页。

管部门采取了一系列特定的措施落实全民健保政策，包括：（1）充实山地、离岛地区的医疗设备。将偏远地区纳入医疗网，逐年编列专款，充实医院及卫生所、室的医疗设备，包括心电图、生化检验仪器、吉普救护车等。（2）补助民众转诊到台湾本岛就医的交通费用。从 1998 年 7 月 1 日起，实施离岛地区居民转诊就医交通费补助方案，规定离岛地区居民转诊到台湾本岛就医，搭乘班机或班船者，由"卫生署"补助 1/2 的交通费等。（3）鼓励本岛医疗院所对山地、离岛地区的医疗支援。由"中央健保局"协调各医院办理山地、离岛地区医疗服务、居家护理、预防保健及卫生教育等。为鼓励医师前往山地、离岛地区支援，主管部门公告全民健保加强山地离岛地区医疗服务作业方案，订定提高山地、离岛地区特约医疗院所门诊诊察费用的支付标准，并支付偏远地区医师巡回医疗报酬，以鼓励医师下乡服务。从 1999 年 11 月起，开始实施"全民健保医疗给付效益提升计划"，鼓励医疗院所前往山地、离岛地区，增加当地的医疗服务供给。到 2003 年 12 月，台湾地区 48 个山地和离岛地区均办理该项计划，服务的居民约有 40 万人。①2004 年 10 月 20 日，公布了"离岛开业医疗机构奖励及辅导办法"，对在离岛地区开业的医疗机构的场所租金及装潢、配合全民健保申报或电子化病例所需配置的电脑、相关设备及物品、药品费用、医疗器材费用等进行补助。②2012 年起，实施"全民健康保险医疗资源不足地区之医疗服务提升计划"，以专款预算、点值保障方式，鼓励位于离岛地区、山地乡及健保医疗资源不足地区或邻近区域的医院，提供 24 小时急诊服务，及内科、外科、妇产科及小儿科的门诊及住院医疗服务，以强化当地民众就医在地化。

通过上述措施，山地、离岛地区民众就医不便的状况得到明显改善。2003 年评估发现：（1）山地、离岛地区居民每人每年平均门诊次数、医疗费用比台湾岛内民众的平均值高；（2）山地、离岛地区居民到乡外就医情形逐渐减少；（3）山地、离岛地区居民死亡率呈现逐年下降趋势；（4）山地、离岛地区居民住院率也呈现下降趋势；（5）"中央健保局"推动的少数民族辅导纳保计划，也使少数民族纳保率由 1998 年的 82.48%，提高到 2002 年的 91.92%。③ 这样，大大方便了山地、离岛地区民众参加全民健保，从而平等享受健康保险的实惠。连江县卫生局所提供的一份民意

---

① 台湾"行政院新闻局"编印：《中华民国年鉴（2003 年）》，2004 年，第 944 页。
② 台湾"行政院公报"第 10 卷第 41 期，2004 年 10 月 20 日，第 1 页。
③ 台湾大学社会学系主办：《全民健保公民共识会议阅读资料》，第 18 页。http://tsd.social.ntu.edu.tw/NHIachievementandlimit.pdf。

调查报告显示，当地民众对全民健保的满意度高达90%，^① 比岛内的民众（70%以上）高出近20%。

4. 低所得家庭受益。全民健保实施后，保费负担采取量能负担的原则，使高所得者负担比较多的保费，加上政府与雇主共同负担低所得者大部分的保费，使得全民健保的保费占低所得家庭支出的比例大幅度减少。因此，全民健保的实施有利于减少家庭之间的收入差距，具有收入重分配的功能。岛内民众家庭健保受益^② 与家庭保费支出的倍数比，从1995年的2.57增加到2002年的3.03，^③ 其中低所得家庭健保受益远大于高所得家庭。1996年到2003年统计显示，最低所得组的家庭，平均每人每年的健保受益是15391元新台币，最高所得组家庭的健保受益是11206元，前者是后者的1.4倍。如果从健保受益倍数，即家户健保受益与保费支出比来看，最低所得组家庭的健保受益倍数高达5.1，即他们每缴1元的健保费，就可以获得5.1元的医疗照顾，远大于最高所得组家庭的2.2倍。^④2009年6月1日开始实施"中央健康保险局办理烟品健康福利捐补助全民健保保险对象自付保险费作业要点"，将弱势被保险人分为第一级和第二级补助对象，其自付保险费由烟品健康福利捐分配额挹注。可见，全民健保制度的实施，使得低所得家户民众受益匪浅。

5. 全民健保制度的实施，对重大伤病患者及其家庭也是"福音"。从1996年到2002年，每位重大伤病患者年均医疗费用约为19万元新台币，是一般民众医疗费用的11倍。^⑤"卫生署"资料显示，台湾地区民众缴交的每100元健保费中，就有27元是用于帮助重大伤病患者的医疗。在实行全民健保之前，当民众遇到重大疾病时，要么因为没有钱治病而丧失生命，要么为了治病导致倾家荡产。而全民健保的实施，使重大伤病患者同样可以得到健康保险的照顾，基本上避免了民众因贫无钱看病或因病而贫等人间悲剧的发生。这也是全民健保实施的重要意义所在。台南的陈霖松以其亲身体会表达了对全民健保的感激。1995年10月，他的大女儿双臂以下全部瘫痪，一年的医药费就高达5000万元新台币。回忆那段时间，

---

① 叶金川：《全民健保传奇Ⅱ》，第4页。

② 所谓"全民健保受益"，是指由全民健保所负担的每人每年的医疗费用。

③ 社论：《二代健保高度理想性映照下的现实难题》，台湾《中国时报》，2005年1月29日（A2版）。

④ 台湾大学社会学系主办：《全民健保公民共识会议阅读资料》，第18页。http://tsd.social.ntu.edu.tw/NHIachievementandlimit.pdf。

⑤ 台湾大学社会学系主办：《全民健保公民共识会议阅读资料》，第19页。http://tsd.social.ntu.edu.tw/NHIachievementandlimit.pdf。

陈先生表示曾一度想带着女儿同赴黄泉，"如果不是健保帮忙，早就撑不下去"。①

2000年，"卫生署"又专门订定了"罕见疾病防治及药物法"，并研拟"罕见疾病防治及药物实施细则""罕见疾病医疗补助办法""罕见疾病药物专案申请办法"等三项子法。实施后，"卫生署"将补助罕见疾病患者70%的医疗费用，并全额补助低收入患者的医疗费用、药物及特殊营养食品费用。此外，病患若有必要到海外就医，可由健保补助医疗费用。②这样，到2005年，岛内有30多类、约50多种疾病，如癌症、罕见疾病、需要长期洗肾等均被列入重大伤病范围，估计约64万人领有重大伤病卡，其中癌症、洗肾和呼吸衰竭患者占50%以上，这些患者看病或住院时，可免除该项疾病的部分负担费用。③

此外，当台湾地区遇到重大自然灾害时，全民健康保险的相关补助计划基本解除了因灾受伤民众的就医障碍。如1999年发生九二一大地震后，"卫生署"提出"灾区受灾保险对象全民健康保险自付保险费补助计划"等，而2009年莫拉克风灾后，"卫生署"又公布了"莫拉克台风灾后全民健康保险费补助及就医协助办法"，④补助灾民自付保险费，使民众的灾后医疗基本无障碍。

总之，全民健保制度的实施，不仅提高了普通民众的就医可近性，而且保障重大伤病患者、弱势群体享有平等的就医机会，从而普遍提高了民众的医疗消费水平，岛内民众因病而贫、因贫而病的问题基本得到了解决。这一成绩为至今没有实施健康保险制度的国家或地区民众所羡慕。

二、重视民众预防保健

预防保健不仅可以防病于未然，而且有利于节省医疗费用支出，因此得到了实施健康保险的国家或地区的重视。台湾地区全民健保制度实施后，民众可以获得预防保健、门诊、住院、居家照护及社区复健等较完整的医疗照顾，尤其可贵的是，当局更加重视提高民众的预防保健意识。1996年4月1日，全民健保开始开办成人预防保健服务，提供台湾岛内40岁以上民众每三年一次、65岁以上民众每年一次免费健康检查，以减少重大疾病的发病率。全民健保实施最初几年，这一健康检查利用率较低，一

---

① 张璨文：《健保救了陈霖松一家》，台湾《中国时报》，2003年3月2日（13版）。
② 张璨文：《健保费率拟调高，卫署表示无所悉》，台湾《中国时报》，2000年5月9日（9版）。
③ 施静茹：《健保10年5.7万人未曾看病》，台湾《联合报》，2005年3月1日（A6版）。
④ 台湾"行政院公报"，第15卷，第175期，2009年9月11日出版，第27407~27408页。

直维持在 25% 到 30%。直到 1999 年，40 岁以上、未满 65 岁保险对象，成人健康检查的利用率仅为 32.9%，65 岁以上利用率为 31.19%，整体利用率仅为 31.58%。[①] 从 2001 年起，"卫生署"规定，民众在领取健康检查报告后，将增加医师咨询评估项目，以帮助民众了解自己的健康状况。同时，"中央健保局"也逐步加大力度推广健康的观念。根据"中央健保局"估算，[②] 2002 年到 2003 年，40 岁以上民众和 65 岁以上民众健康检查的到检率分别约为 40% 和 41%。可见，民众健康检查的到检率虽然较低，但呈现逐年增加的趋势。预防保健的开展有利于提高民众主要疾病存活率。2000 年的资料显示，各类伤病死者平均年龄由全民健保实施前的 68 岁增加到 71 岁；各类癌症死者平均年龄，由全民健保制度实施前的 65 岁增加到 68 岁。[③] 而台湾地区民众平均寿命，亦从 1994 年的 74.5 岁提升至 2011 年的 79.15 岁，全民健保制度的实施功不可没。

三、民众满意度较高

全民健保医疗给付的范围较宽泛，原则上只要是民众生病、受伤或生育所必要的医疗服务，全民健保均予给付，除非"全民健保法"明文规定不给付的项目。全民健保开办以来，给付的范围日益扩大，如艾滋病给付、孤儿药给付、促进山地离岛服务、海洋性贫血给付等，每年约需增加 20 亿元新台币。药品部分，"中央健保局"每年均会根据药品的疗效与成本效益新增给付药品，每年约需要增加 15 亿元。[④] 另外，为了给保险对象提供持续性的医疗照护，全民健保还陆续将居家照护纳入医疗给付范围，并且将居家照护的对象扩及到合法立案的护理之家、安养机构与养护机构收留的民众，大大减轻了民众的就医负担。[⑤] 与此同时，民众的健保受益也呈现逐渐增加的趋势。"行政院主计处"公布的健保服务指标显示：到 2002 年，全民健保特约门诊率、住院就诊率、住院日数等，全部是上升曲线。民众家庭健保受益与家庭保费支出的倍数比，也一路从开办时的 2.57，攀升到 2002 年的 3.03。[⑥] 由此可见，全民健保制度实施以来，台湾

---

① 黄妙云：《健保成人健检，延至 7.1 实施》，台湾《中央日报》，2001 年 3 月 19 日（8版）。

② 施静茹：《按时健检才是典范》，台湾《联合报》，2005 年 3 月 2 日（A6 版）。

③ 台湾"行政院卫生署"编印：《全民健保改革综论》，第 21 页。

④ 台湾"行政院卫生署"编印：《全民健保改革综论》，第 19 页。

⑤ 陈钦贤、刘采卿、林建仁：《家庭所得与自付医疗费用之财务负担分析》，台湾《台湾银行季刊》第 56 卷第 2 期，2005 年 6 月，第 224 页。

⑥ 社论：《二代健保高度理想性映照下的现实难题》，台湾《中国时报》，2005 年 1 月 29 日（A2 版）。

地区民众的健保受益远大于保费支出的增长。

因此，全民健保的民众满意度呈现上升的趋势。"卫生署"统计资料显示，1995年9月，全民健保制度最初施行时，岛内民众的满意度仅有39.0%。随后满意度不断上升，到2001年12月，达到78.5%。其后，虽然2002年9月施行全民健保双涨，导致2002年11月满意度下降至59.7%，不满意度上升至29.6%，但是随着政策落实，民众满意度又逐渐回升，2004年达到78.6%。二代健保实施前三年的2010年、2011年、2012年，民众对健保的满意度分别为85.2%、80.4%、79.4%。因此，全民健保被称为岛内民众满意度最高的一项公共政策。

四、医疗保健总支出成长趋于稳定

全民健保制度实施后，保险人对医疗院所的服务有审查之责，通过医疗费用申报制度及总额预算支付制度等措施，有利于抑制整体"国民医疗保健费用"[①]的成长。从台湾地区医疗保健支出占岛内生产毛额的百分比来看（见表5.2），可以看出全民健保的实施，使得岛内医疗保健支出得到了一定的抑制。如果没有全民健保，以1990~1994年间岛内民众医疗保健支出的成长趋势推算，1995年到2001年，民众医疗保健支出占岛内生产毛额的比例将从5.2%增加到6.4%。但是实施全民健保后，岛内民众医疗保健的实际支出占岛内生产毛额的比例仅从1995年的5.27%增加到2001年的5.77%，低于未实施全民健保时的预估值。此后，2002~2009年，台湾地区民众医疗支出占岛内生产毛额的比率分别为5.96%、6.15%、6.20%、6.24%、6.25%、6.16%、6.49%、6.89%，呈现稳步增长之势。从每人医疗费用增加率来看，[②]1985年到1994年平均每人医疗费用增加率为11.98%，全民健保实施后，1995年到2002年，平均每人医疗费用增加率为7.71%。因此，全民健保实施后，无论是岛内医疗保健支出总额的实质增加率，还是每人医疗保健支出的实质增加率，均有所降低。可见，台湾地区的全民健保确实有效控制了岛内医疗保健支出的成长。只是这并不意味着全民健保财务收支状况良好，因为全民健保财务收支状况与保费收入、保险支出二者的互动有关，我们将在后面详细阐述其财务状况。

---

① 岛内民众医疗保健支出包括各经济活动部门（含政府、企业、家庭与对家庭服务的非营利团体）的医疗保健支出，概称为"国民医疗保健支出"。

② 台湾"行政院主计处"编印：《中华民国台湾地区国民所得统计摘要》，2003年9月。转引自张博钧：《全人照护医疗系统建置之探讨》，台湾《台湾银行季刊》第56卷第1期，2005年3月，第299页。

表 5.2 台湾 1990~2001 年间医疗保健支出占台湾岛内生产毛额的百分比

	1990	1991	1992	1993	1994	1995	1996	1997	1998	1999	2000	2001
实际支出	4.2	4.5	4.77	4.88	4.93	5.27	5.29	5.27	5.33	5.46	5.44	5.77
无健保的预估支出	—	—	—	—	—	5.2	5.4	5.6	5.8	6.0	6.2	6.4

资料来源：叶金川：《全民健保传奇Ⅱ》，台北：董氏基金会，2003 年，第 73 页。

五、国际声誉较好

从国际比较观点来看，在健康保险费率部分，2002 年，先进国家或地区医疗保险费率，都比台湾地区的保险费率 4.55% 高，如日本为 8.5%、德国为 13.8%、法国为 19.6%，[①] 而保险费率低意味着民众整体的保费负担较轻。再从医疗费用占国民生产毛额的比重来看，全民健保实施后，台湾地区医疗保健费用占岛内生产毛额比率呈现逐年增加的趋势，只是与其他工业化国家或地区相比较，其所占的比例偏低。台湾每年医疗支出占岛内生产毛额的比例从 1995 年的 5.25% 增加到 2009 年的 6.89%，远低于 2009 年美国的 17.38%、德国的 10.33%、法国的 9.67%。[②] 在健保管理绩效上，台湾地区的行政支出占健保医疗费用总支出的 1.48%，该比率在全球已实施全民健康保险的国家或地区中也是最低的。[③] 也就是说，台湾地区全民健保费用总体投入较少。

但从实施效果来看，台湾实施全民健保以来，其在保障范围、就医的方便性与医疗费用控制等方面的成就，都得到了国际社会的肯定。（1）从世界卫生组织评价健康保险的重要指标——医疗财务的公平性[④] 观察，全民健保的成效显著。1997 年，台湾地区医疗财务的公平性指标达 0.991，高居世界卫生组织成员的第二名。此后，虽然医疗财务的公平性指标呈现下降的趋势，到 2002 年减为 0.989，但仍高居世界卫生组织诸成员之首。[⑤]（2）2000 年英国《经济学人杂志（EIU）》，在比较 27 个先进的工业国家或地区后发现，台湾地区在健康指标、医疗保健支出、医疗资源及医疗品

① 杨力进：《全民健保保险人与被保险人权益争议之研究》，台湾中正大学法律学研究所硕士论文，2003 年，第 3 页。
② 黄煌雄、沈美真、刘兴善：《全民健保总体检》，第 46 页。
③ "2013-2014 全民健康保险简介"，台湾"卫生福利部中央健康保险署"网站，http://www.nhi.gov.tw/webdata/webdata.aspx?menu=17&menu_id=659&webdata_id=2891&WD_ID=897。
④ 医疗财务公平性即全民健保实施后不同所得家庭在医疗财务负担上的公平性。
⑤ 罗纪琼：《健康保险财务与医疗储蓄帐户》，台湾《自由中国之工业》第 90 卷第 10 期，2000 年 10 月，第 17 页。

质等方面的成就，全世界排名第二，仅次于瑞典，日本排名第四，韩国第13名，中国大陆第19名。[①]（3）2003年5月，美国普林斯顿大学学者郑宗美（Tsung-Mei Cheng）在 *Health Affairs* 上发表文章，也赞美台湾地区健康保险制度是一项了不起的成就。[②]（4）2005年3月18日与19日，在台湾大学举行的健保10周年国际研讨会上，有来自德、英、日、韩、美等国家的健康保险专家参加，各国专家都很羡慕台湾全民健保给付几乎包山包海，美味无比。[③]2008年以来，美国健康保险改革，台湾地区的全民健保模式常成为被讨论和学习的对象。也就是说，台湾地区以较少的投入，获得了良好的成效，因此，全民健保被称为台湾地区继"经济奇迹"外创造的"医疗奇迹"，[④]并享有较好的国际声誉。

正因为如此，全民健保不仅成为"台湾之宝"，[⑤]也成为许多国际医疗保险界人士关注和学习的热点，一些国家或地区的卫生官员、专家学者纷纷到台湾考察学习，2003年有54个国家或地区226人次，2004年有51个国家或地区233人次。[⑥]此后到台湾地区考察全民健保的人数不断增加，2012年有30多个国家或地区811人次。可见，全民健保的成功经验已经引起了国际社会的关注。

总之，台湾地区的全民健保制度已基本达到了"全民纳保，公平就医"的目标。岛内民众基本享有平等的就医机会，民众的就医负担减轻了，就医品质提高了，健康照顾有了制度性的保障，因此，民众的满意度较高，全民健保已经成为他们生活的一部分。正因为如此，台湾部分学者把全民健保的实行作为台湾地区进入福利社会的标志。有的学者认为，全民健保是台湾地区社会保险真正迈向全民性福利制度的新阶段。[⑦]同时，全民健保在医疗费用控制、提升民众医疗照顾水平等方面的效果较好，并因此得到国际健康保险界的关注和认可，其成绩值得肯定。但这并不表明全民健

---

① 台湾"行政院卫生署"编著：《全民健保改革综论》，第27页。

② 台湾"行政院卫生署"编著：《全民健保改革综论》，第26页。

③ 庄素玉：《全民如何抢救健保？》，台湾《天下杂志》第320期，2005年4月1日，第74页。

④ 陈紫郎、黄维民、王俊文：《全民健保的另一个观点：病患与医师满意度的重要性》，载蓝忠孚总编辑：《全民健保之评析与展望》，第85页。

⑤ 黄庭郁：《总统加持：健保，台湾之宝，绝不能倒》，台湾《中国时报》，2005年3月19日（A11版）。

⑥ 王秀红（"行政院卫生署副署长"）：《实施全民健保多元微调方案对解决健保财务缺口政策之业务报告（书面报告）》，2005年5月16日，台湾"立法院"第六届第一会期卫生环境及社会福利委员会全体委员会议，http://www.hia.org.tw/message/940516。

⑦ 社论：《全民健保法——一项划时代的社会立法》，台湾《中央月刊》，1994年8月，第14页。

保已达到了预期的理想境界，仍有民众从未参加全民健保，而这些人口中大部分正是最需要健康保险照顾的弱势民众，同时在全民健保财务、体制、公平性等方面仍存在亟待解决的问题。

第三节　全民健保制度面临的困境

全民健保虽然取得了引人瞩目的良好绩效，但是目前面临的重重困境同样不可忽视。台湾"中央研究院院士"宋瑞楼认为，全民健保的社会应该具有足够的医疗人员、健全的医疗网、完善的转诊制度及充裕的经费，这样才能提供适当的医疗，并且还要多数民众具有自由、民主社会的素养，了解全民健保与社会福利制度的意义及重要性，愿意配合纳税与缴交足够的保费。[①] 而目前台湾的社会还未达到这样的水准，不仅医疗体系不够完善，医界以利润为导向竞相赚取全民健保的资费，而且存在民众把全民健保当成社会福利，尽量压低自己的保费负担，节约意识比较淡漠，医疗资源浪费较为严重等不容忽视的深层次问题。如果不及时进行改革和整治，则可能导致全民健保的破产。因此，全民健保制度的改革创新和永续经营，已经成为岛内各界及广大民众共同关注和努力实践的重要课题。笔者检视岛内全民健保的历史和现状，认为目前面临的主要问题在于以下几个方面。

一、组织体制功能不彰

台湾地区的全民健保制度，是由官方主办的一项社会保险政策。其主管机关为"行政院卫生署"，其下设立全民健康保险监理委员会、医疗费用协定委员会与全民健康保险争议审议委员会，分别负责全民健保的监督管理、费用协定、争议审议等相关事宜。同时，设立了"中央健康保险局"为保险人，办理保险业务。在全民健保实施的过程中，这一制度体系的效率和功能受到质疑。表现在：

1."中央健保局"经常受到政治的干预，严重影响政策调整机制的常态运作，甚至有时运作失灵。"中央健保局"是行政机关，其主管机关是"卫生署"，必须接受行政、立法、司法、考试和监察"五院"的监督。这种机制本可以对"中央健保局"形成有效的监督，以保证全民健保政策的正常实施，但在目前岛内的政治环境下，"中央健保局"政策调整往往受

---

① 宋瑞楼：《让全民健保脱困》，台湾《中国时报》，2000 年 5 月 10 日（15 版）。

到政治的干预。如在指示用药费的支付上，就存在这样的问题。"全民健保法"虽然规定成药与指示用药不在健保给付范围，但是自全民健保实施初期，为照顾民众的习惯，"中央健保局"仍然延续公保、劳保时期的给付办法，继续对法定成药与指示用药的费用给予支付，每年为此支出健保费用约 23 亿元新台币。[①] 随着全民健保财务危机的出现，2005 年 7 月，"中央健保局"终于宣布将不再给付 1200 种指示用药的费用，这实际上是回归"全民健保法"的规定，依法行事，但是却遭到"立法院"的指责，后者认为这样将导致民众的利益受损，并提案建议"行政院"在未经"立法院"同意之前，暂缓执行上述指示用药不再给付的政策。[②] 可见，"中央健保局"的官方属性，使其严重缺乏依法行事的专业性和独立性，它必须面对各方的政治干预，往往造成全民健保业务的延迟和失误，这也是学者极力推动"中央健保局"行政法人化的重要原因。

2. "中央健保局"员工的奖金问题引起社会的强烈不满。"中央健保局组织条例"第 27 条规定："本局及分局之人事管理及职务列等，比照金融保险事业机构办理。"因此"中央健保局"成立以来，一直按照"国营事业"标准发放员工福利金。但是，就"中央健保局"究竟属于"国营事业"还是行政机关，[③] 存在较大争议。按照"财政部"1997 年 5 月 6 日解释，"中央健保局"不以营利为目的，与一般行政机关无异，应归属于行政机关。[④] 但长期以来"中央健保局"每年度仍然比照"国营事业提拨营业收入万分之五"提拨员工的福利金、绩效奖金及考核奖金。[⑤] 如 2005 年度"中央健保局"预算中，每位员工除了编列了 2.6 个月的绩效奖金（约 14 万元新台币）外，还可以领 1.5 个月的年终奖金，和半个月到 1 个月的考绩奖金，总计约 23 万元。[⑥] 在全民健保财务频频告急的情况下，"中央健保局"的预算编制几乎每年都引起舆论的强烈批评，因此，"立法院"审查的 2006 年度"中央政府总预算案报告"中规定，"卫生署"

---

① 江慧真：《取消指示用药给付，张博雅抨击》，台湾《中国时报》，2005 年 3 月 23 日（A10 版）。

② 台湾地区 2005 年度《总预算案附属单位预算营业及非营业部分案审查总报告（修正本）》，台湾"总统府公报"第 6639 号附件，2005 年 6 月 29 日，第 53 页。

③ 在台湾地区，行政机关不以营利为目的，其员工的福利金只有绩效奖金；而"国营事业"以营利为目的，其员工除了绩效奖金外，还有年终奖金和考绩奖金。

④ 台湾地区 2003 年度《总预算案审查总报告（修正本）》，台湾"总统府公报"第 6506 号附件，2003 年 2 月 7 日，第 144 页。

⑤ 台湾地区 2005 年度《总预算案附属单位预算营业及非营业部分案审查总报告（修正本）》，台湾"总统府公报"，第 6639 号附件，2005 年 6 月 29 日，第 54 页。

⑥ 张启凯：《拿军购预算来换健保费》，台湾《新新闻周报》第 932 期，2005 年 1 月，第 54~57 页。

应会同"行政院"相关单位,研商将"中央健保局"改制为行政(公务)机关,并在 2006 年度内将"中央健保局组织条例"修正案送"立法院"审查。[1]

3.全民健保监理委员会和全民健保医疗费用协定委员会等机构的功能不彰。这些机构的法定组成成员,包括政府相关机关、被保险人、雇主、保险医疗服务机构代表及学者专家,从制度设计的角度观察,可以为民间相关团体的结构性参与提供管道。[2] 但是,岛内医界与民众均未组成强有力的民间团体,尚不具备与政府部门平等对话和协商的地位,而只是官方的咨询对象。而且,上述机构又隶属于"卫生署",行动受到"卫生署"的制约,其决议的效力在法律上并没有得到明确的规定,也没有最终的决定权。[3] 因此,全民健保实施的过程中具有明显的政府决策的特点,无论是全民健保监理委员会,还是全民健保医疗费用协定委员会,自成立以来,都是只有形式上的组织,功能难以彰显。

二、费率调整机制失灵

费率调整是维持全民健保财务平衡的重要手段,但是在台湾的政治社会现实下,全民健保费率调整举步维艰。早在 1997 年 11 月,"中央健保局"提出的"全民健保财务收支预估与费率精算"指出,维持 1998 年到 2002 年 5 年健保财务收支平衡的费率平均为 4.64%,高于当时的全民健保费率(4.25%)。[4] 到 1998 年 7 月底,全民健保第一次收入小于支出,但国民党当局为了争取民意和利于选情,决定不增加民众负担,使全民健保财务能够挺过 2000 年台湾地区领导人选举。民进党执政后,为了稳定政权,遂继续维持国民党当局的做法。于是,"卫生署"只得通过调整部分负担、提高投保薪资上限等方式维持健保的运作,却一直未敢调涨保险费率。到 2002 年 6 月底止,全民健保安全准备金结余仅剩下 102 亿元新台币,远低于 1 个月平均医疗费用支出 265 亿元。按照"全民健保法"第 20 条和第 67 条的规定,应该调整费率。于是,"卫生署"在 2002

---

[1] 台湾地区 2006 年度《总预算案审查总报告(修正本)》,台湾"总统府公报"第 6673 号附件,2006 年 2 月 6 日,第 156 页。

[2] 台湾"行政院卫生署"编印:《全民健保组织体制改革规划——公共行政及政策的观点》,第 8 页。

[3] 叶金川:《全民健保传奇 II》,第 202 页;台湾"行政院卫生署"编著:《全民健保医疗资源配置与合理使用》,第 123 页。

[4] 谢宏宏:《要有宏观的心才能化解健保危机》,台湾《国策专刊》,2001 年 5 月 1 日,第 16~18 页。

年8月（“立法院”休会期间）宣布，从9月1日起实施健保双涨，但这次费率调涨却引起了空前的争议，它的实施不仅伴随着“卫生署长”李明亮的辞职（2002年8月25日），及“全国总工会”和“全国劳工联盟总会”发动的抗议示威活动（2002年8月27日），而且引起“立法院”和“监察院”的质疑。

首先，立法部门与行政部门就健保双涨的合法性问题展开了拉锯战。立法部门站在维护民众利益的立场上，认为“保费调涨是变相加税”的做法，无法改变民众的医疗行为，因此反对健保双涨政策。[①]然而行政部门根本不理会立法部门的意见，于是在2003年1月11日，“立法院”通过了“停止健保双涨”的决议案，并限“行政院”在一个月内执行。但是，“卫生署”非但没有停止健保双涨，反而认为“立法院”的决议有法律上的争议。在这种情况下，2003年5月，“立法院”在野党团“立委”便利用审查“国营事业”及非营业事业预算的机会，联手删除了2003年度“中央健保局”因实施健保双涨等政策而获得的收入，共约195亿元新台币。因此，立法与行政部门陷入僵持的境地。2003年7月3日，“监察院”也介入争议，认为行政部门在健保双涨事件上程序不合法，提出“纠正”，[②]要求行政部门在两个月内按程序补送“立法院”。面对如此压力，行政部门却仍然坚持健保双涨有效，无需停止，公然与立、监“两院”抗衡。直到健保双涨实施一年后，行政部门才认定，全民健保高诊次与检验部分负担的调涨，诱导民众落实转诊、减少浪费的成效有限，[③]因此宣布从2004年1月1日起，取消门诊高诊次与检查部分负担的调涨，至此健保双涨变成健保费率单涨。

但是，对于全民健保双涨事件的质疑仍然不断发酵。2005年1月，“监察院”完成调查报告，就健保双涨事件对“卫生署”和“中央健保局”又提出纠正。因为调查发现，“卫生署”在实施健保双涨后，财务问题至

---

① 罗晓荷、潘颜妃、林美玲：《政策不变，国亲扬言关协商大门》，台湾《联合报》，2002年8月28日（3版）。

② “监察院”是台湾地区“中央政府五院之一”，与“行政院”“立法院”“司法院”“考试院”并列。台湾地区“宪法”第90条规定，“监察院为国家最高监察机关”，其职权主要有同意权、弹劾权、纠举权、纠正权、调查权、审计权、提案权。其中纠正权，根据台湾地区“宪法”第97条规定，“监察院”经各该委员会的审查及决议，得对“行政院及有关部会”提出纠正案，促其注意改善。“行政院或有关部会”接到纠正案后，应立即做适当的改善与处理，并应以书面答复“监察院”，如逾两个月仍未将改善与处置的事实答复“监察院”时，“监察院”得质问之。参阅朱谌：《中华民国宪法理论与制度》，台北：五南图书出版公司，1995年，第428页。

③ 廖丰亿：《行政与立法互动下的民主课责——以全民健保双涨事件为例》，台湾私立世新大学行政管理学系硕士论文，2005年，第54页。

今未能改善，反而因没有配套措施，造成弱势民众就医的困扰，草率推动健保双涨案，有欠允当，因此"监察院"提案纠正"卫生署"及"中央健保局"。①"立法院"也未善罢甘休，为防止行政单位再利用"立法院"休会期间宣布健保双涨，"立法院"审查政府预算的过程中，将2005年"行政院卫生署"预算中关于科技发展工作、毕业后一般医学训练计划、卫生教育模式的建立与推广、社区用药安全健康营造计划、提升病人照护品质等非急迫性项目预算的2/3冻结，总计约12亿元新台币，等"卫生署"至"立法院"报告健保财务规划经同意后，始得解冻。②这使得全民健保费率调涨寸步难行，也正是全民健保制度实施至今仅调涨过一次费率的主要原因。

如果把视野放得更宽广些，可知全民健保的财务问题并非个别现象，而是台湾社会保险事业发展过程中的通病。前面述及，还在全民健保规划阶段，实施多年的公保、劳保、农保等各项社会保险就已经面临严重的财务危机，政府部门希望通过全民健保的实施，缓解各项社会保险的财务问题。但是在全民健保实施后，不仅全民健保自身的财务危机频频，而且因政治的干预，各项社会保险的财务状况均未得到明显改善，无法按照精算费率实施。全民健保在2001年的精算费率为4.91%，但是"行政院"在2002年9月只将保险费率由4.25%调高到4.55%。因为陈水扁说："我的任期是到93年（即2004年）5月20号，到那里4点55（作者按：健保费率）就够，所以我只调到4点55，以后的事以后的人要去处理。"③其中隐含的政治干预可见一斑。但这种短线操作的办法却可能对全民健保制度的发展产生深远的影响。除了全民健保之外，其他各项社会保险普遍存在费率偏低的问题（见表5.3）。截止到2002年12月底，劳工保险的实际费率比精算费率低5.015%，公教人员保险的实际费率比精算费率低0.3%，军人保险和农民健康保险则根本没有办理保险精算。

---

① 何博文：《2002年健保双涨，监院开铡》，台湾《中国时报》，2005年1月18日（A9版）。

② 台湾地区2005年度《总预算案审查总报告（修正本）》，台湾"总统府公报"第6617号附件，2005年2月5日，第99~100页。

③ 廖丰亿：《行政与立法互动下的民主课责——以全民健保双涨事件为例》，第87页。

表 5.3 台湾地区社会保险财务精算办理情形比较表

保险名称	精算规定	法定保险费率	最近精算建议费率	实际费率(2002.12.31)	比较结果
劳工保险	未规定	6.5%~11%*	2000年11月 11.135%	平均 6.12%	较精算低 5.015%
军人保险	未规定	3%~8%	未办理	8%	"国防部"称,"政府"历年累计补助军保预算不足约 430 亿元
公教人员保险	"公教人员保险法施行细则"第4条:每3年精算1次	4.5%~9%	2002年7月 7.45%	7.15%	较精算低 0.3%
农民健康保险	未规定	6%~8%	未办理	2.55%	难以比较,其财务状况在各保险中最糟
全民健康保险	"全民健康保险法"第2条:每2年精算1次	6%(上限)	2001年 4.91%	4.55%	较精算低 0.36%
就业保险	"就业保险法"第92条:每3年至少精算1次	1%~2%	2003年开办	1%	开办时初次精算

说明:＊劳工保险费率仅为普通事故保险费率,另职业灾害保险费率,则按照职业灾害保险适用行业别及费率表的规定办理。

资料来源:赖森本、陈绫珊:《从会计观点检视我国社会保险问题(上)》,台湾《会计月刊》第 229 期,2004 年 12 月,第 117 页。

深入分析各项社会保险费率较精算费率低的原因会发现,除了行政部门的干预外,立法部门在其中起了不可忽视的作用。李登辉主导台湾地区的"宪政"改革,台湾地区政治体制发生了深刻变化。(1)历经六次"修宪"后,"监察院"与"国民大会"相继退出了"国会"领域,"立法院"承接了许多原本属于"国大"和"监察院"的职权,如调阅权、弹劾"元首权""司法院""考试院"与"监察院"的人事同意权,并且独享的"修宪"提案权等。因此,"立法院"逐渐成为政治决策的重镇。[①](2)"总统"一职的设计初衷是统率"五院",向"国民大会"负责。但随着"国民大会"逐渐被虚级化,以及"行政院长"的副署权和"立法院"对于"阁揆"同意权被移除,"行政院长"逐渐成为"总统"的幕僚长,行政部门

---

① 蔡韵竹:《全民健保改革过程中的国家官僚与社会团体——以健保多元化保险人政策为例》,第 4 页。

的最终决定权在"总统"。因此,"总统"一职在理论以及实务上都没有可与其相制衡的部门或单位,[①]"总统"高于"五院",也超然于"立法院"之上。[②]

这一政治体制使得"总统"虽然有最高决定权,却可以躲在"行政院"背后,规避"国会"的直接监督;而"立法院"也因只需决策,不管执行的后果,而使行政部门必须承担施政的责任。[③]在这一权力结构中,当"总统"和"立法院"(多数)属于同一政党时,法案的通过比较顺利;当二者属于不同政党时,法案的通过就特别困难。这在 2000 年政党轮替后,表现尤为明显。民进党执政以来,虽然掌握了行政最高权力,但由于一直未掌握"立法院"多数,朝野几乎在所有重要议题上都缺乏共识,相互不信任。[④]因而,行政部门的政策推动常受到"立法院"在野党团的掣肘,二者甚至经常处于对峙的状况。

全民健保费率调整过程中,行政部门与立法部门之间互动不畅,导致费率难以依法调整。因为各项社会保险均具有公办公营性质,其保险机构必须接受民意机关——"立法院"的监督。但是在连年选举的政治环境下,"立委们"并非以精算师的准确数据为依据对费率进行审查,却常常在选票的考量下,使费率调涨案如同加税案一样迟迟无法在"立法院"通过。[⑤]全民健保实施后,虽然"全民健保法"明确规定允许主管机关在 6%以内按照精算结果调涨费率,但实际上,行政部门即使在法律允许的范围内调涨费率,仍然受到了"立法院"的杯葛,导致全民健保的费率调涨机制近乎失灵,这成为全民健保乃至台湾地区各项社会保险财务平衡的致命弱点。

因此,至今各项社会保险均面临着严重的财务危机。2000 年精算结果显示(见表 5.4),劳工保险潜在负债 13093 亿元新台币,公教人员保险潜在负债 2711 亿元,农民健康保险到 2001 年亏损 34 亿元。各项社会保险合计亏损及潜在负债共约 16000 亿元。但直到 2005 年,台湾地区"全

---

① 台湾"行政院卫生署"编著:《全民健保组织体制改革规划——公共行政及政策的观点》,第 22 页。

② 蔡韵竹:《全民健保改革过程中的国家官僚与社会团体——以健保多元化保险人政策为例》,第 142 页。

③ 蔡韵竹:《全民健保改革过程中的国家官僚与社会团体——以健保多元化保险人政策为例》,第 147 页。

④ 崔之清:《我看台湾的政党政治》,《两岸关系》2003 年 1 月,第 28 页。

⑤ 黄庭郁:《长期超载,压垮健保财务》,台湾《中国时报》,2000 年 5 月 6 日(9 版);潘颜妃:《李明亮:案子送立院就没完没了》,台湾《联合报》,2002 年 8 月 28 日(3 版);何启生:《涨保费,补开源节流 8 个错?》,台湾《联合报》,2005 年 1 月 6 日(A15 版)。

民健保法"修改草案有关体制改革公办民营化仍是争议的焦点，而这种重大的体制改变尚未有一致的看法，在短期内并无法修正通过。[①] 这说明全民健保乃至整个社会保险的体制和政策执行环境有待于改善，而远离政治、让健保健全运作成为学者专家对健保改革的共识。

表5.4　台湾地区社会保险亏损及潜藏负债情形表

保险名称	亏损拨补的规定	实际亏损及潜藏负债
劳工保险	"劳工保险条例"第 69 条：亏损在"中央劳工保险局"未成立前，应由"中央主管机关审核拨补"	2000 年精算结果，潜在负债 13093 亿元
军人保险	未规定	"国防部"称，历年"政府"累计补助军保预算不足 430 亿元
公教人员保险	"公务人员保险法"第 5 条：1999 年 5 月前的亏损及潜藏负债由政府拨补，之后应调整保险费率	2000 年精算，潜在负债 2711 亿元
农民健康保险	"农民健康保险条例"第 44 条：亏损由主管机关审核拨补，如认为应调整费率时，应调整之	2001 年亏损 34 亿元
全民健康保险	未规定，但有类似规定（"全民健保法"第 67 条：安全准备总额低于 1 个月保险给付总额时，应调整保险费率或安全准备提拨率）	因健保费率在 2002 年双涨，所以暂难估计（实际费率 4.55%，精算费率 4.91%）
就业保险	未规定	2003 年开始
合计	约 16000 亿元	

资料来源：赖森本、陈绫珊：《从会计观点检视我国社会保险问题（上）》，台湾《会计月刊》第 229 期，2004 年 12 月，第 118 页。

三、保费负担争议不断

全民健保的保费是由被保险人、投保单位、政府三方按照不同的比例共同负担的，政策规划者希望借由保费负担机制，发扬健保自助与互助的根本理念，达到风险分担与促进健康的目的。但是，有关保费分担的问题，引起了各方不满，争议不断。

1.从投保单位来看，全民健保实施以来，雇主和政府负担的平均眷口数，从 1.36 口一路下降到 2001 年的 0.78 口。因此，从 1995~2001 年，投保单位的保费负担占全民健保保费收入的比例从 36.7%，降低到 32.3%，呈下降的趋势（见表5.5），但企业界雇主仍然质疑保费负担的公平性。主

---

① 黎宗剑、王治超、朱铭来主编：《台湾地区全民健康保险制度研究与借鉴》，中国金融出版社，2007 年，第 146 页。

要原因如下。2002 年修订的"全民健保法施行细则"第 70 条规定,"中央健保局"应每年公告新的平均眷属人数。按照"中央健保局"自己推算,随着人口的减少,台湾地区实际平均眷口数仍然呈现下降的趋势,如 2002 年为 0.76 人,2003 年为 0.73 人,2004 年为 0.71 人,2005 年只有 0.69 人。但是,为了不降低保费收入,"中央健保局"对投保单位实际负担的平均眷口数从 2001 年以来一直未调降过。根据"卫生署"的计算,平均眷口数每降低 0.05 口,每年将影响保费收入约 40 亿元新台币,[①] 换算成雇主和政府实际负担保费,则 2002 年"中央健保局"多收了雇主和政府 22 亿元,2003 年 56 亿元,2004 年 78 亿元,2005 年 100 亿元,四年共超收 256 亿元。其中政府的公营企业支付了 86 亿元,其余 170 亿元全部来自民间企业雇主。[②] 于是,2006 年 3 月,工商界代表公开质疑"中央健保局"在平均眷口数这个议题上不守法,超征工商界 170 亿元。

2. 从政府部门的保费负担比例观察,全民健保实施后,政府部门的医疗保健支出呈现整体下降的趋势(见表 5.5),从 1995 年的 30.3% 下降到 2001 年的 28.0%。近年来,"中央"与地方财政日益困窘,地方政府积欠健保补助款的问题日益严重,有关健保补助款分担的争议也逐渐浮现。

表 5.5 台湾地区历年全民健保应收保费——按来源别结构比

单位:%

		1995	1996	1997	1998	1999	2000	2001
保险对象负担保费比		33.0	37.1	38.5	39.2	39.0	39.1	39.7
投保单位负担保费比		36.7	33.8	33.0	32.9	32.9	33.0	32.3
政府负担保费比	"中央政府"负担保费比	13.4	14.2	14.5	14.5	19.3	23.5	23.8
	省市政府补助保费比	15.0	13.2	12.3	11.8	7.2	2.9	2.7
	县市政府补助保费比	1.9	1.7	1.7	1.6	1.6	1.5	1.5
	政府负担总保费比	30.3	29.1	28.5	27.9	28.1	27.9	28.0

资料来源:台湾"中央健保局"编印:《全民健保统计动向》,2003 年,第 57 页。

从 1995 年到 2003 年年底,地方政府积欠全民健保保费补助款约 348 亿元新台币,总欠费率达 28.51%。其中台北市政府欠费 155 亿元新台币,欠费率为 25.84%;高雄市政府欠费 120 亿元,欠费率为 53.18%;云林县

① 台湾"立法院公报"第 89 卷第 35 期,2000 年 5 月 31 日,第 332 页。
② 黄庭郁:《健保超征 170 亿,工商界要追回》,台湾《中国时报》,2006 年 3 月 13 日(A6 版)。

20 亿元，欠费率为 55.36%；屏东县 16 亿元，欠费率为 43.14%；嘉义县 15 亿元，欠费率为 50.21%。[①]地方政府带头拖欠保费，经常引起学者和民众的批评，政府部门不得不想尽办法提高地方政府保费补助款收缴率。从 2001 年起，对于各县（市）政府的欠费，"中央"主管机关依照"地方制度法"第 76 条、"财政收支划分法"及统筹分配税款的方式，"主计处"在"中央"补助地方政府的一般性补助款时，先扣下积欠的保费，以防止地方县市政府的欠费情形继续恶化。但是，台北、高雄两个"直辖市政府"的欠费问题，因存在"中央政府"与"直辖市政府"之间保费分担争议的问题，迟迟无法得到解决。台北市政府认为其负担的保费补助款数额太大，不公平，并于 2002 年 3 月 25 日向"司法院"提出"健保补助费的争议案"，申诉称：在台湾"精省"前，1995~1998 年度，台北市负担保费补助款 216.3 亿元新台币，占地方政府负担总额的 17.4%，当时台北市实际负担全民健保补助款的比率早已高于台北市人口占岛内人口的比率。2000 年，台湾"精省"后，"中央"不断修法，地方政府税收大量减少，2001 年度又大删台北市统筹分配款 130 亿元，占台北市全年收入近的 10%，[②]而台北市实际负担全民健保费补助款的比率高达地方政府负担总额的 49%。2001 年，台北市应负担全民健保补助款额度为 68.2 亿元，约相当于台湾省各县市应负担总额度（44.46 亿元）与高雄市应负担的额度（26.19 亿元）的总和（70.65 亿元）。[③]因此，台北市政府认为，全民健保是"中央政府"提出的福利政策，却由地方政府承担如此沉重的保费负担，对地方政府不公平，应该由"中央政府"全额补助健保。

面对地方政府对保费负担的争议，2002 年 10 月 4 日，"大法官"公布了"释宪"第 550 号解释文，宣示"全民健保法"第 27 条有关地方政府补助民众保费的条文符合"宪法"规定的意旨。这意味着台北市、高雄市等地方政府必须分期摊还积欠的保费补助款。于是，"中央健保局"便开始强制催缴地方政府的欠款，"法务部台北行政执行处"在 2004 年 6 月 14 日查封了台北市政府的 30 笔土地，总价约 117 亿元新台币，高雄市政

① 台湾"中央健保局"：《全民健保统计资料》，截止到 2004 年 5 月。转引自张钰璇：《全民健康保险费政府补助款之研究》，台湾大学政治学系研究所硕士论文计划书，2004 年 11 月 27 日，第 8 页。
② 朱惠贤：《健保释宪，北市力争，批政院玩法御责》，台湾《中央日报》，2002 年 3 月 13 日（4 版）。
③ "大法官会议释字第 550 号解释"，台湾"总统府公报"第 6489 号，2002 年 11 月 13 日，第 41 页。

府也被查封 32 处地产。① 但是，地方政府缴不起保费的事实并没有因为"大法官释宪"而有所改善。截至 2005 年 8 月底，2004 年度以前各县市累计欠费仍有约 398 亿多元新台币未缴清。②

长期以来，"中央"与地方关于保费分担的争议愈演愈烈，根本原因在于地方财政拮据，无力承担巨额保费。台湾地区的地方自治基本上是建立在以"中央政府"为中心，地方政府为边陲的统治理念基础上，③ 导致财源向"中央"集中，各地方政府的财源相对较少且分配不均衡。如澎湖县、台东县、花莲县、屏东县、嘉义县、云林县、宜兰县、南投县等县市政府的财政长年入不敷出，根本无力顾及全民健保保费补助款。而台北市政府财源相对较充裕，但分担保费额度较大，也是不堪重负。民进党执政后，随着经济成长趋缓，"中央"与地方关系紧张，地方财政日益艰困。因此，地方政府积欠保费补助款的问题日益严重，从而加重了全民健保财务危机的恶化。近年，在"卫生署"的催促下，县市政府欠费基本缴清，但由于台北市、高雄市有关健保费补助款的争议较大，迟迟无法解决。到 2009 年，台北市政府共积欠 393.98 亿元，高雄市政府共积欠 201.35 亿元。最终，有关"直辖市政府"健保欠费，"行政院"2009 年 1 月 15 日函示：④ 考量地方政府财政的困难，致生欠缴健保费补助款情形，于地方政府应负担的健保费补助款改由"中央"负担的健保法修正案完成修法前，于"直辖市"设籍的市民，仍由各该"直辖市政府"负担，对非设籍于"直辖市"住民的补助款部分，由"中央"协助其解决。

3. 保险对象的保费负担不断上升，且保费负担不均，导致民怨不断。全民健保制度实施以来，雇主和政府的保费负担比例不断下降，其减少的保费负担必然全部转移到被保险人的身上，使得被保险人保费负担占保费总收入的比重呈逐年上升的趋势，从 1995 年的 33.0% 上升到 2001 年的 39.7%，增长了近 7%。因此，2004 年 3 月，"卫生署健保小组"公布的全民健保民众满意度调查显示，虽然有 70% 以上的民众对全民健保表示满意，但仍有不少民众认为健保的保费太高。⑤ 实际上，与其说全民健保的

---

① 刘俊谷、董智森等：《健保欠费，北高 62 笔地查封》，台湾《联合报》，2004 年 6 月 15 日（A2 版）。

② 施静茹、陈惠惠：《谁是"北市居民"，卫署请大法官解释》，台湾《联合报》，2005 年 10 月 5 日（A7 版）。

③ 鲁炳炎：《中央与地方财政关系——我国地方政府观点之分析》，台湾《经社法制论丛》第 31 期，2003 年 1 月，第 161 页。

④ 黄煌雄、沈美真、刘兴善：《全民健保总体检》，第 166~167 页。

⑤ 施静茹：《逾七成民众满意健保》，台湾《联合报》，2004 年 3 月 17 日（A10 版）。

第五章　全民健保制度实施的曲折历程 | 171

保费负担太高，不如说是其制度设计不合理，使其公平性受到了质疑。

（1）被保险人之间的保费负担不公平。全民健保实施后，第 2、3 类保险对象（2003 年年底，职业工会会员、农渔民、水利会会员及其眷属占保险对象总人数的 32%）的投保金额受到政治因素影响，从 1999 年到 2002 年没有调升过，连带着第 5、6 类保险对象（低收入户、未就业或未能为其他类目眷属者，占总保险对象人数的 15%）的保费也没有调升。第 1 类保险对象（以受雇者为主）中，有 14% 的总保险对象人数依基本工资的调整计算保费，但其基本工资从 1997 年 10 月到 2002 年未调整，保费也无从增加。[①] 因此，近几年来，有 61% 的保险对象的保费负担金额相对固定，但这些保险对象未必全是经济弱势人群。而应该由保险对象整体承担的保费增加的数额，仅仅依赖占总保险人数 39% 的部分第 1 类被保险人支付。这些民众又不完全是高收入群体，他们自然抱怨保费太高。

（2）保险对象保费负担金额未与家户或个人的经济能力对称。"全民健保法"把被保险人按照职业类别与身份分为 6 大类，各类别被保险人的保费负担比例及投保金额的计算基础各不相同。这种分类在实际操作过程中，不仅造成保险对象加退保手续繁琐，增加了行政成本，而且造成民众之间保费负担的不公，被质疑分类与民众的家户或个人的经济能力之间存在偏差。如在全民健保实施的过程中，经常出现未就业或未能为其他类目眷属的第 6 类保险对象的保费负担金额（每月 604 元新台币），反而比有工作的第 2、3 类保险对象高的现象。失业多时的邱先生说，他有工作时一个月薪水 15000 多元，每个月健保费为 216 元，加上以眷属身份入保的太太、两个孩子，全家保费 864 元。但失业后，他每个月的保费变成 604 元，全家保费竟变为 2416 元，虽然有失业保险的补助，但根本吃不消。[②] 这一不合理现象源于不同身份的被保险人保费负担比例不同。失业者属于第 6 类投保者，保费由政府补助 40%，投保者自己负担 60%，而最低投保薪资的受雇者保费由投保单位负担 60%，被保险人负担 30%，政府负担 10%，从而导致失业者保费比最低投保薪资者还高。正因为这种制度上的漏洞，部分被保险人想尽办法压低投保金额，造成全民健保财务的又一漏洞。

---

① 台湾"行政院卫生署"编印：《全民健保财源筹措改革规划》，第 13~14 页。
② 黄庭郁：《失业没钱，健保费缴得更多》，台湾《中国时报》，2005 年 1 月 20 日（A10 版）；许俊彬：《失业健保费，比有工作的高》，台湾《联合报》，2005 年 1 月 20 日（A6 版）。

由此可见，全民健保保费负担一直摇摆在"吸引选民支持的选举利多"与"不加重政府财务责任"①的考量之间，不仅民众和企业界不满，而且政府内部也存在"中央"与地方保费负担的争议，从而导致全民健保保费增加不易，加剧了健保资费收支失衡的财务危机。因此保费分担的问题成为日后健保改革的重点之一。

四、医疗资源浪费严重

就一般状况而言，健康保险的医疗费用会随着人口老化、需求增加、物价变动、技术创新等因素而自然成长。但是，台湾地区全民健保支出快速成长，除去自然增长因素，更重要的原因在于：医院利欲熏心，不择手段赚取健保资费；民众的节约意识淡漠，医疗资源浪费严重。

（一）不法医疗院所的错误诱导或不择手段，导致医疗资源浪费严重

全民健保实施后，台湾地区90%以上的医疗院所都成为特约医疗机构，其主要收入来源于全民健保资费，因此在收费自主性方面较前减小。于是，各医疗院所便想尽办法钻健保漏洞，甚至不择手段赚取更多健保资费，实现利润最大化。在全民健保实施初期，常见医生以小恩惠的手法，如以换取维他命、美白产品、沙拉油、酸痛贴布等收集健保卡，捏造就医记录，然后向"健保局"虚报医疗费用。近几年来，医院知道赠品方法容易被抓，又改用医疗给付高、追查不易的医疗项目作假。如高雄市佑泰医院利用开痔疮没有痕迹、复检困难等缺点，从2002年起利用2000多名病患，包括游民、安养院病患、医护人员亲友等做人头，每位人头给付500~1000元新台币的酬劳，从"健保局"诈领15000~20000元健保医疗给付，累计诈领健保给付5000多万元。②在这一过程中，我们看到在全民健保第三者付费的机制下，民众对医界不正当的医疗行为不仅没有监督和制约，反而与其合作赚取健保资费，使"健保局"对全民健保弊案抓不胜抓。

据统计，到2006年5月，"中央健保局"共查获8900家医疗院所违规申请医疗费用。③其中重大案件就有五起（见表5.6），如1999~2004年，民进党籍"立委"林进兴开设的林进兴医院及永仁等私营医院涉嫌虚报健

---

① 蔡韵竹：《全民健保改革过程中的国家官僚与社会团体——以健保多元化保险人政策为例》，第2页。

② 郭良杰：《黑心医院，假开刀诈领健保5000万》，台湾《中国时报》，2005年3月23日（A3版）；曹敏吉、陈中光：《人头诈健保，安养老人白挨刀》，台湾《联合报》，2005年4月7日（A9版）。

③ 黄庭郁等：《11年来8900家乱A健保》，台湾《中国时报》，2006年5月4日（A2版）。

保费总额高达 3 亿元新台币，2001 年，林口长庚医院放射科不实申报电脑断层造影及磁振造影检查费约 800 万元等。2005 年，由"老人福利推动联盟""残疾人联盟""儿童福利联盟""医疗改革基金会"等多个团体组成的"民间监督健保联盟"，揭露了全民健保特约医疗院所的九大赚钱术，包括"套装申报"、①拉高药价差、多开药品给病人吃、拒绝会诊、鼓励住院、减低医事人员薪资、人员空缺却不补用替代人力、鼓励自费医疗、限药限号等。②2012 年，高雄市查证，高雄立岷所 82 岁袁汉平、70 岁朱守慈夫妇等，涉嫌怂恿病患提供他人健保卡，供诊所盗刷换药，以此向"健保局"诈领健保费，四年多总计诈领上千万元，袁汉平等四人被逮捕。③

这不仅侵蚀了全民健保的财务，造成严重的医疗资源浪费，而且让民众质疑所缴保费的真正去处，从而成为民众抵制保费成长、费率调涨的重要理由。2005 年 1 月 15~16 日，台湾大学林国明教授等主持的"全民健保公民共识会议"上，④对于健保费是否调涨的问题，多数公民代表认为，⑤在"中央健保局"稽查医疗浪费成效不彰，药价黑洞，以及医疗品质欠佳等问题没有改善之前，不能接受费率调涨，也不支持部分负担上涨。

---

① "套装申报"，举例说患者装了人工关节需要回诊，"中央健保局"给付回诊医疗给付包括复健（健康恢复）等一套给付，如果病人回诊并没做复健，但医院往往仍向"健保局"申报"套装"的钱。

② 施静茹：《督保盟：医界有九大赚钱术》，台湾《联合报》，2005 年 4 月 22 日（A6 版）。

③ 《A 健保 4 年，8 旬医师诈千万》，台湾《中国时报》，2012 年 3 月 28 日（A8 版）。

④ 公民共识会议是公民参与的一种。所谓公民参与，就是为了落实民主政治、追求公共利益及实现公民资格，由公民个人或公民团体从事包括所有公共事务与决定的行动，这些公共事务是以与公民自身密切相关的地方性事务为基础，再逐步扩大到"全国性"的公共政策。目前世界上较常见的公民参与模式主要包括公民会议、审议式民主、法人论坛、公民论坛、远景工作坊、公听会、一般民意调查 7 种形式。其中审议式民主的形式受到二代健保规划小组的重视，其操作程序是邀请不具有专业知识的公众，针对具有争议性的政策，事前阅读相关资料并做讨论，设定这个议题领域中他们想要探查的问题，然后在公开的论坛中，针对这些问题询问专家，最后，他们在有一定知识信息的基础上，对争议性的问题相互辩论并做判断，并将他们讨论后的公民观点，写成正式报告，向社会大众公布，以供政府部门决策参考。参阅李图强：《现代公共行政中的公民参与》，北京：经济管理出版社，2004 年，第 37 页；台湾"行政院卫生署"编印：《公民参与：审议民主的实践与全民健保政策》，二代健保规划丛书系列 6，2004 年，第 5 页。

⑤ 黄庭郁：《公民会议共识：健保不能倒，否决双涨一面倒》，台湾《中国时报》，2005 年 1 月 17 日（A10 版）；"中央社"台北讯：《健保倾向不涨费率》，台湾《中央日报》，2005 年 1 月 23 日（1 版）。

表 5.6 "中央健保局"及检调单位近年来查获医疗单位 A 健保重大案例表

时间	违规医疗单位	违规情形	A 健保费用	"健保局"处罚结果
1999~2004	林进兴、永仁、太顺、富强等医院	虚报健保费用	总计达 3 亿元	部分医院处以申报费用加倍核减或解约
2001.11	林口长庚	放射科不实申报电脑断层造影（CT）及磁振造影（MRI）检查费	总共申报 800 多万元	停约 3 个月
2003~2004	恩主公医院	虚报检验检查费用	约 200 万元	停约 3 个月
2004.6	万芳医院	一般外科、整形外科虚报费用	16 万元	停约 1 个月
2005	三军总医院直肠外科	虚报内痔结扎手术费用	9 万元	外科停约 1 个月

资料来源："中央健保局"、检调单位，黄庭郁制表，台湾《中国时报》，2006 年 5 月 4 日（A2 版）报道。

（二）部分民众节约意识淡漠，助长了医疗资源浪费

1. 民众就医观念有误。宋瑞楼认为，台湾地区民众长期存在错误就医观念，阻碍了全民健保的健康发展。[1]

首先，普通民众唯恐小病拖成大病，因此一些本可自愈的小病也设法治疗，并且一定要服药。这种观念致使台湾地区民众用药频率与种类过多，每人每次平均拿药 4.1 种，为其他国家或地区平均值的 2 倍以上。[2] 同时，台湾健保药费支出占民众医疗保健支出的比例，在 1995~2000 年分别为 19%、19.1%、19.9%、20.5%、21.7%、22%，高于加拿大的 15.7%（2000 年）、美国 11%（1999 年）、德国的 12.7%（1998 年）、日本的 16.8%（1998 年）、英国的 16.3%（1997 年），仅低于法国的 22.8%（1999 年）、捷克的 27%（1999 年）等。[3] 可见，台湾地区药品消费支出偏高。

其次，民众想方设法求名医，并坚持在大医院就诊，造成大医院门诊病人数过多。从平均每人每年门诊次数来看，台湾地区全民健保平均每人每年门诊次数分别为：1995 年 16.1 次，1996 年 13.7 次，1997 年 14.4 次，1998 年 15.1 次，1999 年 15.4 次，2000 年 14.8 次，2001 年 14.4 次，2002

---

① 宋瑞楼：《让全民健保脱困》，台湾《中国时报》，2000 年 5 月 10 日（15 版）。

② 黄庭郁：《今年健保药费支出，将突破 800 亿》，台湾《中国时报》，2000 年 5 月 11 日（9 版）。

③ 黄丽莲：《以系统动力学研究保险人、被保险人及医疗机构之决策互动对健保财务与品质的影响》，台湾中山大学企业管理学系博士论文，2002 年，第 18 页。

年14.45次。[1] 仅低于匈牙利（21.9次，1999年）、日本（16次，1996年），却明显高于加拿大（6.4次，1998年）、英国（6.1次，1998年）、瑞典（2.8次，1997年）、法国（7.6次，1996年）、德国（6.5次，1996年）、美国（5.8次，1996年）等国家或地区。[2] 可见，台湾每人每年门诊次数明显偏高。但相对而言，台湾地区门诊看诊时间较短，平均每次门诊看诊时间仅3~5分钟，而经济合作与发展组织国家或地区平均每次门诊的看诊时间为15~20分钟。[3] 这不仅造成台湾地区门诊医疗品质低落，而且导致基层医疗院所萎缩，医疗资源浪费严重。虽然门诊量高有医界的误导、基层医疗设备不完备等因素的作用，但民众的就医习惯也起了不可忽视的作用，需要慢慢导正，这样才能有利于转诊制度的实施，节约医疗资源。

2. 占便宜心理作祟。在医疗保险体系中，民众同时充当医疗保险的利用者、被保险人和普通民众三重角色，但民众个人在不同的情况下可能表达不同的需求，而这种需求甚至是自相矛盾的。如民众作为被保险人和普通民众，反对增加缴费、增加税费负担，但作为医疗保险的利用者，他们又希望得到更多、更好的医疗服务。在现行保费制度下，政府与雇主必须让不同类目保险对象分担保费，保险对象所缴纳的保费只占一定比率。这样，民众只能够感觉到来自于个人的保费和部分负担的财务压力，却忘记政府的税收仍然来自于民众。于是，一般民众往往会将全民健保视为由政府提供的社会福利政策，[4] 而普遍存在占便宜的心理：在保费负担方面，希望自己缴纳的保费愈少愈好，并尽量压低自己的保费负担；在保险给付方面，坊间经常听到"我缴健保1000元，一定吃1200元才够本"[5] "不用白不用，用了也白用"等说法。一言以蔽之，即付出越少越好，享受越多越好。这种心理，直接导致了台湾地区保费成长的艰难和医疗资源的浪费。台湾药品行销及管理协会1999年所做台湾岛内民众用药习惯调查发现，1/3的民众看完病之后的药吃不到一半。而1/5的民众看完病后，药根本没吃完就丢掉了。[6] 可见，民众占便宜的心理不加以导正，全民健保财务

① 台湾"行政院新闻局"编印：《中华民国年鉴（2003年）》，2004年，第946页。
② 黄丽莲：《以系统动力学研究保险人、被保险人及医疗机构之决策互动对健保财务与品质的影响》，第18页。
③ 台湾"行政院卫生署"编印：《全民健保改革综论》，第42页。
④ 王正：《从社会福利政策探讨政府之财政负担》，台湾《台湾银行季刊》第45卷第4期，1994年12月，第40页。
⑤ 《台大、和信两大医院院长替"医德"看诊，健保制度的"牵引"是病根》，台湾《新新闻周报》第934期，2005年2月。
⑥ 黄庭郁：《今年健保药费支出，将突破800亿》，台湾《中国时报》，2000年5月11日（9版）。

危机难以消解。

3.海外人士就医浮滥。主要有两种情形：第一，有部分民众利用出境的机会，逃避健保费的缴纳，然后利用回岛内探亲的机会，仓促恢复健保身份，大肆挥霍健保资源。据统计，台湾地区每年约有12000人专程返台复保就医，总医疗费用超过亿元新台币，其中约有1/3是为治疗牙疾，包括洗牙、补牙、做牙。其中，医疗费用高达5万元以上者，每年就有200多人。[①] 第二，有部分经常出入台湾的被保险人或不法分子，利用海外就医不易被察觉的机会浮报健保费。如"中央健保局"2005年3月22日透露，一名台湾简姓男子勾结到大陆旅游的台湾游客，假造紧急生病开刀证明，累计作案达55起，向"中央健保局"诈领的医疗费用高达千万元新台币。[②] 这成为全民健保财务的一大漏洞。

总之，全民健保制度是一项全民性的公共福利政策，民众在享受其带来的益处的同时，有义务维护其正常运作、永续经营。但是在全民健保实施的过程中，不仅医界不择手段赚取健保的钱，民众自身的节约意识淡漠，形成人人得而A健保的局面，造成医疗资源浪费严重。如果上述浪费和不法现象不能及时整治，制度缺失不能尽快改进和修正，不仅无法提升医疗品质，而且将最终导致全民健保制度的垮台，受害的还是岛内全体民众。

五、医疗品质受到质疑

全民健保制度实施以来，在医疗品质监测方面，除了继续1985年就开始实施的医院评鉴制度，还有"卫生署医疗品质委员会""国家卫生研究院""财团法人医院评鉴及医疗品质策进会"[③] 等单位进行监督与推动。但整体而言，岛内各医院的医疗品质指标缺乏统一的定义和计算方法，政府也缺乏确切的品质政策架构和相应的评估机制。[④] 而且，医院评鉴并未与全民健保的品质资讯相互交流，从而限制了医疗品质的提升。更严重的是，全民健保制度实施后，由于医疗给付沿袭劳保、农保时代的医疗给付

① 冰心：《健保请客，全民买单》，台湾《中央日报》，2003年3月1日（9版）。

② 张璨文：《台湾客游大陆，假病诈健保千万》，台湾《中国时报》，2005年3月23日（A1版）。

③ "财团法人医院评鉴及医疗品质策进会"（简称"医策会"），是1999年由"卫生署"与民间的医院协会、医师公会与专科医学会共同捐赠成立的，主要任务是促进台湾地区医院评鉴及医疗品质的提升，希望能发展出适用于台湾本土的医疗品质改善指标。参阅杨哲铭等：《医疗品质指标之发展经验》，载邱文达主编：《医疗品质实务管理》，台北：合记图书公司，2003年，第132页。

④ 台湾"行政院卫生署"编印：《全民健保与医疗品质》，二代健保规划丛书系列4，2004年，第384页。

标准，缺乏医疗成本精算，医疗给付普遍不敷成本。在这种情况下，各特约医疗院所不仅无法共享医疗信息，而且因不合理的给付而经营困难，纷纷陷入"抢食健保大饼"的恶性竞争中，[①] 导致科室发展不均衡等问题逐渐呈现，民众的就医品质堪忧。主要表现在以下几点。

（一）"重轻症、轻重症"，不利于整体医疗品质的提升

西方发达国家或地区的医疗体系分工较明确，病人看病首先到基层诊所，如果解决不了病人的需求，再转诊到医院进行治疗，医院的主要任务就是进行医学研究和照顾重症病人。这样有利于节约医疗资源，保证民众的就医品质。台湾地区医疗院所分工不明确，除了诊所提供门诊服务外，医院也承担部分门诊业务。由于全民健保支付制度不健全，门诊支付费用相对偏高，而急症、重症及住院照护支付偏低，各医疗院所纷纷冲高门诊量，形成"重轻症、轻重症"的局面。

考察 1995~2001 年的全民健保医疗支出，有 21% 是花在治疗上呼吸道感染（多为感冒），19% 治疗肠胃疾病，17% 是骨关节疾病，合计有超过一半的全民健保医疗支出用在治疗轻症病人身上。[②] 在健保资源有限的情况下，过多的小病医疗照顾，必然排挤对大病的医疗补助。从世界范围来看，实施社会保险的先进国家或地区门诊、住诊医疗费用结构比一般维持在 4:6，而台湾地区从 1995 年到 2009 年（见表 5.7）全民健保支付的门诊费用占医疗费用的比率一直维持在 65% 以上，而住院占医疗费用的比率则维持在 32% 左右，也就是门诊、住诊的比例高达 6:4，与其他国家或地区的数据正好相反。门诊支出过多不仅造成医疗资源的浪费，而且阻碍医疗技术的进步。大医院医生把大部分精力放在治疗门诊轻症病人身上，而疏忽了对住院病人的照顾，并且缺乏时间从事教学、研究及训练工作，导致台湾地区医学研究、临床训练医疗水准无法提升。[③] 台湾和信医院院长黄达夫就曾警告，台湾民众得了致命的严重疾病时，失去生命的机会是美国的数倍。如台湾癌症的治愈率约为美国的一半，麻醉死亡率是美国的 8 倍，肺结核的死亡率是美国的 10 倍，肺炎双球菌抗药性居全球之冠。[④] 上述数据呈现了令人忧虑的医疗品质和水平。

---

① 黄达夫：《二代健保有违健保初衷》，台湾《中国时报》，2005 年 9 月 1 日（A15 版）。

② 张璨文、黄庭郁：《健保资源患不均，小病重症分不清》，台湾《中国时报》，2002 年 3 月 1 日（13 版）。

③ 余玉眉、蔡笃坚主编：《台湾医疗道德之演变若干历程及个案探讨》，台北："财团法人国家卫生研究院"，2003 年，第 162 页。

④ 黄达夫：《天下哪有白看的病》，台湾《远见杂志》，1999 年 5 月 1 日，第 74 页。

表 5.7　1995~2009 年台湾地区健保门诊、住院占总医疗支出比率

年度	总申请费（百万点）	门诊（含用药）占总申请费用比率（%）	住院（含用药）占总申请费用比率（%）
1995	1640	65.21	34.79
1996	2248	66.63	33.37
1997	2415	67.70	32.30
1998	2907	68.86	31.14
1999	3171	68.87	31.13
2000	3257	68.28	31.72
2001	3418	67.76	32.24
2002	3707	67.33	32.67
2003	3833	67.70	32.30
2004	4388	66.36	33.64
2005	4525	66.19	33.81
2006	4565	66.55	33.45
2007	4738	66.76	33.24
2008	4973	67.06	32.94
2009	5107	67.36	32.64

资料来源：1994~1995 年资料参阅台湾"中央健保局"（http://www.nhi.gov.tw/01intro_file/1-4.xls）；1997~2009 年资料参阅黄煌雄、沈美真、刘兴善：《全民健保总体检》，台北：五南图书出版股份有限公司，2012 年，第 74 页。

（二）医界不满日益增多

在全民健保制度实施初期，医疗支付制度沿袭公保、劳保时代的论量计酬制度，即医疗院所收治的病人越多，所得到的健保支付点数就越多。于是，医界想尽各种办法拉病人以赚取健保财，多劳可以多得，医界没有太大怨言。但是，随着全民健保财务的恶化，"中央健保局"等政府部门在保费难以增加、费率调涨困难重重的情况下，只好竭尽所能压缩对医疗院所的给付，于是总额预算制度、Tw-DRGs、门诊合理量、医院卓越计划、限缩药价差等控制医疗费用成长的措施相继实施，使得各医疗院所的收入大幅缩水，因此医界对全民健保政策的不满意也逐渐表露出来，抗争事件不断（见表 5.8），仅 2004 年到 2005 年就发生五次较大规模的医界游行或陈情事件。

表 5.8   2004~2005 年台湾地区医界的抗争事件一览表

时间	利益代表	抗争形式	主要诉求
2004 年 2 月 13 日	台湾医院协会、"中华民国区域医院协会""中华民国地区医院协会"、高雄市医师公会代表	举行记者会、请愿	抗议全民健保给付低于医疗成本
2004 年 10 月 12 日	地区医院从业人员	上街游行	抗议健保总额支付制度医疗补助款分配不公,要求"卫生署副署长"张鸿仁下台
2005 年 3 月 3 日	台湾"医师公会全国联合会"	向"行政院"递交建议书	希望"行政院"尽速提出改善医院总额制度支付点值滑落的具体方案,或调整费率,或编列公务预算等支应
2005 年 4 月 20 日	台湾"医师公会全国联合会"	上街游行	"顾民众、救健保、废总额"
2005 年 10 月 12 日	台湾地区医院协会	向"卫生署"陈情	扭转地区医院日益萎缩的局面

资料来源:根据 2004~2005 年台湾《中国时报》《联合报》《自由时报》的报道整理绘制。

在医界的不满中,地区医院反应最强烈。全民健保制度实施后,地区医院对照顾当地民众健康起了重要作用,尤其是发生九二一地震及八八水灾等重大自然灾害时,在外援无法进入灾区时,地区医院扮演着自然灾害伤患紧急救护者的角色。[1] 但是,全民健保的支付标准对于同一支付项目,往往医学中心支付点数最高,区域医院次之,地区医院最低。总额预算制度实施后,各分区健保总额分配亦多以大医院为考量重点,极少注重多数民众使用的社区医疗。[2] 同时,民众也有喜欢到医学中心就医的习惯。这些均促使地区医院经营日渐困难,数量不断缩减。1995 年有地区医院 600 多家,但到 2005 年已关闭 200 多家,仅剩下 427 家,还有 100 家已转型为专科医院。[3] 于是,2004 年 2 月,"台湾医院协会"等地区医院团体以举行和平请愿的形式,抗议全民健保给付低于医疗成本。2004 年 10 月,地区医院从业人员又举行了大规模上街游行运动,向政府施加压力。地区医院的抗争,使得"监察院"开始介入全民健保医院总额支付制度和医院卓越计划对地区医院经营管理冲击的调查,[4] 进而迫使"卫生署"和"中

---

[1] 黄煌雄、沈美真、刘兴善:《全民健保总体检》,第 301 页。
[2] 黄煌雄、沈美真、刘兴善:《全民健保总体检》,第 297 页。
[3] 陈界良:《地区医院,酝酿串联陈情》,台湾《中国时报》,2005 年 10 月 1 日(A6 版)。
[4] 蔡慧贞:《监院纠正健保局》,台湾《中国时报》,2005 年 1 月 6 日(A3 版)。

央健保局"检讨其政策的完善性和正当性,"行政院"也承诺在 2005 年度编列 500 亿元新台币的"基层医疗重建基金",以补贴医界收入。但是,地区医院日趋缩减的状况并未得到改善。"中央健保局"统计资料显示,1995 年到 2009 年,台湾地区医学中心家数由 13 家增至 23 家,区域医院由 48 家增加至 78 家,西医基层诊所家数由 7581 家增至 9546 家,牙医基层诊所家数由 4615 家增至 6088 家,中医基层诊所家数由 1620 家增至 2940 家而地区医院家数则由 568 家减至 385 家,减少了 183 家。

(三)医疗院所科别的畸形发展,影响医疗品质的提升

全民健保制度实施后,给付偏低、风险较高的科别,如妇产科、外科、儿科等,出现严重的人员不足且乏人问津的问题。在妇产科方面,1995 年有 669 家妇产科诊所,2003 年时只剩下 545 家,已有 100 多家诊所关门。外科也面临医生严重不足,且纷纷想转行的困境。根据"台湾外科医学会"对地区教学医院以上的外科部主任进行的调查,69% 的外科部主任表示外科住院医师非常不足,22% 表示不足。[1]曾任"卫生署长"的杨志良表示,目前外科给付虽然比内科高,大概是 5:3,但有人觉得要调整到 7:3 才合理。[2]与此形成鲜明对比的是,低风险、给付较高的科别如皮肤科、耳鼻喉科等发展迅速。医疗科别发展的不均衡,又直接影响了医界新生代的职业选择。不言而喻,低风险、医疗纠纷少、给付较高的科别成为他们的第一选择。据统计,皮肤科医师的报考人数为录取人数的近 17 倍,内科医师报考人数为录取人数的 2.6 倍,儿科的报考人数约为录取人数的 2 倍。但是外科招收 17 人,仅有 22 人报名,相对值仅为 1.2;妇产科则是招 7 人,仅 8 人报考,录取率更高。[3]这表明,全民健保制度实施以来,有意愿从业内、外、妇、儿四大传统科别的人数越来越少了。

与此同时,由于执业环境不佳、离职率偏高、平均工作年资过短等问题,台湾地区护理人员亦严重不足,以至于护理人员工作负荷过重。[4]2012 年,曾在台湾北部医学中心工作三年的护士林美琪,投书国际媒体 CNN,提及台湾健保制度造就医护人员短缺和严重失衡问题,认为严重的人力荒让护士根本没有权利生病,只要能走,医院几乎不会核准病假,而超时工

---

① 邱花妹:《医术变算术》,台湾《天下杂志》,1998 年 7 月 1 日,第 200 页。
② 黄煌雄、沈美真、刘兴善:《全民健保总体检》,第 394 页。
③ 罗碧:《妇产科没生机,百余家倒闭》,台湾《自由时报》,2005 年 3 月 5 日(10 版),http://www.libertytimes.com.tw/2005/new/mar/5/today-life7.htm。
④ 黄煌雄、沈美真、刘兴善:《全民健保总体检》,第 481 页。

作却没有加班费或补休假，"健保制度将大部分的医护人员推入了地狱"。^①这样的状态持续下去，必将影响台湾地区的医疗品质，最终损害台湾民众的健康权益。

（四）自费门诊增多

根据"全民健保法"第 39 条的规定，全民健保不给付的项目仅包括美容外科手术、人工协助生殖技术、成药与医师指示用药、住院膳食与病房费差额等 12 大项目，其他项目的给付必须受到"中央健保局"在价格和服务质量方面的限制。也就是说，在全民健保制度下，特约医疗院所可以自主发挥的空间相对被压缩了，^②医疗院所只在非医疗项目的挂号费与全民健保不给付的项目方面，具有自主决定价格的能力。面对全民健保的财务频频告急，医院的费用成长受到限制，各大医院在健保门诊外，又纷纷开设了整形美容门诊或自费门诊，以增加生财之道。

近几年来，台湾地区的整形美容科蓬勃发展，仅台北市非专科医师开业诊所就有上百家，台湾几家大型医院，包括长庚、马偕、国泰、荣总、台大等各大医学中心，也纷纷筹设了美容中心。^③不仅如此，各大医院的自费门诊也逐渐成风，这些门诊的挂号费从 500 元新台币到 1000 多元不等，但有专门的诊间，有专人拿药，不需要排队等候，只是药费和诊疗费全部自费。因此，所谓的自费门诊，又被称为贵族（VIP）门诊，是在健保门诊需要排长队候诊、一床难求等情况下出现的一种以金钱换取等候时间和更好医疗品质的门诊。目前，台湾各大医院的自费门诊有国泰医院的"美式门诊"、台安医院的自费门诊、新光医院的"同新门诊"、西园医院的"名医特别门诊"、和信医院的"立德门诊"等。^④

对于自费门诊的开办，岛内看法不一。医师多持支持态度，他们认为全民健保财务短绌，使得医院营运也跟着受到限制，"医院开发自费市场已是大势所趋"。^⑤"中央健保局"官员则表示，如果患者从挂号、看诊到领药、治疗都没用到健保卡，而非一方面要求民众自费，同时又向"健保

① 《"健保制度将大部分医护人员推入地狱"，护士过劳，投书 CNN 吐苦水》，台湾《中国时报》，2012 年 4 月 9 日（A8 版）。
② 卢瑞芬、谢启瑞：《台湾医院产业的市场结构与发展趋势分析》，台湾《经济论文丛刊》第 31 辑第 1 期，2003 年 3 月，第 137 页。
③ 黄庭郁、林志成：《"钱"景看俏，医院抢食大饼》，台湾《中国时报》，2002 年 8 月 4 日（12 版）。
④ 陈惠惠等：《健保贵族，千元挂号，看病免等》，台湾《联合报》，2005 年 4 月 6 日（A6 版）。
⑤ 黄庭郁：《名医"第二意见"，自费门诊强项？》，台湾《中国时报》，2005 年 12 月 27 日（A8 版）。

局"申请健保给付,则医院并没有违反全民健保的规范。这说明"中央健保局"允许医院通过自费门诊获取合法收入。"立法院"审查的 2006 年度"中央政府总预算案报告"规定,为了提升民众的医疗品质,除现行全民健保的全额给付外,"卫生署"应在 2006 年 1 月 1 日起,同意全民健保被保险人以自付差额的方式,选择使用新的医疗技术、药物或特殊材料,以保障民众应有的权益。[①] 可以预想,自费门诊将成为缓冲医界不满与健保财务危机的一个突破口。但有媒体批评自费门诊是台湾医界在平民化全民健保之外吹起的一股贵族旋风。至于自费门诊增多后,是否会挤压健保门诊民众的就医权益和医疗品质,尚有待于观察。

总之,全民健保制度实施以来,由于采取单一保险人制度,有利于全民健保医疗服务的议价与价格控制,使医疗费用稳步增长,但不合理的医疗支付标准致使医疗生态呈现上述诸多不容忽视的问题。为确保健保永续经营,兼顾民众健康与医界利益,让全民健保回归正常的精算轨道,"卫生署"必须早日谋划重振内、外、妇、儿四大传统科别,守护地区医院,重新全盘检讨诊查费、处置费及手术费的合理性,[②] 维护医疗资源分配正义,保证医界合理的收入分配,给予医师专业应有尊严,只有这样,才能真正保证台湾民众的就医品质。

六、保险财务危机频现

全民健保财务采取随收随付制,在全民健保实施后,保费收入成长缓慢,但保险支出成长迅速。1995 年到 2002 年,全民健保医疗费用平均成长率为 6.39%,保费收入平均成长率仅为 4.13%,[③] 二者之间有 2.2% 的差距。不仅如此,民众医疗给付申请金额成长率还远远高于 GDP 成长率和经常性薪资成长率。1996 年到 2003 年的统计数据证实,台湾地区每人医疗给付申请金额年平均成长率为 4.93%,远远高于同期每人 GDP 成长率(3.57%)和工业及服务业每人平均经常性薪资成长率(2.60%)。[④] 可见,收入小于支出就是全民健保财务危机的基本原因所在。当然,还有其他因

---

① 台湾地区 2006 年度《总预算案审查总报告(修正本)》,"总统府公报"第 6673 号附件,2006 年 2 月 6 日,第 155 页。

② 黄煌雄、沈美真、刘兴善:《全民健保总体检》,第 489 页。

③ 台湾"行政院新闻局"编印:《中华民国年鉴(2003 年)》,2004 年,第 946 页。

④ 台湾"中央健保局"编印:《全民健保重要统计》,2004 年 5 月;台湾"行政院主计处":(1)《国民所得统计常用资料》(2004 年 5 月 14 日);(2)"第三局"整体统计资料库《经常性薪资(平均)——工业及服务业总计》项目(2004 年 5 月 24 日)。参阅台湾"行政院卫生署"编印:《全民健保财源筹措改革规划》,第 15 页。

素的综合作用。从 1995 年 3 月全民健保制度实施至二代健保实施前，财务危机频现，共出现了四次。

（一）第一次健保财务危机（1999 年至 2000 年）

1995 年全民健保开办初期的保险费率为 4.25%，是以 5 年为周期计算的平衡费率。但全民健保财务自 1998 年开始，就出现财务收支逆差的情形，安全准备金提列数额出现负数，1998 年为 –15 亿元新台币，1999 年为 –210 亿元（见表 5.9）。为了摆脱全民健保财务窘境，"中央健保局"自 1999 年起即陆续实施多项开源节流方案，因此全民健保医疗费用从 1998 年 11.42% 的成长率，降到 1999 年的 8.84%，再降至 2000 年的 2.93% 及 2001 年的 4.47%。[①] 整体的财务稍稍得到了控制，使当时预计在 2000 年中就出现的财务危机，得以延缓发生。

（二）第二次健保财务危机（2001 年至 2002 年）

根据"中央健保局"统计，到 2001 年年底，全民健保财务收支短绌达 161 亿元新台币，如果政策不调整，至 2002 年 6 月底，全民健保安全准备金将仅剩 102 亿元，低于法定的全民健保平均每月的医疗支出费用（约 265 亿元），当时预估到 2002 年 11 月底，全民健保安全准备金将会告竭。因此，"中央健保局"除了采取了一系列开源节流的措施外，最主要的是在 2002 年 9 月首次调涨保险费率（由 4.25% 提高到 4.55%），使得全民健保财务危机得以暂时缓解，但"卫生署长"李明亮旋即下台。

（三）第三次健保财务危机（2004 年至 2005 年）

2002 年费率调涨后，全民健保财务收支平衡也只维持到 2003 年。到 2003 年年底，全民健保收入为 3388 亿元新台币，保险成本为 3392 亿元，收支短绌为 4 亿元，累计安全准备余额为 77 亿元，已低于一个月保险给付总额（281 亿元）。[②] 2004 年健保财务仍然持续恶化，收支短绌达 40 亿元。[③] 到 2005 年 3 月，全民健保安全准备金已经是 0 元，当时预计到 2006 年年底，健保安全准备金将出现 15 亿元的缺口。[④] 可见，全民健保财务收支严重不平衡，成为影响全民健保永续经营的根本问题，"卫生署"在费率调涨困难的情况下，只能以前述的多元微调措施作为缓兵之计。

---

① 王秀红（"行政院卫生署副署长"）：《实施全民健保多元微调方案对解决健保财务缺口政策之业务报告（书面报告）》，2005 年 5 月 16 日，台湾"立法院"第六届第一会期卫生环境及社会福利委员会全体委员会议，http://www.hia.org.tw/message/940516。
② 台湾"行政院新闻局"编印：《中华民国年鉴（2003 年）》，2004 年，第 943 页。
③ 黄庭郁：《五年费率一次调足，健保可能再双涨》，台湾《中国时报》，2005 年 1 月 5 日（A1 版）。
④ 李仲维：《健保年底将现 15 亿元缺口》，台湾《中央日报》，2006 年 5 月 11 日（5 版）。

表5.9 台湾地区全民健保收支及安全准备提列数(1995年年底至2009年年底)

单位：新台币亿元

年度	保险收入总额	保险支出总额	安全准备提列	安全准备余额
1995	1945	1574	371	371
1996	2423	2240	183	555
1997	2513	2453	60	616
1998	2638	2653	−15	600
1999	2691	2901	−210	390
2000	2914	2904	10	400
2001	2912	3073	−161	243
2002	3112	3269	−157	87
2003	3388	3392	−4	83
2004	3533	3537	−4	79
2005	3661	3724	−63	15
2006	3861	3864	−3	12
2007	3919	4056	−138	−126
2008	4068	4207	−140	−265
2009	4070	4393	−322	−588

资料来源：

1. 1995~2001年统计数据来自：台湾"中央健保局"编印：《全民健保统计动向》，2003年。

2. 2002~2009年统计数据来自：台湾"卫生署"《台湾"全民健康保险"医疗统计年报》，2009年。

（四）第四次健保财务危机（2007年至2009年）

2007年，台湾全民健保财务又出现短绌。据全民健保监理委员会2008年4月25日核备，2008年全民健保的平衡费率应为5.18%，而全民健保的实际费率仍然维持4.55%。截至2009年12月底，健保收支累计短绌已达580.45亿元，向银行融资利息累计已达60余亿元，若不进行任何调整，预估到2010年年底，短绌数将扩大为1015亿元。①"卫生署"为稳固健保经营，提出健保费率调整方案，将费率调整为5.17%，并自2010年4月1日实施。期间面对费率调涨的重重阻碍，2010年3月8日，"卫生署长"杨志良曾以无法达成"七成五民众不涨健保费"的政策目标而请辞。

深入分析发现，全民健保财务问题的原因，除了保险费率调涨机制失

---

① 黄煌雄、沈美真、刘兴善：《全民健保总体检》，第166页。

灵、保费收入增加不易、医疗资源浪费严重等因素外，根本在于全民健保本身的属性不明。真正的保险，如最简单的汽车保险，保费与保险涵盖范围成正比，保费与被保险人的风险金额成正比。如果以真正的保险理念去经营全民健保，那么除了极少数真正弱势、真正赤贫民众外，绝大多数被保险人，其保费都需和使用医疗资源频率、耗费医药金额"正比连动"。[①]而目前台湾的全民健保并非如此。因为全民健保不管风险高低和缴多少保费，民众所得到的医疗保障是一样的。在这种情况下，民众很容易把全民健保当成社会福利，在保费负担方面尽量压低自己的负担金额，反对调涨健保部分负担、增加费率等，而在使用医疗资源方面，却缺乏节约意识。可见，全民健保实际上已经变成一种政府开办的社会福利，而非保险制度。[②]同时，政府介入医疗市场，使得健康保险的价格机制不完全遵从市场交换的法则，不可能有永续的生命。[③]因为政府部门不仅负责管制医疗价格、药品价格，而且负责医疗费用的抓漏防堵问题。但如前面所述，一方面医疗院所违规的问题防不胜防，主管部门只能以限制支出的方式来减缓医疗费用开支的膨胀，不仅无法有效减少医疗浪费，还衍生了医病争执、拒诊、限诊等问题，严重影响了病患权益。另一方面，还导致医疗院所经营困难、科室发展不均衡、医务人员怨声载道等问题。因此，全民健保属性不明、保费负担不公、医疗浪费严重、信息不透明等自身问题的存在，加上政治力的不当干预，都成为民众、团体反对保费调涨的理由，也是健保财务困窘的深层原因，未来的健保改革必须正视这一根本问题。

　　综上所述，全民健保制度的实施，的确给台湾地区民众的健康和医疗带来诸多便利与益处，不仅减轻了民众的医疗费用负担，增加了就医可近性，使岛内民众满意度不断提高，而且在控制整体医疗保健支出成长等方面较有成效，所以享有较好的国际声誉。但是，全民健保在组织功能、保费负担、费率调整机制、医疗品质等方面均有待提高，尤其是医疗资源浪费严重、财务危机频现、医疗生态畸形发展等问题较为突出，已经影响到全民健保的永续经营。其中的原因除了制度本身不完善之外，全民健保制度体系各要素之间的制约机制失灵不容忽视。（1）医疗供给方——特约医疗机构应该充分运用其资源和能力谋求病人的利益最大化，部分医疗院所

---

① 社论：《全民健保属性不明导致财务黑洞》，台湾《中国时报》，2002 年 7 月 20 日（2 版）。
② 社论：《是公医制度？还是医疗保险？》，台湾《联合报》，2002 年 7 月 21 日（2 版）。
③ 台湾"立法院公报"第 84 卷第 54 期，1995 年 10 月 25 日，第 290 页。

却在论量计酬支付制度下，通过扩大门诊、多开药、抢病人、盗刷健保卡等形式，抢占健保财源；在总额预算制度实施后，又采取限诊、推病人、增开自费门诊等形式，来追求自身利润最大化，导致医疗资源浪费严重。（2）医疗服务需求方——被保险人（民众）就医的考量主要包括个人收入、保费、部分资费负担等因素，但是全民健保实施以来，所有民众在缴纳保费后均可平等地享有全民健保医疗服务，因此全民健保医疗服务的性质为"准公共物品"。根据公共产品理论，在某个既定时期，提供或给予一些个人的医疗保健服务越多，其他人所能获得的医疗保健服务就越少。[①]在这种情况下，民众"搭便车"[②]的心理迅速滋生和蔓延：一方面民众节约医疗资源的意识普遍淡漠，总是想尽量多而好地享受健保医疗服务，大病、小病都到大医院看诊，浪费医疗资源，甚至经常与医界共谋榨取健保费用；但另一方面却尽量压低自己的保费。（3）在"政治人物都在讨好选民"的政策环境下，全民健保保险人——"中央健保局（署）"作为行政单位，受到来自"行政院""立法院"的压力，往往无法根据精算调整保费和费率。在保险收入增加有限的情况下，"健保局"往往采取总额预算制度甚至打折的方法支付医疗院所的费用，迫使医界承担部分成本。但医界可以利用其医疗服务专业决定权，对患者实行限诊、减少必要的检查、往外推病人、休诊等方式限制民众就医，从而造成民众就医不便。[③]这样，民众对保费的调整更加不满，又给行政部门造成压力，"行政院"迫于民意压力，不敢轻易调整费率，从而使得健康保险的财务愈加恶化，以致形成三者互动中的恶性循环。因此，全民健保制度实施以来，虽然具有较高的民众满意度，但也面临三者利益关系的严重失调，急需展开调整和理顺，官方理应承担协调三方权益关系的主导角色，制度的改革和完善势在必行。在 2005 年 1 月 15 日到 22 日召开的全民健保公民共识会议上，民众最大

---

① 〔美〕大卫·N. 海曼（David N.Hyman）著，张进昌译：《财政学理论在政策中的当代应用》（第 8 版），北京：北京大学出版社，2006 年，第 388 页。

② "搭便车"是对某些人或某些团体在不付出任何代价（成本）的情况下从别人或社会获得好处（收益）行为的一种形象的称谓。其说法起源于欧洲中世纪的一个故事：一批中世纪的骑士行军路上碰到了路障，要想通过，必须先清除路障。但是，这批骑士谁也不愿意担当清除路障的角色，争执许久仍然无法解决。最后，一个骑士找到附近的村民帮助清除路障，这位骑士得以过去了，其他的骑士们也因此得以通过。这些自己不劳动、只想借别人光的骑士被称为"自由骑士"。后来人们把这种行为形象地称为"搭便车"，把这种人称为"搭便车者"或"免费乘客"。参阅王跃生：《没有规矩不成方圆——新制度经济学漫话》，北京：生活·读书·新知三联书店，2000 年，第 74 页。

③ 冯惠宜等：《中部诊所周日打烊，病患开骂》，台湾《中国时报》，2006 年 6 月 5 日（A11版）。

的共识就是"全民健保不能倒",但必须改革。[①] 因此,卫生主管部门一方面调涨费率、实施多元微调方案,开源节流,以缓解健保的财务危机(只是这些措施无法从根本上解决问题);另一方面又不得不积极规划二代健保,希望通过体制性改革,摆脱全民健保的制度危机。

---

① 黄庭郁:《公民会议共识:健保不能倒,否决双涨一面倒》,台湾《中国时报》,2005 年 1 月 17 日(A10 版);施静茹:《健保漏洞先改善,再谈调涨》,台湾《联合报》,2005 年 1 月 17 日(A10 版);"中央社"台北讯:《健保倾向不涨费率》,台湾《中央日报》2005 年 1 月 23 日(1 版)。

第六章　二代健保制度分析

面对全民健保出现的种种问题，2000年"卫生署长"李明亮刚上任时，就宣示要全面检视全民健保的问题。同年8月1日，"卫生署"委请"国家卫生研究院"成立全民健保体检小组，并邀请宋瑞楼院士担任召集人。[①] 2001年2月，该小组完成了"全民健保体检小组报告"，分别就全民健保的医疗体系、支付制度、保险财务及现行体制改革等有关问题提出了15项政策性建议。[②] 报告提出后，李明亮表示："本人觉得健保问题，与其小修宪法不如制宪，因为问题已经很多，补来补去，仅修部分，已经无法解决所有问题，故想进行全盘的改正，对于全部基本的观念都要从头改起。"[③] 于是，开启了二代健保制度全新而整体规划的历程。

第一节　二代健保制度之规划

对于二代健保规划，李明亮定有以下原则："第一，朝中长期规划。第二，找一群具创意的专家学者共同擘画。第三，不受限于既有的组织运作与想法。"[④] 因此，在2001年4月召开的全民健保永续经营研议会上，决议成立一个"行政院"层级的跨"部会"小组，对全民健保进行中长程改革规划，并以"二代健保"为该小组的名称。[⑤] 于是，2001年7月，"行政院"二代健保规划小组正式成立，并指派"政务委员"胡胜正担任召集人，李明亮担任协同召集人。及至2004年9月，二代健保规划小组就全民健保财源筹措、医疗资源配置、医疗品质、组织体制、公民参与、行政法人等议题，[⑥] 提出了规划总报告，作为行政部门制定二代健保法案的参考。这份报告的内容包括了"建构权责相符之健保组织体制""扩大社会多元化参与健保政策""财务平衡且提升服务购买效率""强化资讯提供以提升医疗品质"等四大层面的政策建议。

---

① 台湾"立法院公报"第89卷第35期，2000年5月31日，第334页。
② 《健保费率应否调整？》，台湾《经济前瞻》第84期，2002年11月5日，第32页。
③ 黄煌雄、沈美真、刘兴善：《全民健保总体检》，第120页。
④ 黄煌雄、沈美真、刘兴善：《全民健保总体检》，第121页。
⑤ 台湾"行政院卫生署"编印：《全民健保改革综论》，第3页。
⑥ 台湾"行政院卫生署"编印：《全民健保改革综论》，第91页。

"卫生署"便以这份报告作为基础，积极规划二代健保修法事宜，研提全民健保修正草案。为了推动健保改革，全民健保法修正草案以"品质、公平、效率"为核心价值，进行健保制度整体结构的改革，强调"权责相符"的概念，强化信息提供以提升医疗品质，以较公平的方式收取保费，扩大保费的计算基础，落实健保收支连动机制的建立，及扩大社会多元化参与健保政策，共同承担对健保的责任。2005 年 9 月"卫生署"研议完竣该草案，后陈报"行政院"审查。该"全民健保法修正草案"，共计 11 章 103 条。① 与 1995 年实行的全民健保制度相比，该版本"二代健保法草案"主要变动的内容包括以下几点：

1. 保费收入方面，保险费率、被保险人、企业、政府的保费负担均发生较大的变动。一代全民健保是由过去各保险体系中的健康保险部分抽取整合而来的，亦沿袭原先的各项社会保险制度的被保险人分类、保费负担比例、以薪资作为保费费基、保险人体制等制度。虽然这种制度体系存在不公，但是从民意基础来看，已有保险的民众因已习惯于这种制度而未加以反对，从未参加过保险的民众则因为可以参加保险，亦未反对这种制度。因此，1995 年一代健保实施时，民众并未因制度不公而反对实施全民健保，相反，绝大多数民众都急切盼望全民健康保险制度的实施，这亦是一代健保实施的时间不断提前的原因之一。但随着社会发展，以经常性薪资作为全民健保费基已无法反映民众实际的所得状况，尤其是高所得者的经常性薪资占所得比例逐年下降，且比起中低所得者下降的比例更多，这意味着高所得者在全民健保的财务负担责任逐渐减轻，而中低所得者对于全民健保的财务责任则渐趋沉重。因此，"二代健保法草案"一项非常重要的规定，就是将被保险人的保费计算基础由"个

---

① 《全民健保法修正草案总说明》，第 1 页，http://www.tnmed.org.tw/upload/950505.doc。

人薪资所得制"改为"家户总所得制"，①以实现保费负担公平。这里"家户"是课征所得税的税籍户，每户的最高缴费人口以 4 口为限。"家户总所得"则包含薪资、利息、股票股利、租金、奖金、红利、稿费、演讲费等家户综合收入总额。

由于被保险人缴保费不再以职业别、经常性薪资为计费划分依据，因此被保险人由 6 类 14 目变为 2 类 3 目。第 1 类：(1) 按照所得税法规定应申报或缴纳综合所得税的纳税义务人，与其合并缴纳综合所得税的配偶及受其抚养的亲属，其保费由所得税法规定的综合所得总额扣缴；(2) 前项以外的现役军人、托儿所、幼稚园、中小学教职员（以下简称军教人员），与其配偶及受其抚养的亲属，其保费以其薪资为计算基础。第 2 类是没有所得者，其保费每月寄发单据，先依照最低保费 300 元新台币预先收取，等到每年所得税征收后，"中央健保局"再计算出每一家户实际应缴纳的保费，多退少补。②这样，民众不必为保险身份变更而办理繁复的加退保手续，有利于节约健保行政费用。同时，未来二代健保实施后，每人每月保费设有上下限。据估计，二代健保实施后，将有一半民众的保费

---

① 健保现制与二代健保新制费用比较：

个案一（单一收入、标准家庭）：

上班族陈先生月薪 3 万元，养老婆与 2 个小孩，另有业外收入 10 万元。

现制全家人保费（月）：1572 元

新制全家人保费（月）：(3 万元 ×12+10 万元)× 费率（暂定为 3.14%）÷12=1204 元。

个案二（丁克族）：

小公司会计李先生月薪 8 万元，任职广告公司业务的老婆月薪 7 万元。每月收租 2 万元，每年可领股利 26 万元。

现制全家保费（月）：1044 元 +953 元 =1997 元。

新制全家保费（月）：[(8 万元 +7 万元)×12+24 万元（收租）+26 万元（股利）]×3.14%÷12=7222 元，超过 3000 元每口以 3000 元计算，共 6000 元。

个案三（单身族）：

外商公司经理张小姐，未婚，每月收入 10 万元，年终奖金保障 2 个月。

现制全家保费（月）：1319 元。

新制全家保费（月）：[10 万元 ×12+20 万元（年终奖金）]×3.14%÷12=3663 元，超过上限 3000 元，每口以 3000 元计算。

个案四：（单身小老板）

离婚独身的餐厅老板，与前妻留下的小儿、自己没有收入的爸妈同住，年收入超过 460 万元。

现制全家保费（月）：23968 元。

新制全家保费（月）：460 万元 ×314%÷12=12036 元。超过上限 3000 元，每口以 3000 元计算。保费为 12000 元。

参阅黄庭郁：《健保现制与二代新制费用比较表》，台湾《中国时报》，2006 年 5 月 5 日（A6 版）。

② 徐钧彬：《二代健保，最高缴 3000》，台湾《联合报》，2006 年 5 月 5 日（A5 版）。

要比以往有所上涨，尤其单身或没有子女的中上收入者，保费将大增，但中等收入、眷口数多、以薪资为主要收入的被保险人，其保费负担相对会降低，这样符合健保量能付费的精神。

同时，二代健保关于企业和政府负担的健保费亦将出现较大变动。企业保费负担计算，将废除原来的健保投保薪资分级表，改由企业支付的保费总额、薪资总额计算，并设置弹性调涨机制，根据经济成长率、医疗保健支出成长率等变量计算。即雇主应分担的保费 = 该年各雇主支付受雇者的薪资总额 ×（岛内所有雇主应分担的保费[①] ÷ 岛内雇主支付受雇者的薪资总额）。该规划方案预估，[②] 二代健保实施后，每年企业负担的保费将比目前增加数十亿元。

政府的保费负担方面，保费新制实施第一年，政府分担的保费 = 政府应分担的保费补助款[③] ×[1+（最近 3 年 GDP 平均成长率的一半 + 个人医疗保健支出平均成长率的一半）]。第二年以后，政府应分担的保费 = 前 1 年政府应分担的保费 ×[1+（最近 3 年 GDP 平均成长率的一半 + 个人医疗保健支出平均成长率的一半）]。[④]

2. 在保费支出方面，医疗服务给付项目及支付标准，将以同病同筹为原则，并得以论病例、论品质、论人或论日为订定的标准（修正条文第 42 条）。同时，对控制保险特约医疗机构、被保险人的支出进行了具体规定：

（1）医疗机构方面，除了继续实行总额控制（修正条文第 59、60、62 条）外，对不正当行为或以虚伪的证明、报告、陈述领取保险给付、申请核退或申报医疗费用者，处以罚款的金额将由现行非法收入金额的 2 倍增加到 10 倍。同时，保险医疗服务机构有上述违规行为且情节重大者，保险人应公告其名称、负责医事人员或行为人姓名及违法事实（修正条文第 88 条）。

（2）被保险人方面，为避免在全民健康保险医疗资源有限的情况下，保险人无法及时将新科技、高价药品纳入给付范围，并消除被保险人选用

---

① 岛内所有雇主应分担保费是指保费新制实施前 3 年，全民健保收支平衡且维持 1 个月安全准备的情况下，岛内所有雇主应分担的保费。

② 林燕翎：《二代健保，企业负担年增 37 亿》，台湾《经济日报》，2006 年 5 月 5 日（A9 版）。

③ 政府应分担的保费补助款是指前 1 年本保险收支平衡下，政府应分担的保费补助款。

④ "中央健保局"编印：《迈向权责相符的健保制度——二代健保规划及推动报告》，2006 年 5 月 4 日，第 19 页。

尚未纳入给付的医疗服务品项时需自己全额负担的不合理现象，[①]保险人得针对同有效成分的药品、同功能类别的特材及新增列的药物，分别支付同一价格或订定给付上限，被保险人亦得选用高于同一价格或给付上限的药物，但应自行负担差额；差额负担实施的时间及品项，须送全民健康保险监理会讨论后，报主管机关核定公告（修正条文第 45 条）。同时，为避免已长期移居到台湾岛外者，平时不加保，遇有伤病才回台湾投保就医，修正条文第 7 条删除了"曾有参加本保险记录"者可以免除 4 个月合格期的规定。

此外，对于原来一些不合理的保费支出也以法律形式明确规定。如由保费支出的保险人为办理全民健保所需要的人事及行政管理经费，改以当年度医疗给付费用总额 3.5% 为上限，由主管机关编列预算拨付保险人（修正条文第 80 条）。对于经济困难无力缴纳保费的被保险人无息申贷全民健保保费及应自行负担的费用，也将由现行的"主管机关得编列预算或由本保险安全准备贷与一定金额设置基金"改为由"主管机关得编列预算设置基金"（修正条文第 99 条）。

3. 在组织体制方面，建立权责相符的全民健保组织体制，将全民健康保险监理委员会及全民健康保险医疗费用协议委员会合并为全民健康保险监理会（以下简称"监理会"），主要负责保险费率的审议、保险给付范围的审议、保险医疗给付费用的协议订定及分配、保险政策和法规的研究及咨询、其他有关保险业务的监理事项（修正条文第 4 条、第 24 条至第 26 条、第 60 条及第 61 条规定）。从而使得健保财务收支两面由权责相符的单一委员会统筹，形成收支连动机制。

4. 加强民众参与，公开保险信息。如修正条文第 4 条规定，监理会在审议或协议订定健康保险重要事项，认为有扩大参与必要时，得先举办相关的公民参与活动。修正条文第 41 条规定，医疗服务给付项目及支付标准、药物给付项目及支付标准的拟定，由现行的保险人及保险医事服务机构共同拟定，改为由保险人与相关机关、专家学者、被保险人、雇主及保险医事服务提供者等方面的代表共同拟定。修正条文第 72 条规定，医疗院所财务信息应透明化，领取保险医疗费用超过一定数额以上的特约医事服务机构应提供全民健康保险相关财务报告，保险人并得予以公开。修正条文第 73 条规定，保险人及保险医事服务机构应定期公布与全民健保相关的医疗品质信息。

---

① 《全民健保法修正草案总说明》，第 3 页，http://www.tnmed.org.tw/upload/950505.doc。

5. 被保险人保险费率实行浮动费率，被保险人保险费率以全体被保险人应负担的保费（A）减适用上下限被保险人应负担的保费（a），除以全体被保险人的所得总额（B）减适用上下限被保险人的所得总额（b）计算（修正条文第 23 条）。其公式为：Rate=(A-a)÷(B-b)。二代健保保险费率初步定为 3.14%。

总体而言，2005 年"卫生署"提出的"二代健保法修正草案"，是在前期四年检讨规划的基础上提出来的，是一个针对现实全民健保诸多弊端而逐一提出修正对策的、从制度规划角度而言较为完善的方案，是一个凝聚了多领域专家、学者、实务部门人员智慧的方案，其核心是积极推动以家户总所得为费基的法案。该法案有利于扩大全民健保保险费基，调整机制亦较为灵活，有助于解决以薪资为费基和以职业划分被保险人所产生的不公平问题，建立收支平衡机制，亦有助于解决全民健保面临的财务问题。

第二节　二代健保制度之立法

但是，2006 年 5 月，当"行政院"将该草案送进"立法院"进行审议时，该法案却遭到来自各方的质疑。民进党籍"立委"对二代健保法案中的保费改革、自付差额等改革条款进行质疑。[1] 泛蓝"立委"认为"健保局"应该先控制药价黑洞与医疗院所诈领健保给付等问题，然后再讨论二代健保法案。[2] 因此，"立法院"不支持二代健保草案。

以家户总所得为保费费基的做法还受到民间的广泛质疑。意见集中在以下几点：第一，公平性有瑕疵。台湾地区的税收体制并不健全，股利、海外投资以及摊贩等经济收益并未列入课税基础，对按所得缴保费的民众不公平。第二，被保险人的保费仍未与其医疗服务费用挂钩，民众的感觉是缴纳健保费与纳税相差无几。[3] 第三，修正条文第 22 条规定，健保费仍然有上下限，即保费缴交具有累退性，这样仍将严重削弱健保的收入重分配效果，从而使二代健保实施后，其财务制度能否平衡仍将是一个问号。此外，以家户总所得为费基，使得家户中人口愈多，平均每人保费愈少，相反，家庭总所得愈高，家庭内人口数愈少，人均负担的健保费却愈高，

---

① 陈孝婷：《以家户综合所得计算，自付差额都会引发不公平疑虑》，台湾《经济日报》，2006 年 5 月 5 日（A9 版）。

② 吴政峰：《药价黑洞诈领给付，蓝委抵制二代健保》，台湾《中央日报》，2006 年 5 月 11 日（1 版）。

③ 社论：《二代健保不能成为惩罚受薪者的工具》，台湾《中国时报》，2005 年 9 月 2 日（A2 版）；社论：《二代健保，二度征税》，台湾《联合报》，2006 年 5 月 21 日（A2 版）。

故这一政策疑有"惩罚单身"之嫌。因此,"民间全民监督健保联盟"要求"卫生署"必须召开公听会,广纳各方意见,否则二代健保将命运多舛,重蹈一代健保"简单上路、草率收场"的命运。①

在这种情况下,当时执政的民进党当局认为改以家户总所得计费,且须每年调整健保费,将大幅增加受薪阶级的负担,"行政院"因此对该草案亦持不支持态度。这样,2006 年,"二代健保法草案"遭到否决。"卫生署"只得做好两手准备:一方面期待修法顺利,让二代健保如期于2007 年 1 月实施;另一方面,假如修法未过,不排除按照已行"全民健保法"调整保费。此后几年,不论民进党还是国民党执政,都不愿触碰或讨论二代健保草案议题。在保费费率无法调涨,全面改革的二代健保草案亦无法推行的情况下,健保财务短缺情形却在 2007 年后逐渐显现,且愈演愈烈。2009 年 2 月,"中央健保局"又研拟了以个人为单位,并依其总所得收取保费,增收补充保险费,但依旧维持被保险人按照 6 类 14 目分类的方案,作为二代健保改革的过渡方案,以缓解健保财务压力。然而,此方案一提出,又遭到社会各界的抨击,反对者认为这一改革忽略了医疗品质、信息公开、支付制度、保费不公等问题,仅进行财务改革,增加补充保险费,损害了民众利益。国民党当局亦认为这一改革存在政治风险,不敢硬推。

到了 2009 年年底,全民健保的财务问题愈发严重。2010 年保费调涨议题争议不下,"卫生署长"杨志良为此高调请辞,使得全民健保的财务问题再次引起台湾社会的广泛关注。台湾当局也承诺加速推行全民健保的修法,二代健保修法得以重新启动。2010 年 3 月,"卫生署"以"公平""效率""品质"为改革的核心价值,重新研提"全民健康保险法修正草案",于 2010 年 4 月陈报"行政院"审查。在陆续与工、商、医界代表及相关民间团体沟通说明后,该草案在"行政院院会"通过,并函请"立法院"审议。该草案对全民健保的改革主要包含了组织体制与社会参与、保险新制、医疗品质与信息公开及岛外居住民众的保费问题等。"立法院"于 2010 年 4 月 16 日完成一读程序,交付"该院"社会福利及卫生环境委员会审查,后通过审查、召开公听会、专案报告、审查会议、党团协商等程序,于 2010 年 12 月 7 日进入二读程序,审议过程中因国民党内"立委"与"财政部"的阻碍,并未完成立法。后行政、立法部门于 2010 年 12 月 9 日至 17 日间密集研商。"卫生署"为求二代健保法

---

① 黄庭郁:《二代健保,看病自费额大增》,台湾《中国时报》,2005 年 8 月 26 日(A1 版)。

案迅速通过，决定在影响民众最少的情形下，提出二代健保再修正案，放弃了家庭总所得方案，仍将纳保人分为 6 类 14 目，并挑选一些简单可行且争议较小的收入项目，加入健保费征收的范围，[①] 让中下层农渔民以及劳工可以获得更大的保障且不会增加他们的负担，却要对高所得者课以 2% 的补充保险费。该修正法案排除了"惩罚单身"、税制不公等可能遭受选举惩罚的因素，[②] 因此得到国民党"立法院党团"大会采纳，并据以提出修正动议送"院会"审议，经"立法院"于 2011 年 1 月 4 日完成三读程序，1 月 26 日公布修正全文。

第三节　二代健保制度改革之内容

2011 年 1 月公布的全民健保法修正案，由一代健保的 88 条增加为 104 条，未修正条文仅五条。全文分为 11 章：总则（第 1 条至第 6 条），保险人、保险对象及投保单位（第 7 条至第 16 条），保险财务（第 17 条至第 26 条），保险费之收缴及计算（第 27 条至第 39 条），保险给付（第 40 条至第 59 条），医疗费用支付（第 60 条至第 65 条），保险医事服务机构（第 66 条至第 75 条），安全准备及行政经费（第 76 条至第 78 条），相关资料及文件之搜集、查阅（第 79 条至第 80 条），罚则（第 81 条至 92 条），附则（第 93 条至第 104 条）。相较于"一代健保法"，"二代健保法"修改的主要内容包括：

（一）增加保险对象，将受刑人纳入健康保险范围

为了彻底落实保障全民健保精神，兼顾受刑人的基本健康人权，增列受刑人为第 4 类第 3 目被保险人，使保险人由 6 类 14 目增为 6 类 15 目，其保费则由"中央矫正主管机关及国防部（针对军监之收容人）"全额补助。

（二）扩大保费费基，强化量能负担精神

二代健保实施后，采量能负担原则，保费和费率均采双轨制。除了第五类低收入户不列为补充保险费收取对象外，第一类至第四类及第六类保险对象均为补充保费收取对象，被保险人的保费，除了一代健保以经常性薪资对照投保金额及保费负担比例（见表 6.1）所计算出的一般保险费

---

① 杨美玲：《二代健保一夕翻盘，计费方式怎么转弯？》，《联合晚报》，2010 年 12 月 10 日（A2 版）。

② 赵孟捷：《从一代健保到二代健保——渐进式制度变迁论的解释》，台湾中正大学社会福利研究所硕士论文，2013 年，第 111 页。

（见表 6.2）之外，再把高额奖金、兼职所得、执行业务收入、股利所得、利息所得或租金收入等项目，纳入保费计费基础，计收补充保险费。投保单位除了一般保费外，还需缴纳补充保费，即（雇主）每月所支付薪资总额与其受雇者当月投保金额总额间的差额，将增列为计费基础，收取补充保险费。同时，"二代健保法"第 3 条还明确规定，每年政府负担的总经费不得低于全部保险经费的 36%，这一比率比一代健保时期政府所负担的比率提高了约 2%。此外，以往累积的健保财务短缺，亦将由政府分年编列预算，逐步填补。补充保费的征收调整了以往保险费计费基础过度依赖经常性薪资所得的情形，使保费负担的公平性有所提升，并扩大了保费费基。

表 6.1　全民健保保险费计算公式（2013 年 1 月之后）

保费负担者	保费计算公式
被保险人	一般保费 = 投保金额 × 费率 × 负担比率 ×（1+ 依附眷属人数）
	补充保费 = 各项补充保险所得或收入金额 × 补充保险费率
雇主	一般保费 = 投保金额 × 费率 × 负担比率 ×（1+ 平均眷口数）
	补充保费 =（雇主支付薪资总额 – 受雇员工投保金额总额）× 补充保费率
政府	（全年保险经费 – 法定收入）×36%

资料来源：根据"行政院卫生署中央健保局"网站"2013—2014 全民健康保险简介"整理制作。

说明：
1. 负担比率：参照表 6.2。
2. 保险费率：自 2013 年 1 月起保险费率为 4.91%，补充保险费率为 2%。
3. 投保金额：由"中央健保局"公布全民健保保费负担比率表。
4. 眷属人数：依附投保的眷属人数，超过 3 口的以 3 口计算。
5. 平均眷属人数：自 2007 年 1 月 1 日起公告为 0.7 人。

表 6.2　全民健保保险费负担比率（2013 年 1 月之后）

保险对象类别			负担比率 (%)		
			被保险人	投保单位	政府
第 1 类	公务人员、志愿役军人	本人及眷属	30	70	0
	私立学校教职员	本人及眷属	30	35	35
	公营、民营事业、机构等有一定雇主的受雇者	本人及眷属	30	60	10
	雇主	本人及眷属	100	0	0
	自营业主	本人及眷属	100	0	0
	专门职业及技术人员	本人及眷属	100	0	0

保险对象类别		负担比率 (%)		
		被保险人	投保单位	政府
第2类 职业工会会员	本人及眷属	60	0	40
外雇船员	本人及眷属	60	0	40
第3类 农民、渔民、水利会会员	本人及眷属	30	0	70
第4类 义务役军人	本人	0	0	100
军校军费生、在恤遗眷	本人	0	0	100
替代役役男	本人	0	0	100
矫正机关收容人	本人	0	0	100
第5类 低收入户	家庭成员	0	0	100
第6类 "荣民"、"荣民"遗眷家户代表	本人	0	0	100
	眷属	30	0	70
地区人口	本人及眷属	60	0	40

资料来源:"卫生福利部中央健康保险署":《2014—2015 全民健康保险简介》,http://www.nhi. gov. tw/ webdata. aspx?menu=17&menu_id=659&webdata_id=2891&WD_ID=897。

保费费基扩大后,一般保险费率亦随之下降。从 2013 年 1 月 1 日起,一般保险费费率从 2010 年以来的 5.17% 调降至 4.91%,根据"卫生福利部"推估,按照这个费率所收取的一般保险费及补充保险费,应可维持全民健保五年保险财务平衡。同时,2013 年补充保险费率则按照 2% 计收。

(三)成立全民健康保险会,强化财务收支连动机制

"二代健保法"第 5 条规定,将全民健保监理委员会及全民健保医疗费用协定委员会整并为全民健康保险会,由被保险人、雇主、保险医事服务提供者、专家学者、公正人士及有关机关代表组成,其中保险付费者的代表不得少于 1/2,且被保险人代表不得少于总人数的 1/3。全民健康保险会成为负责统筹保险费率、给付范围、年度医疗给付费用总额协定等重大财务收支事项审议的单一组织,从而建立健保财务收支连动机制,有助于维持健保财务平衡。

(四)纳入多元计酬支付方式

在医院给付方面,"二代健保法"第 42 条规定,医疗服务给付项目及支付标准的订定,应以相对点数反映各类服务成本,以同病、同品质同等为原则,并得以论量、论病历、论品质、论人或论日等方式订定。对于医疗服务给付项目及支付标准的订定,保险人得先办理医疗科技评估,并应

考量人体健康、医疗伦理、医疗成本效益及全民健保财务。第61条规定，医疗给付总额订定后，保险人应遴聘保险付费者代表、保险医事服务提供者代表及专家学者，研商及推动总额支付制度。即二代健保将在总额支付制度下，实行多元计酬支付制度。

（五）严惩保险医事服务机构违规行为

二代健保对于保险医疗服务机构，除了规定特约医疗服务机构地点、严格执行保险病床设置比率，及公开保险医事服务机构财务信息等，第81、83条更加明确规定严惩违规医疗服务机构相关措施。（1）诈领保险给付及医疗费者，将被处以其领取的保险给付、申请核退或申报的医疗费用2至20倍的罚款。（2）公告违规医事服务机构，情节重大者，保险人应公告其名称、负责医事人员或行为人姓名及违法事实。保险人并得视其情节轻重，限定其于一定期间不予特约或永不特约。

（六）多重方式节制资源使用

一方面，"二代健保法"第40、53条规定，对于多次重复就医、过度使用医疗资源的保险对象，将进行辅导与就医协助，并得于其未依规定就医时，不予保险给付。第2条第6项定义，所谓就医辅导，是指保险对象有重复就医、多次就医或不当医疗利用情形时，针对保险对象进行就医行为了解、适当医疗卫教、就医安排及协助。另一方面，第72条明确提出，"中央健保局"应每年提出并执行抑制不当耗用医疗资源的改善方案，确保资源有效运用，并逐年依市场交易情形合理调整药品价格；订定每年药品费用目标总额，超出的额度从医疗给付费用中扣除，并依其额度修正次一年的药价。

（七）从严规定久居海外者的投保条件

为解决一代健保时期存在的久居岛外者"平时不缴费，有病就回台湾就医"现象，并适度保障留学生及海外工作者的就医权益，二代健保将原"曾有"参加本保险记录返回台湾可立即投保的规定，改为"二年内曾有"参加本保险记录，返回台湾后始可立即投保。对于首次返回台湾设籍或重新设籍者，以及持有居留证件来台居留者，除受雇者、政府驻外人员及其眷属以外，均须设籍或居住满六个月后，始得参加全民健保。至于曾有参加健保记录的保险对象，在二代健保施行前已离开台湾者，如户籍已迁出台湾致丧失投保资格时，只要在二代健保施行后一年内返回台湾重新设籍，可不受设籍六个月的限制，自设籍日即可再参加健保。

（八）重要信息公开，民众多元参与健保

信息公开是二代健保法案的核心理念之一，凡健保重要决策过程、给付效益、医疗品质、服务资源等事项的信息均须公开，包括：全民健保重要事务的会议信息、参与代表的关系、医疗科技评估结果、保险病床设置比率及各特约医院保险病床数、当年领取一定金额医疗费用的特约医事服务机构财务报告、特约医事服务机构的医疗品质信息、重大违规信息。同时，有关保险费率、保险给付范围、年度医疗给付费用总额、医疗服务与药物给付项目及支付标准、总额支付制度的推动、实施差额负担的特殊材料项目等重要事项的研议，均有保险付费者代表参与。"二代健保法"第5条还规定，全民健康保险会审议、协议全民健保有关事项，应于会议七日前公开议程，并于会议后10日内公开会议实录；于审议、协议重要事项前，应先搜集民意，必要时，得办理相关公民参与活动。可见，二代健保希望透过信息公开，使健保业务的决策过程透明化，并通过公民参与活动，使民众共同关心全民健保事业。

（九）保障弱势群体权益，减轻就医部分负担

一代健保曾发生有特殊困难民众因未缴纳保险费、滞纳金或自负额而被"锁卡"情形，影响这些民众的就医权益。所谓"锁卡"是指保险对象因欠缴保费而被停止用全民健保卡看病、停止保险给付的情况。针对这种情况，"二代健保法"第36条与第37条规定，有经济上的困难或依家庭暴力防治法规定正在受保护的民众，在不能缴纳保险费、滞纳金或应自行负担的费用时，均不予以暂停或拒绝健保给付（锁卡）。同时，减免医疗资源缺乏地区就医的部分负担，并调降居家照护服务的部分负担费用比率。

"二代健保法"自2013年1月1日正式实施，标志着台湾迈入二代健保的新纪元。同年7月23日，"中央健康保险局"随着"卫生福利部"的成立，正式揭牌更名为"卫生福利部中央健康保险署"，其性质为行政机关，其所需的行政经费由"中央政府"编列预算支应。从"中央健康保险署"公布的二代健保实施以来的民众满意度调查来看，2013年3月满意度为67.6%，到2013年10月已上升为80.0%。

综上所述，无论一代健保制度还是二代健保制度，改革的重点都放在保险财务方面。维护财务平衡是二代健保规划、立法的动力来源，相对于一代健保而言，二代健保从财务收支两面均进行了改革。由于收入方面涉及保费费基、保费负担比率等内容，影响面广，改革阻力较大，因此改革的重点在于财务支出方面。"二代健保法"与"一代健保法"在被保险人按照职业别分类、以薪资为保险费基、保险人公办公营性质等方面，一脉

相承，虽然这些制度存在弊端，二代健保规划时也提出以家户总所得为费基这一全新的方案，但是最终在行政部门、立法部门、财政部门、民众的质疑声中未被采用，而实施了在原有一代健保以经常性薪资为主的基础上，纳入其他所得为"补充保费"的渐进式改良方案，表现出明显的路径依赖特征。但是，"二代健保法"亦新增了将矫正机关收容人纳保、信息公开、多元支付制度等内容，这些变化都是对一代健保制度缺陷的改进，无法用路径依赖理论解释的，而是台湾地区行政部门、立法部门、社会团体、公众共同博弈的成果。

第四节　二代健保制度之未来

从公平性而言，"二代健保法"扩大了保险对象的覆盖范围，部分纠正了保费负担不公，使得台湾地区全民健保制度向着公平方向又迈进了一步。从适应性和效率性而言，由于二代健保 2013 年开始实施，相关统计数据尚无法查阅，尚无法给予公允的评价。可以预测的是，二代健保法案的实施并不意味着台湾全民健保制度改革结束，而是一个新的开始，因为二代健保制度面临诸多挑战，尚待进一步解决。

（一）健保未来仍难以实现以家户总所得为费基

家户总所得概念是学者、专家、实务人员多年讨论的成果，也是二代健保改革规划中最核心的设计。但 2011 年通过的二代健保法案并未实施，取而代之的是双轨制费基。然而，有关家户总所得为费基的议题并未因"二代健保法"的通过和实施而停止。"行政院"2012 年 4 月 3 日宣布，原定 2012 年 7 月启动的二代健保延至 2013 年元旦起实施，第三代健保也将同步启动规划作业。对此，民进党团主张，增加补充保费的二代健保是"补丁式的'恶'代健保"，"立法院"应重新审议家户总所得的修法草案。国民党团表示，家户总所得是理想，但现实上做不到，民进党不应以再修法阻挠二代健保上路。国民党首席副书记长吴育升表示，民进党阻挠二代健保的行为，根本是"不负责任、自打嘴巴"。因为 2011 年"立法院"通过二代健保修法时，民进党也清楚知道家户总所得只是理想，现实上是做不到的。如果民进党觉得二代健保采家户总所得是对的，那就不应该在朝野协商时同意目前的版本，"如果国民党通过的是错的，那么民进党也是共犯"。① "卫生署长"邱文达指出，家户总所得规划 10 年，但争论颇多，

---

① 《回归家户总所得，卫署：三代健保再谈》，台湾《中国时报》，2012 年 4 月 6 日（A8 版）。

社会上也无共识，目前已通过的二代健保，则因有补充保费设计，可让健保持续一段时间，"卫生署"也已准备三代健保规划，理想上会朝家户总所得的方向发展，并兼顾财务公平，及医疗资源合理分配、医疗品质效率提升。[①] 前"卫生署长"叶金川亦表示，原先规划的依家户总所得开征保费过于理想，恐怕很难做到。他认为，二代健保应是渐进式的，先看实际执行能够收取多少保费，再规划三代健保。[②] 前"卫生署长"杨志良则认为，健保未来修法仍应回归家户总所得进行讨论，这样才能符合公平正义。但是，笔者认为，从路径依赖理论来看，未来三代健保以家户总所得为费基，仍然会因保费计算方法变动较大、改革成本高、民众难以接受等阻碍而较难在"立法院"通过，相对而言，在目前已有补充保费基础上继续扩大费基列支项目的方案更容易获得通过。

（二）全民健保制度应该有准确的目标定位

全民健保制度最深层次的问题是其自身目标的矛盾性。"二代健保法"第 40 条规定，保险对象发生疾病、伤害事故或生育时，保险医事服务机构提供保险医疗服务，应依医疗办法所订定之医疗服务给付项目及支付标准、药物给付项目及支付标准之规定办理。第 51 条明确规定了健保不给付范围。综合第 40 条和第 51 条的规定，台湾地区除了明确规定的不给付范围外，保险对象发生疾病、伤害事故或生育时，保险医事服务机构提供的保险服务均在给付范围内。因此，台湾地区的全民健保被称为"包山包海"，希望提供一个全方位而物美价廉，同时又有医疗品质保证的健康制度，[③] 台湾健保因此被津津乐道为"台湾奇迹"。但是，健康经济学（Health Economics）认为，在一定时期，一个国家或地区的公共卫生资源总是有限的，属于稀缺资源。因此，一个国家或地区在使用公共卫生资源时总是面临一种两难选择：如果追求公共卫生产品的质量，即达到较高水平的健康标准，公共卫生产品的覆盖面将受到限制；如果追求公共卫生产品的数量，即扩大公共卫生产品的覆盖面，居民的健康指标必然下降。[④] 也就是说全民参加健康保险与提供全方位、综合性、高品质的医疗服务两大目标往往是互相排斥的。全民健保制度实施的实践表明，这样的目标只能是一种理想。台湾地区健保呈现医疗保障的范围逐渐扩大，而民众的保费和保险费率却难以调整，福利刚性，政治人物倾向于选票思维等等现实，使得

① 《3 代健保朝家户总所得迈进》，台湾《工商时报》，2012 年 4 月 6 日（A22 版）。
② 《二代健保依家户总所得开征，叶金川：过于理想》，台湾《中国时报》，2012 年 4 月 9 日（A8 版）。
③ 《中时报社举办"二代健保座谈会"》，台湾《中国时报》，2006 年 4 月 21 日（A18 版）。
④ 吴鸣：《公共政策的经济学分析》，第 362 页。

全民健保财务收支不平衡成为必然之势。曾任"卫生署长"的杨志良对健保制度改革的阻碍有深刻体会,曾发出"健保不能倒、医疗不能少、保费不能涨,只有请上帝当署长"的感慨,道出了全民健保目标矛盾性的深层困境。他亦直言,"如果健保不计成本、不论成效,都一律给付每个项目的话,最后将造成健保破产,也拖垮整个台湾的经济"。①

因此,全民健保制度改革的设计应该明确定位。如果不计成本,一味追求提供全面的、高品质的医疗服务,就必须大幅提高全民健保的保费收入,或者增加民众的保费负担,造成民众负担过重,引起民众的不满与抵制;如果由"国库"买单,则可能重蹈西方福利国家的覆辙,由政府承担保险财务的盈亏,以致全民健保制度名存实亡。② 目前,台湾地区的全民健保已经被西方学者称为"乌托邦",台湾当局应该尽早面对这一问题。如果全民健保制度的目标仅定位在"提供医疗基本需求",不仅可以减少民众的保费负担,而且可以给民众和医界一定的自我选择空间,这应该是全民健保制度发展的长久之计。至于超出基本医疗需求以外的高档或特殊医疗服务,则不宜纳入全民健保的范围之内,而应由个人承担资费。这样,才能为广大民众提供普遍、平等和实惠的医疗服务,合理有效地利用有限的资费及医疗资源,为制度的良性和可持续运作构筑坚实基础。

（三）保费和保险费率应根据精算结果依法调整

2011年1月26日公布的"健保法"第20条第3项规定:"保险费率经精算结果,有下列情形之一者,由主管机关重行调整拟订,报请行政院核定之:一、精算之保险费率,其前五年之平均值与当年保险费率相差幅度超过正负百分之五者。二、本保险之安全准备降至最低限额者。三、本保险增减给付项目、给付内容或给付标准,致影响保险财务者。"2012年4月4日《联合报》报道,依据"中央健保局"规划,二代健保实施后的保费费率,以4.91%计算,2013年元旦启动后,健保财务在2016年前都可维持财务平衡。但2016年后,保险费率是否根据精算调整令人质疑。因为全民健保实施迄今,从民调来看,有三次整体满意度大幅下降,都与保费增收有关。第一次是2002年实施健保双涨(调高健保费率及民众门诊部分负担),民众对健保满意度由79%跌至60%;第二次是2006年推动健保多元微调,满意度由72%跌至63%;第三次则是2013年征收补充

① 杨志良:《为健保改革引航之五,健保医疗照护的困境与抉择》,"财团法人国家政策研究基金会国政评论",社会(评)089-005号,2006年12月28日。
② 钟秉正:《社会福利法制与基本人权保障》,台北:神州图书出版有限公司,2004年,第93页。

保费,由 79% 跌至 68%。[1] 而 2010 年时,保险费率由 4.55% 调高至 5.17%,虽然民众满意度未下降,但却以"卫生署长"杨志良请辞为代价,才得以实施。曾任"卫生署长"的陈建仁坦言,"健保法"虽然规定保费调整在6% 以内是"卫生署长"的权责,但在"李(明亮)署长"调涨保费时,已变成"行政院"的权责,甚至都要经过"立法院"的同意,各方都要介入,太政治化了。[2] 可见,全民健保费率调涨应根据保费精算结果、按照法律规定执行,二代健保仍然无法摆脱财务危机频现的命运。

(四)全民健保制度应加以理性规划

台湾地区全民健保制度的规划与实施,几乎与岛内民主化进程同步。台湾地区选举频繁,在给民众带来民主权利的同时,也带来种种弊端。在包括全民健保制度在内的社会福利议题上表现尤为突出。从西方国家或地区的经验来看,民主政治容易引起选民的"过度期望",选民的要求大大超过了政府的支付能力,现实社会中公共财富的供给量还远远满足不了众多公民的要求。因此,对于政府来讲,扩张财政容易,紧缩财政困难。民主政治——选民压力——政府扩张财政,这就是公共选择学派揭示的西方民主国家的政治经济循环。[3] 台湾地区的政治民主化过程虽然短暂,但是与西方选民的"过度期望"相比,岛内选民有过之而无不及。历次选举,台湾地区政治人物不顾财政困窘,大开福利支票,不得不"举债来打肿脸充胖子,殃及子孙后代"。[4] 其背后根本的目的是以社会福利支票换取民众的选票,民进党更以社会福利的表面论述,进行分裂台湾的"族群政治动员"。[5] 因此,台湾学者陆以正认为,台湾"最大的人为灾害,恕我直言,就是选举"。[6]

在选票至上的考量下,公共决策当中的专业成分不可避免地受到挤压。[7] 一代健保制度规划、立法过程中,面对民意的压力和在野党的竞争,国民党为了争取选票,不得不采取社会福利优先的政策,以满足民众的要求。于是,全民健保议题被炒热,并成为岛内民众热烈关注的议题,最终

① 江东亮:《只要享受健保,不愿调高保费?》,"财团法人国家政策研究基金会国政评论",2013 年 10 月 18 日,社会(评)102-089 号。
② 黄煌雄、沈美真、刘兴善:《全民健保总体检》,第 119 页。
③ 马德普主编:《西方政治思想史》第 5 卷,天津:天津人民出版社,2005 年,第 526 页。
④ 陈锡蕃、谢志传《选举害了台湾经济》,《旺报》,2012 年 10 月 13 日(C7 版)。
⑤ 陈政亮:《社会保险的失败:从劳基法到劳工退休金条例》,《台湾社会研究季刊》,第 79 期,2010 年 9 月,第 45 页。
⑥ 陆以正:《台湾选举,最大人为灾害》,《联合报》,2011 年 4 月 20 日(A19 版)。
⑦ 台湾"行政院卫生署"编著:《全民健保组织体制改革规划——公共行政及政策的观点》,第 12 页。

促使国民党把实施的日期一再提前。这样的环境虽然催生了全民健保制度早日出台，却因实施过于仓促，导致对既有社会保险制度存在的问题无法根本检讨。黄尔璇"立委"曾预言，"以我们这种准备工作都还没作好的情况下，因民意要求就要贸然实行全民健保，本席可以预言，未来实施的 5 年到 10 年间，政府一定会叫苦连天……"。[①] 在全民健保实施后，各方的政治干预并未减弱，遂致医疗给付范围呈现不断扩大的趋势，但是保费的增加、保险费率的调整却非常困难，并因此陷入保险财务危机频现的困境。二代健保修法过程中，台湾地区社会争论不休，不仅朝野政党意见分歧，民众社会共识亦难建立。各种财经杂志、报章媒体，甚至是网络论坛，随处可见对于健保制度改革的评论、图表数字比较等，[②] 但这些评论往往凭着对问题的一知半解即轻予论断，使得本该理性专业的政策辩论，常被扭曲得面目全非。[③] 曾任"卫生署长"的詹启贤一针见血地指出：很多问题都是政治，不只是专业及医疗，全民健保已经是政治了，整个健保的结构没有脱离政治面，没有脱离行政体制面，是没有办法解决问题的。因此，必须让健保问题回归民生本质，减少政治、选举的过度干预，使全民健保制度规划与改革建立在理性分析基础上，才真正有利于维护全民健保的长远发展。

（五）积极应对人口老龄化带来的财务压力

众所周知，随着年龄的增长，身体组织机能的老化，各种疾病、慢性病随之增加，老年人的医疗需求亦呈现增长之势，因此人口老龄化必然带动医疗费用的增长。从 2014 年 2 月"卫生福利部中央健保署"更新的资料来看，近年来，台湾地区人口老化迅速，2010 年台湾 65 岁以上老年人口为 11%，依"经建会"推估，2017 年将增为 14%，达到国际上所称的老龄社会，2025 年再增为 20%，迈入超高龄社会，2060 年则将高达 42%。从全民健保的统计资料来看，65 岁以上老年人口所使用的健保资源，自 2000~2009 年增加了 89.45%，较同期整体医疗费用点数的成长率 57.39% 超出许多。[④] 台湾地区未来老龄化问题，势必给全民健保造成沉重的财务压力。如何应对，也是台湾全民健保制度可持续发展需要应对的一大难题。针对此，台湾当局规划长期照护制度，分三阶段：第一阶段为 2008 年至 2017 年推动的"长期照顾十年计划"；第二阶段为 2013 年至

---

① 台湾"立法院公报"第 82 卷第 73 期（下册），1993 年 12 月 22 日，第 509 页。

② 林建成、郑百惠：《我国健保制度改革的困境》，"财团法人国家政策研究基金会"社会（析）099-024 号，2010 年 12 月 17 日。

③ 《健保一代不如一代？》，台湾《经济日报》社论，2012 年 4 月 9 日。

④ 黄煌雄、沈美真、刘兴善：《全民健保总体检》，第 453 页。

2014年"长期照护服务法"及建置长期照护服务网；第三阶段为配合"卫生福利部"长期照护保险的办理，务使与全民健保及福利体系无缝接轨，以建构完整的社会安全网。该计划从制度设计而言，有利于减轻全民健保的财务压力，但其成效如何有待于进一步观察。

此外，医疗资源、医疗服务机构、医务人员是民众健康品质的保障。"二代健保法"实施后，是否能够纠正目前台湾地区医疗生态不均衡发展的问题，亦直接影响全民健保可持续发展。这方面大陆的相关政策值得借鉴。2009年，国务院发布的《医药卫生体制改革近期重点实施方案（2009—2011）》中，关于推进公立医院补偿机制改革方面，明确规定"对中医院（民族医院）、传染病医院、职业病防治院、精神病医院、妇产医院和儿童医院等在投入政策予以倾斜"。台湾当局亦应该有明确的政策方向，对内科、外科、妇产科、儿科等科室和地区医院给予政策上的倾斜，调整门诊与住院医疗给付比例，以维持医疗资源生态平衡，实现医疗费用分配正义，维护民众健康。

总之，二代健保是一代健保制度的延续，而不是彻底的否定，也不能指望二代健保实施后就可以一劳永逸。正如学者许淑霞比较了德国健保制度的改革历史后指出的：[①] 德国从1883年开始实施全世界第一个健保制度以来，便一直因社会经济、政治状况变动而不断被迫做改革，德国健保历史也是一连串的改革历史。台湾全民健保的命运也应该相同，将会在动态中不断改革前进。健保永续不仅仅是政府或者医疗服务提供者的责任，更不可能单靠任何改革团体的监督即能做到。[②] 台湾地区所有民众、医疗服务机构、政府、媒体、民间团体都要有"全民健保、人人有责"的深刻体认与共识，共同维护，共担责任，只有这样，全民健保才能永续下去。

---

① 张筱云：《健保改革，德国如何做到》，台湾《中国时报》，2004年12月26日（A14版）。
② 黄煌雄、沈美真、刘兴善：《全民健保总体检》，第451页。

结语：对大陆医疗保险改革的启示

自 1949 年以来，海峡两岸医疗保险制度模式走上了不同的发展道路。就祖国大陆而言，从 1949 年到 1978 年，医疗保险实行三级制：党政机关、事业单位实行公费医疗保险制度，城镇企业职工实行劳保制度，农村则实行合作医疗保险制度。这一制度对照顾绝大多数民众的基本卫生保健起了不可忽视的作用。但改革开放以来，随着社会主义市场经济的发展，原有医疗保健体制逐渐解体，加上公费医疗资源浪费严重，致使劳保、农村合作医疗保险制度难以为继。因此，从 80 年代中期以后，中国大陆医疗保险制度进入不断改革、尝试、探索的阶段。随着医疗体制改革的推进，国家对卫生事业的投入比例逐年减少，资费投入增长缓慢成了医疗体制改革的严重瓶颈。[①] 在原有医疗保险体制迅速瓦解，医疗体制尚不完善的情况下，中国大陆医疗服务的公平性、可及性、效率性均处于较低水平，百姓"看病难、看病贵"逐渐成为重大的社会问题。2000 年，世界卫生组织开始为其 191 个会员国评比健康保险系统，评比结果：法国名列第一，美国第 37 名，中国大陆第 144 名；在卫生筹资的公平性方面，中国的排名更差，排在第 188 位（倒数第 4 名）。[②] 这一排名与中国大陆经济实力逐渐增强的现实严重不协调，亦不利于社会的稳定和发展，因此医疗保险改革势在必行。

从 1994 年开始，中国大陆学习新加坡医疗储蓄账户制度的经验，试点个人账户与社会统筹账户（"统账结合"）的模式，[③] 之后逐渐在全国推展。1998 年 12 月，《国务院关于建立城镇职工基本医疗保险制度的决定》，提出下一步医疗保险改革的指导性框架。其基本思路就是建立与社会主义

---

① 〔香港〕王绍光著，何焕荣、乐园译：《政策导向、汲取能力与卫生公平》，《中国社会科学》2005 年第 6 期，第 110 页。

② "World Health Organization 2000"，转引自顾昕、高梦涛、姚洋：《诊断与处方：直面中国医疗体制改革》，北京：社会科学文献出版社，2006 年，第 13 页。

③ 统账结合医疗保险制度的保费一般是由雇主和雇员共同负担，保费被分为两个账户：个人账户和社会统筹账户。参保人的医疗服务首先由个人账户支付，然后用现金直接支付，而统筹账户主要用于大病保险。保险给付设有上下限，也就是在起付标准以下的医疗费用不予给付，由个人账户支应，如果超过最高限额，医保基金也不给付，必须自行依赖商业保险、补充性医疗保险或社会医疗救助等支应。参阅叶金川：《全民健保传奇Ⅱ》，第 154 页。

初级阶段相适应，按属地管理，用人单位和职工双方共同负担，社会统筹和个人账户相结合筹资的城镇职工基本医疗保险制度，并逐步形成包括基本医疗保险、补充医疗保险、社会医疗救助以及商业医疗保险等多层次的医疗保障体系。但 2005 年 7 月国务院发展研究中心课题组的报告《对中国医疗卫生体制改革的评价与建议》，认为此前的医疗卫生体制改革总体上讲是不成功的，问题的根源在于商业化、市场化的走向违背了医疗卫生事业发展的基本规律，城镇医疗保险制度本身存在明显缺陷，发展前景不容乐观。此后，开启了新一轮医疗制度改革，其目标是施行全民医疗保障，为下一步改革明确了方向。

2009 年，《中共中央国务院关于深化医药卫生体制改革的意见》发布，标志着中国大陆继续深化医药卫生体制改革，构建中国特色社会主义的全民医疗保障制度正式启动。近期目标是：到 2011 年，基本医疗保障制度要全面覆盖城乡居民，基本公共卫生服务得到普及，明显提高基本医疗卫生服务可及性等。中长期目标是：到 2020 年，覆盖城乡居民的基本医疗卫生制度基本建立。并提出"坚持广覆盖、保基本、可持续的原则，从重点保障大病起步，逐步向门诊小病延伸，不断提高保障水平"。2009 年 4 月，国务院出台《医药卫生体制改革近期重点实施方案（2009—2011 年）》，提出 2009~2011 年重点抓好五项改革：一是加快推进基本医疗保障制度建设，二是初步建立国家基本药物制度，三是健全基层医疗卫生服务体系，四是促进基本公共卫生服务逐步均等化，五是推进公立医院改革试点。2012 年，党的十八大报告提出，以"要提高人民健康水平"作为总要求，"健全全民医保体系，建立重特大疾病保障和救助机制"。

总体而言，中国大陆医疗保险改革的步伐不断加快，虽然有学者提出大陆在筹资模式上"借鉴国际上比较成功的经验，结合我国具体国情，在现阶段，为实现基本医疗服务的全民覆盖，尚不宜采用社会医疗保险筹资模式，而税收筹资模式是一个比较好的选择"[1]的观点，但大陆最终选择社会医疗保险方案作为医疗保险改革制度选择的模式，符合国际社会医疗保障体制发展改革的整体趋势。根据公共产品理论的分类，医疗保险产

---

[1] 李琼：《中国全民医疗保障实现路径研究》，北京：人民出版社，2009 年，第 218 页。

品、卫生保健、养老保险等属于准公共产品，[①] 其消费过程具有强烈的私人产品性质，如果政府要免费提供或象征性地收费，人们就可能过度消费该产品，[②] 因此全民免费医疗保险在中国大陆不可行，而"统账结合、低水平广覆盖、逐步提高保障水平"的基本医疗保险制度，重点解决重大疾病带来"因病而贫、因病致贫"的风险，并鼓励以补充医疗保险和商业健康保险来解决基本医疗保险难以满足不同层次医疗需求的问题，这一改革方向较符合中国大陆当前的经济社会发展水平。近年来，大陆医疗保险覆盖面不断提高。据统计，2011 年，大陆职工基本医疗保险、城镇居民基本医疗保险参保率均提高到 90% 以上，新农合参保率继续稳定在 90% 以上。[③] 到 2013 年，职工基本医疗保险、城乡居民基本医疗保险、新农合参保人数分别为 2.65 亿人、2.71 亿人、8.05 亿人，合计 13.41 亿人。同时，保费筹资标准、医疗保险保障水平、医药费报销比例不断提高。2013 年，全国各级财政对城镇居民基本医保和新农合的人均补助标准提高到 280 元，新农合政策范围内的住院费用报销比例约为 75%，城镇居民基本医保为 70%。2013 年 8 月底，城乡居民大病保险制度已在 23 个省份的 94 个统筹地区开始试点，已有 7 个省在全省推开，覆盖城乡居民 2.1 亿，累计补偿金额 6.3 亿元，[④] 部分地区已经开始实行医保门诊统筹，保障范围从住院大

---

① 在《经济学》一书中，保罗·A. 萨缪尔森（Paul A. Samuelsen）等人区分了私人物品和公共物品的属性："公共物品对私有物品在考察不同的物品时，我们发现它们具有不同的'公共'程度和'市场'程度。一种私有物品意味着我对它的消费阻止了你对它的消费，也意味着我可以排除你吃我的面包；一种公共物品意味着，其消费是非对抗的而且是非排他的。如果一种商品的什么、如何以及为谁的问题全部由非集权的市场来决定的话，那么这种商品就是一种纯粹的市场物品；反之，如果这些问题的决定是通过集体行动，比如投票而作出的，那么它就是一种集体物品。"20 世纪 70 年代以来，许多学者进一步从非排他性、非竞争性和拥挤性三个特点出发，把物品分为纯公共物品、准公共物品和纯私人物品。所谓纯公共物品，必须是对所有社会成员供给同等数量的物品，纯公共物品增加一个人消费，增加的成本为零。而介于纯公共物品与纯私人物品之间的物品被称为准公共物品，也叫混合物品或"俱乐部产品"。准公共物品通常随着消费人数的增加而具有一定程度的排他性，当消费者或使用者的数目增加到某一个值（通常被称为拥挤点）之后，每增加一个人消费，将减少原有消费者或使用者的效用，如公共池塘资源，在不能够阻止许多用户使用的意义上就具有排他性和竞争性。参阅〔美〕保罗·A. 萨缪尔森、威廉·D. 诺德豪斯（William D. Nordhaus）著，高鸿业等译：《经济学（第 12 版）》下册，北京：中国发展出版社，1992 年，第 1198 页；唐娟：《政府治理论》，北京：中国社会科学出版社，2006 年，第 51 页；许云霄编著：《公共选择理论》，第 90 页。

② 乌日图：《医疗保障制度国际比较》，第 23 页。

③ 国务院办公厅：《医药卫生体制五项重点改革 2011 年度主要工作安排》，国办发 [2011]8 号。

④ 吕诺、胡浩：《让亿万百姓病有所医——十八大以来医药卫生体制改革述评》，2013 年 11 月 6 日，新华网。

病逐步扩展到门诊常见病、多发病。随着医疗保障水平的提升，大陆民众"因病而贫"的现象得到缓解，民众满意度亦逐渐上升，这些成就值得肯定。

当然，大陆医疗保险制度改革仍然存在很多问题，如保险覆盖率尚未达到100%，医药费报销比例还有待于提高，多层次医疗保障体系条块分割、差异较大，保费筹资能力与医疗需求不断增长之间存在矛盾，人口流动常态化对医疗保险管理体制形成挑战，[①] 以及医疗费用快速增长，等等。比较而言，笔者认为，虽然两岸在医疗保险制度方面的差异在较长时段内仍将持续存在，但两岸医疗保险改革亦面临一些共性的问题，如保费负担不公、医疗费用不断上涨、保险财务收支不平衡、医疗支付标准不够科学合理等。因此，对台湾地区医疗保险制度改革的历程，包括成功的经验和存在的弊端，都应该分析探讨，并从中提炼出合理的可资吸纳和借鉴的成分，为大陆医疗保险改革提供有益的政策思路和方法。故借鉴台湾地区全民健康保险制度发展的经验，对大陆医疗保险改革发展提出以下建议：

（一）建立覆盖全民、统一、强制性的基本医疗保险制度

到目前为止，大陆初步建立了以职工基本医疗保险、城乡居民基本医疗保险、新型农村合作医疗、城乡医疗救助制度为主体的医疗保障体系，但医疗保险制度是以社会身份划定参保类别，民众自愿参加，不同保险的筹资方式、报销比例不同，不同地区间存在较大差距，这种多元分割的运行体制，增加了医疗保险的管理成本，降低了医疗保险体制的运行效率，阻碍人才流动和国有企业改革。中国台湾地区的健康保险制度实施前，存在公保、劳保、农保等13种社会保险，但这些社会保险制度之间存在缺乏公平与效率、管理机构分散、政令难以统一、财务亏损严重等问题，促使台湾当局建立了统一的全民健康保险制度，除了财务问题依然存在外，之前的很多问题迎刃而解，岛内民众纳保率超过99%，基本实现了人人享有医疗保险的目标。虽然被保险人按照职业别分为6类15目，征收不同保费，但一旦参保后，所有被保险人基本能够平等享有医疗服务。"中央健康保险署"作为唯一的保险人，对特约医疗服务机构具有较强的议价和控制能力，有利于控制医疗费用增长的速度，截至2009年，台湾地区民众医疗支出占岛内生产毛额的比率维持在7%以内。很多学者认为，大陆幅员广大，各地区、各单位差异较大，难以建立一套统一适用的医疗保险制度，国务院的相关做法亦鼓励各地探索适合当地发展的医疗保险模式，建立全民医疗保险制度。但是，从台湾地区

---

① 王虎峰主编：《医疗保障》，北京：中国人民大学出版社，2011年，第270页。

医疗保险制度发展的经验来看，未来中国大陆医疗保障制度体制应该打破城乡、职业等各种界限，逐渐建立覆盖全民、统一的基本医疗保险体制。从台湾地区全民健保制度转变过程中的路径依赖现象和福利刚性特征来看，这一改革会受到不断强化的制度惯性的阻碍，应该尽早筹划，推动城乡三元医疗保险制度融合为统一的基本医疗保险制度。

（二）实行多元支付制度

大陆以往主要采取按服务项目支付医疗费用的方式，本质上即是采取"论件计费""论量计酬"，但较易产生过度医疗消费，造成医疗资源浪费。近期的相关改革已经逐步改变这种状况。而台湾地区从全民健保制度实施以来，逐渐探讨多元付费方式，实施了"总额支付制度""住院诊断关联群"制度，并结合论人计酬、论质计酬、论病例计酬等，对控制医疗费用成长、提升医疗品质具有较好效果。同时，二代健保改革还推动"长期照护制度"，进而建立"家庭责任医师制度"，其医疗给付采取论人计酬实施原则，在某一区域内由某一医疗机构负责所有民众的所有健康问题，台湾"健保局"根据保险对象的年龄、性别、疾病等人头费，计算给付总额，由医疗机构自负盈亏。这样，有利于促使承办医疗机构尽全力照护管辖内的居民，包括预防保健服务，以增进民众健康，减少医疗支出，而医疗机构会因此获利。这些有益的探索值得大陆借鉴，以提高医疗资源使用效率。

（三）均衡医疗资源分布

医疗资源的分布状况直接影响全民健保能否顺利实施，亦关系民众能否平等地享受全民健保医疗服务。台湾全民健保制度规划和实施的过程中，从1985年到2012年共实施六期"医疗网计划"，通过不断充实基层卫生单位的医疗设备，逐渐建立"群体医疗执业中心"，鼓励公立和私立医疗机构共同提供医疗服务等配套措施，均衡医疗资源的分布，使偏远地区民众亦能够比较平等地享有全民健保医疗服务。当然，台湾地区因民众就医习惯、转诊与不转诊民众自付医疗费用差异不明显，所以转诊制度至今不成功，但台湾当局近期推动的"家庭责任医师制度"是一个新的改革方向。因此，大陆可以引以为鉴，一方面医疗保险改革与医疗体系和医药体制改革配套实施，不仅应该将全国的医疗机构层级和功能划分明确，注重基层医疗资源建设，积极培养全科医生，让患者建立对基层医疗服务的信心，为建立完善的转诊制度奠定基础；另一方面，在合理调整门诊诊疗费、手术处置费、医务人员劳务费，提供医生适当收入的前提下，逐步实行医药分业，降低药价和检验费用，真正解决看病贵、看病难的问题。值得一提的是，大陆正在推进公立医院机制改革和医药分开政策，台湾地区由于实行不科学的医疗费用支付标准，导致内、外、妇、儿等科室医生严重不足的现象，及重门诊轻住院，地区医院萎缩等医疗生态畸形发展的问题，建议大陆在制定医疗费用支付标准时，能够精算医疗成本，维持医疗生态的健康发展，更好地为民众提供医疗服务。

（四）加强卫生教育宣导，重视医疗保健服务，维护民众健康

医疗保险属于准公共品，是市场机制失灵或者部分失灵的领域，只能由政府主导，这是中外社会保障制度建设与发展进程的重要特征。[1]台湾地区全民健保是由公私立医院相互竞争，共同提供医疗服务，虽然医院诈领健保费用的情况时有发生，但整体医疗服务提供的效率和民众满意度较高。目前，大陆医疗卫生资源配置的国有化、公有化程度较高，正面临改革，应该发挥政府与市场双重机制，提供医疗服务的使用效率。在这个过程中，政府财政不仅应该扶持公立医院公益性的医疗资源，还应该加强包括县级医院、乡镇卫生院、社区卫生服务中心在内的基层医疗卫生机构建设。因为从国外的经验来看，大多数西方国家或地区，医疗服务体系常常分为初级、二级和三级三类，[2]一般呈金字塔形，基层医疗占80%，中层占15%，上层占5%。实践证明，这样每年门诊费用可以减少25%，政府总额支出可以减少15%。[3]从长远来看，政府的责任还包括提供公共卫生防疫、妇幼保健、传染病防治、健康教育等公共卫生服务，加强食品安全监督、环境污染治理，向民众宣导合理的饮食结构，鼓励民众锻炼身体，教育人们远离吸烟、酗酒、吸毒、嫖娼等有害身体健康的行为。同时，还应该发挥市场的调节作用，适当放开民间资本开办非营利医疗服务机构，有利于医疗市场竞争和方便民众就医，尤其可以满足一些民众的特殊医疗需求。当然，必须警惕私营医院的逐利行为失控必然导致医疗费用上涨的规律。美国弗吉尼亚州的退休军人医院作为一所公立医院，从服务项目收费的医疗照顾计划的医疗质量、治疗糖尿病人的情况、消费者满意度等指

---

[1] 郑功成主编：《中国社会保障改革与发展战略（总论卷）》，第16页。

[2] 初级服务主要是针对一些非急性的疾病提供一般的门诊，通常由所谓的"全科医生"（general practitioners）执业；二级服务则由医院提供，主要针对急诊、需要专科医生治疗的疾病以及需要住院治疗的重病；三级医疗服务则是针对一些特殊的疾病，提供非常专业化的特殊护理。在这一医疗体系中，全科医生往往是病人接触医疗体系的第一站，如果不经过全科医生的转诊，非急诊病人一般无法接触二级和三级医疗服务。参阅顾昕：《全球性医疗体制改革的大趋势》，《中国社会科学》2005年第6期，第124页。

[3] 台湾"立法院公报"第83卷第52期（下册），1994年7月23日，第96页。

标来看，均优于商业化医疗保健制度，^①这说明完全市场化和私营化并不是降低医疗费用上涨的"灵丹妙药"。因此，我国大陆医疗卫生体系改革，在政府主导下，建立以公立医院为主体、私立医院和诊所为辅助的医疗卫生服务体系的总体方向不应改变。

（五）审慎制定医疗保险政策，逐步制定医疗保险相关法律规范

在台湾地区全民健保规划的过程中，以及制度实施遇到困难的情况下，专家学者均能利用其专长，通过对西方国家或地区相关经验的探讨，对全民健保制度提出批评意见和整改建议。尤其是"经济建设委员会"的专家，不仅从健康保险自身发展，更从经济和社会发展的全局战略角度规划全民健保制度，为控制全民健保医疗费用总支出，促进其与社会协调发展提供了可持续运作机制。在二代健保制度规划过程中，虽然以家庭总所得为费基、"中央健保局"行政法人化、取消6类14目分类等学者专家提出的重大政策建议，并未被采纳，但是整体而言台湾相关行政部门比较重视技术官僚、专家学者的意见。且台湾地区的健康保险实施是以法律先行，"全民健康保险法"成为全民健保制度实施的法律依据，相关制度不能随意更动，提升了全民健康保险行政执行层次。

相对而言，中国大陆探索医疗保险改革采用渐进式路径，一项新政策先在部分地区试点，再扩大试点，然后在全国推广，表现出非常慎重的态度。如1989年在丹东、四平、黄石、株洲改革试点。1993年11月，中共中央十四届三中全会通过《关于建立社会主义市场经济体制若干问题的决定》，后在江西九江和江苏镇江进行试点。1996年，将试点范围扩大到上海、海南、深圳等50多个城市和地区。但到目前为止，大陆医疗保险制度改革仍处于"摸着石头过河"的阶段，尚没有医疗保障相关立法，大多以行政建议或条例规定甚至地方性规定的形式出现，差异性、变动性较大。未来在医疗保险改革制度确立后，大陆亦应制定相关医疗保险法，使医疗保险各参与方有法可依。

（六）不断完善制度，防堵财务漏洞

台湾地区全民健保制度实施过程中，亦有教训值得借鉴。如全民健保制度体系各要素——保险人、被保险人、医疗服务机构三者之间本应存在相互制约的关系，共同维护全民健保的稳定，但在现实运作过程中却存在严重的道德风险，形成恶性循环，导致健保财务危机频现。因此，"二代健保法"对于被保险人、医疗服务机构对医疗资源的使用均做了相应规定，

---

① 〔美〕菲利普·朗曼（Philip Longnan）：《最好的医疗模式——公立医院改革的美国版解决方案》，李玲等翻译，北京大学出版社，2011年，第19~21页。

以防止各方蛀蚀全民健保资源。大陆应该从中吸取教训，用完善的制度加强医疗保险机构、保险对象、医疗服务机构之间的相互制衡，建立对滥用医疗资源的保险对象和医疗服务机构进行相应惩罚的机制，医疗保险相关重要统计数据、医疗机构财务信息、重大违规信息等均应该公开接受监督，逐渐形成"全民医保、人人有责"的共识，共担责任，以维持医疗保险制度的持续、健康发展。

此外，在保费筹资方面，台湾地区二代健保实施后，除了以被保险人的薪资所得为费基外，还纳入高额奖金、兼职所得、股利所得、利息所得、租金所得等项目作为补充保费，扩大了保费来源。二代健保还明确规定，政府负担的总经费不得低于全部保费的36%。在二代健保规划过程中，家户总所得作为费基的方案虽未被采纳，但其对扩大保费收入、提高保费负担公平性是有益处的。大陆目前医疗保险费用来源较为单一，而台湾地区的实践对提高大陆医疗保险收入方面亦有可借鉴之处。

参考文献

一、文献材料

1. 台湾"中华民国年鉴社"编印：《中华民国年鉴（1951年）》，1951年8月。

2. 台湾"行政院主计处"编印：《中华民国统计年鉴》，1996年。

3. 台湾"行政院新闻局"编印：《中华民国年鉴（2003年）》，2004年。

4. 台湾"行政院主计处"编印：《中华民国统计月报》。

5. 台湾"行政院卫生署"编印：《全民健康保险医疗统计年报（1999年）》，2002年。

6. 台湾"中央健保局"编印：《全民健保统计动向》，2003年。

7. 台湾"立法院公报"1986~2004年。

8. "总统府公报"1990~2006年。

9. "行政院公报"2000~2004年。

10. 刘宁颜总纂：《重修台湾省通志》卷七·政治志·社会篇，南投市：台湾省文献委员会编印，1992年。

11. 张博雅、罗纪琼、刘素芬等著：《专业奇迹VS民众迷思——全民健康保险规划纪实》，台北：桂冠书画股份有限公司，1997年。

12. 台湾"中央信托局"编印：《中华民国公务人员保险统计》，1998年。

13. "台闽地区劳工保险局"编印：《劳工保险统计》，1992年。

14. 台湾"行政院经济建设委员会"都市及住宅发展处全民健保研究计划专案小组编印：《全民健保制度规划技术报告》，1990年。

15. 台湾"行政院经济建设委员会"全民健康保险研究计划专案小组编印：《全民健康保险制度规划报告》，1990年。

16. 二代健保规划丛书（台湾"行政院卫生署"编印：《全民健保改革综论》《全民健保财源筹措改革规划》《全民健保医疗资源配置与合理使用》《全民健保与医疗品质》《全民健保组织体制改革规划——公共行政及政策

的观点》《公民参与：审议民主的实践与全民健保政策》《全民健保机构行政法人化之研究——授予公权力之必要性及其范围》），2004 年。

二、主要报刊

（一）台湾地区

《中国时报》

《联合报》

《经济日报》

《中央日报》

《自立晚报》

《新新闻周报》

《自由中国之工业》

《经济论文丛刊》

《台湾经济论衡》

《经济前瞻》

《台湾银行季刊》

《天下杂志》

《台湾经济预测与政策》

《台湾社会学》

《思与言》

《台湾社会研究季刊》

（二）大陆

《台湾动态周刊》

《台湾研究集刊》

《台声》

《世界知识》

《中南财经政法大学学报》

《辽宁工程技术大学学报（社科版）》

《长沙民政职业技术学院学报》

《厦门大学学报（哲社版）》

三、著述

（一）台湾地区

1. 杨志良主编：《健康保险》，台北：巨流图书公司，1993年。

2. 杨志良主持：《卫生政策研究群体计划》，台湾"行政院卫生署"委托计划，计划编号：NHRI-GT-EX89P801P，执行单位：台湾大学，研究人员：江东亮、吴淑琼、张媚、郑守夏、杨铭钦。

3. 张耀懋：《全民健保：光复后最大社会工程具体实现公平与正义》，载李淑娟主编：《发现台湾公卫行脚》，台北：陈拱北预防医学基金会，2001年。

4. 台湾"行政院研究发展考核委员会"编印：《我国社会保险制度现况分析及整合问题》，1993年。

5. 郭寅生：《公务人员保险法概论》，台北：台湾学生书局，1980年。

6. 秦孝仪：《中华民国社会发展史》第三册，台北：近代中国出版社，1985年。

7. 台湾"国史馆"中华民国史社会志编纂委员会编：《中华民国史社会志（初稿)》下册，台北："国史馆"，1999年。

8. 周建卿：《中华社会福利法制史》，台北：黎明文化事业股份有限公司，1992年初版。

9. 陈国钧：《社会政策与社会立法》，台北：三民书局，1984年修订版。

10. 杨泽主编：《70年代理想继续燃烧》，台北：时报文化出版企业有限公司，1994年。

11. 台湾"行政院内政部"编印：《内政部部史》，1993年。

12. 林国明：《在威权统治的历史阴影下——全民健保与道德共同体的民主建构》，载瞿海源、顾忠华、钱永祥主编：《平等、正义与社会福利——殷海光基金会自由、平等、社会正义学术研讨会论文集3》，台北：桂冠图书股份有限公司，2002年。

13. 林国明：《民主化与社会政策的公民参与：全民健保的政策形成》，载萧新煌、林国明主编：《台湾的社会福利运动》，台北：巨流图书公司，2000年。

14. 林振辉、罗纪琼：《全民健保对所得重分配影响之分析》，载台湾

"中央研究院经济研究所"编印:《纪念邢慕寰院士——经济发展研讨会论文集》,2001年。

15.刘修如著,台湾编译馆主编:《社会政策与社会立法》下册,台北:五南图书出版公司,1984年。

16.詹中原:《民营化政策——公共行政理论与实务之分析》,台北:五南图书出版公司,1993年。

17.台湾"行政院研究发展考核委员会"编印:《我国社会福利支出之研究》,1990年。

18."政策白皮书编纂工作小组"编:《民主进步党的社会福利政策——公平正义的福利国》,台北:民主进步党中央党部,1993年。

19.风云出版社编辑委员会:《台湾社会、农民、劳工、学生问题》,风云论坛丛书38,台北:风云出版社(海外版)。

20.李国鼎:《国鼎文集之十七——经验与信仰》,台北:资讯电脑杂志社,2001年。

21.莫藜藜:《医疗福利》,台北:亚太图书出版社,2002年。

22.卢瑞芬:《全民健保经营体制之评估与研究》,台湾"中央健保局"委托研究,1999年。

23.江丙坤著,许秀珍、林美姿编:《台湾经济发展的省思与愿景》,台北:联经出版事业有限公司,2004年。

24.黄文鸿、李玉春、张鸿仁、杨铭钦、陈春山著:《全民健保:制度、法规、冲击》,台北:景泰文化出版社,1995年。

25.蓝忠孚总编辑:《全民健保之评析与展望》,台北:"国家卫生研究院",1998年。

26.《最新六法全书》,台北:三民书局股份公司,1985年。

27.陈听安:《健康保险财务与体制》,台北:三民书局股份有限公司,2003年。

28.林有土主编:《认识中华民国宪法》,台北:全华科技图书股份有限公司,2003年。

29.林腾鹞:《中华民国宪法》,台北:三民书局印行,1996年。

30.陈志华:《中华民国宪法》(增订7版),台北:三民书局股份有限公司,2005年。

31.叶金川:《全民健保传奇Ⅱ》,台北:董氏基金会,2003年。

32.法律小组编著:《医疗健保法规》,台北:五南图书出版公司,2001年。

33. 王美惠：《台湾未来热门行业——医疗保健服务业》，台北县：永汀文化出版事业有限公司，1997年。

34. 台湾"行政院卫生署中央健保局"编印：《全民健保法规要辑》，2001年。

35. 施纯仁等著，华侨协会总会主编：《复兴基地台湾之医疗保健》，台北：正中书局，1988年。

36. 朱谌：《中华民国宪法理论与制度》，台北：五南图书出版公司，1995年。

37. 邱文达主编：《医疗品质实务管理》，台北：合记图书公司，2003年。

38. 黄煌雄、沈美真、刘兴善：《全民健保总体检》，台北：五南图书出版股份有限公司，2012年。

（二）大陆

1. 崔之清主编：《台湾是中国领土不可分割的一部分》，北京：人民出版社，2001年。

2. 丁建定、魏科科：《社会福利思想》，武汉：华中科技大学出版社，2005年。

3. 吴鸣：《公共政策的经济学分析》，长沙：湖南人民出版社，2004年。

4. 郑秉文、和春雷主编：《社会保障分析导论》，当代社会保障制度研究丛书，北京：法律出版社，2001年。

5. 张蕴岭主编：《东亚经济社会发展的稳定与安全——从金融危机中得出的教训》，北京：中国社会科学出版社，2001年。

6. 刘燕生：《社会保障的起源、发展和道路选择》，当代社会保障制度研究丛书，北京：法律出版社，2001年。

7. 郑秉文、方定友、史寒冰主编：《当代东亚国家、地区社会保障制度》，当代社会保障制度研究丛书，北京：法律出版社，2002年。

8. 郭士征编著：《社会保障研究》，上海：上海财经大学出版社，2005年。

9. 许中正：《社会医疗保险：制度选择与管理模式》，北京：社会科学文献出版社，2002年。

10. 乌日图：《医疗保障制度国际比较》，北京：化学工业出版社，2003年。

11. 李国鼎：《台湾经济发展背后的政策演变》，南京：东南大学出版社，1993年。

12. 李国鼎：《台湾的都市建设与公共事业》，南京：东南大学出版社，1996年。

13. 史全生主编：《台湾经济发展的历史与现状》，南京：东南大学出版社，1992年。

14. 姜南扬：《台湾政治转型之谜》，北京：文津出版社，1993年。

15. 王建民、刘红、曾润梅：《国民党下台内幕》，北京：新华出版社，2005年。

16. 刘国深：《当代台湾政治分析》，北京：九州出版社，2002年。

17. 茅家琦主编：《80年代的台湾（1980—1989)》，郑州：河南人民出版社，1991年。

18. 张文生、王茹：《民进党选举策略研究》，北京：九州出版社，2004年。

19. 严强、魏姝编著：《东亚公共行政比较研究》，南京：南京大学出版社，2001年。

20. 施雪华：《政治现代化比较研究》，当代政治学马克思主义研究系列，武汉：武汉大学出版社，2006年。

21. 吴庚：《行政法制理论与实用》（增订8版），台湾法学研究精要丛书，北京：中国人民大学出版社，2005年。

22. 孙淑：《台湾政治制度》，南京：南京大学出版社，1993年。

23. 郝守才主编：《台湾法概论》，开封：河南大学出版社，1995年。

24. 穆怀中主编：《社会保障国际比较》，北京：中国劳动社会保障出版社，2002年。

25. 刘红：《民进党执政状况研究》，北京：九州出版社，2004年。

26. 马德普主编：《西方政治思想史》第5卷，天津：天津人民出版社，2005年。

27. 郑功成：《中国社会保障制度变迁与评估》，北京：中国人民大学出版社，2002年。

28. 顾昕、高梦涛、姚洋：《诊断与处方：直面中国医疗体制改革》，北京：社会科学文献出版社，2006年。

29. 唐娟：《政府治理论》，北京：中国社会科学出版社，2006年。

30. 许云霄编著：《公共选择理论》，北京：北京大学出版社，2006年。

31. 黎宗剑、王治超、朱铭来主编：《台湾地区全民健康保险制度研究与借鉴》，北京：中国金融出版社，2007年。

32.何俊志、任军锋、朱德米编译：《新制度主义政治学译文精选》，天津：天津人民出版社，2007年。

33.刘圣中：《历史制度主义》，上海：上海人民出版社，2010年。

34.丁纯：《世界主要医疗保障制度模式绩效比较（第二版）》，复旦大学出版社，2009年。

35.郑功成主编：《中国社会保障改革与发展战略（总论卷）》，北京：人民出版社，2011年。

36.李琼：《中国全民医疗保障实现路径研究》，北京：人民出版社，2009年。

37.王虎峰主编：《医疗保障》，北京：中国人民大学出版社，2011年，第270页。

（三）译著

1.〔美〕西奥多·W.舒尔茨著，贾湛、施伟等译：《人力投资》，北京：华夏出版社，1990年。

2.〔美〕维克托·R.福克斯著，罗汉、焦艳、朱雪琴译：《谁将生存？健康、经济学和社会选择》，上海：上海人民出版社，2000年。

3.罗兰德·斯哥等编，华迎放等译：《地球村的社会保障——全球化和社会保障面临的挑战》，北京：中国劳动社会保障出版社，2004年。

4.〔挪威〕埃克索·海特兰特、〔挪威〕斯坦·库恩、〔瑞典〕斯文·霍特著，王大波译：《职业友好福利国家：欧洲的经验》，载丁开杰、林义选编：《后福利国家》，上海：上海三联书店，2004年。

5.〔英〕安东尼·吉登斯著，郑戈译：《第三条道路——社会民主主义的复兴》，北京：北京大学出版社，2000年。

6.世界卫生组织编印：《2000年人人健康全球策略》，1981年。

7.〔瑞士〕达尔默·D.霍斯金斯等编，侯宝琴译：《21世纪初的社会保障》，北京：中国劳动社会保障出版社，2004年。

8.〔美〕尼尔·吉尔伯特编，郑秉文等译：《社会福利的目标定位——全球发展趋势与展望》，北京：中国劳动社会保障出版社，2004年。

9.〔美〕亨廷顿著，刘军宁译：《第三波——20世纪后期民主化浪潮》，上海：上海三联书店，1998年。

10.〔美〕道格拉斯·诺斯著，刘瑞华译：《制度、制度变迁与经济成就》，台北：时报文化出版企业有限公司，1994年。

11. 〔美〕F·D. 沃林斯基著，孙牧虹等译：《健康社会学》，北京：社会科学文献出版社，1999年。

12. 〔美〕查尔斯·E. 林布隆著，朱国斌译：《政策制定过程》，北京：华夏出版社，1988年。

13. 〔法〕克劳德·梅纳尔编，刘刚、冯健等译：《制度、契约与组织——从新制度经济学角度的透视》，北京：经济科学出版社，2003年。

14. 〔美〕大卫·N. 海曼著，张进昌译：《财政学理论在政策中的当代应用》（第8版），北京：北京大学出版社，2006年。

15. 〔美〕保罗·A. 萨缪尔森、威廉·D. 诺德豪斯著，高鸿业等译：《经济学（第12版）》下册，北京：中国发展出版社，1992年。

16. 〔美〕菲利普·朗曼著，李玲等译：《最好的医疗模式——公立医院改革的美国版解决方案》，北京：北京大学出版社，2011年。

四、论文

（一）硕博士论文

1. 邹佩玲：《全民健保医疗费用支付制度与医疗专业代理问题之研究》，台湾政治大学公共行政学系硕士论文，2004年。

2. 陈志丰：《现行健保体制》，台湾中山大学中山学术研究所硕士论文，2003年。

3. 李友谦：《我国职业工会组织与制度之研究——以台东县为例》，台湾东华大学公共行政硕士论文，2002年。

4. 徐广正：《三民主义劳工保险制度保障劳工生存权之研究》，台湾"中国文化大学"博士论文，1993年。

5. 黄锡星：《台湾地区农会组织转型之研究——以台湾省农会为例》，台湾政治大学社会科学学院行政管理硕士学程第二届硕士论文，2004年。

6. 王绮华：《我国农民健康保险问题之研究》，台湾政治大学风险管理与保险学系硕士论文，2002年。

7. 刘淑惠：《党国体制下全民健保政策的政治分析（1994~2000）》，台湾大学政治研究所博士论文，2002年。

8. 林洸民：《新制度主义的迷思：我国全民健保制度之分析》，台湾东海大学政治学系硕士论文，2002年。

9. 赵俊人：《全民健保"公办民营"之研究》，台湾私立东吴大学政治研究所硕士论文，1998年。

10.吴时捷：《实施门诊合理量对区域级以上医院门诊利用与费用的影响》，台湾大学公共卫生学院医疗机构管理研究所硕士论文，2004年。

11.张虎生：《实施门诊合理量对医院门诊量及门诊诊察费影响之研究——以南区健保局之区域医院为例》，台湾成功大学企业管理研究所硕士论文，2002年。

12.杨宗翰：《台湾西医诊所设置"门前药局"因素之分析》，台湾阳明大学医务管理研究所硕士论文，2005年。

13.蔡韵竹：《全民健保改革过程中的国家官僚与社会团体——以健保多元化保险人政策为例》，台湾政治大学政治学系硕士论文，2002年。

14.杨力进：《全民健保保险人与被保险人权益争议之研究》，台湾中正大学法律学研究所硕士论文，2003年。

15.廖丰亿：《行政与立法互动下的民主课责——以全民健保双涨事件为例》，台湾私立世新大学行政管理学系硕士论文，2005年。

16.张钰璇：《全民健康保险费政府补助款之研究（计划书）》，台湾大学政治学系研究所硕士论文，2004年11月27日。

17.黄丽莲：《以系统动力学研究保险人、被保险人及医疗机构之决策互动对健保财务与品质的影响》，台湾中山大学企业管理学系博士论文，2002年。

18.刘慧俐：《人口年龄组成对全民健保财务之影响》，台湾大学公共卫生学博士论文，1993年。

19.刘见祥：《我国社会保险政策与实践之研究》，台湾"中国文化大学"三民主义研究所博士论文，1991年。

20.易青：《台湾第一届"立法院"研究——兼论日本国会》，南京大学历史系博士论文，2005年。

21.刘卫东：《海峡两岸医疗保险制度之公民参与比较研究与借鉴》，南京大学社会学系公共管理硕士论文，2005年。

22.庄伟廷：《台湾全民健保制度得失论》，中国政法大学行政法学硕士论文，2007年。

23.唐绎妍：《台湾全民健康保险及其对大陆的启示》，武汉科技大学社会保障专业硕士论文，2007年。

24.何艾芸：《台湾地区社会健康保险制度之研究》，复旦大学行政管理专业硕士论文，2009年。

25.金伯营：《台湾地区全民健保制度的发展与评析》，吉林大学行政学院硕士论文，2011年。

26.赵孟捷：《从一代健保到二代健保——渐进式制度变迁论的解释》，台湾中正大学社会福利研究所硕士论文，2013年。

（二）期刊论文

1. 崔之清：《我看台湾的政党政治》，《两岸关系》2003年1月。

2. 顾昕：《全球性医疗体制改革的大趋势》，《中国社会科学》2005年第6期。

3. 覃有土、吕琳：《社会保险制度本质及具体模式探析》，《中南财经政法大学学报》2003年第2期。

4. 顾文静、穆怀中、王国辉：《法国社会保障水平的经济效应分析及启示》，《辽宁工程技术大学学报（社科版）》2005年第4期。

5. 夏学銮：《建构一种中道的社会福利体制》，《长沙民政职业技术学院学报》2004年第4期。

6. 邓利娟：《台湾经济增长速度的新转变》，《厦门大学学报（哲社版）》2002年第5期。

7. 邓利娟：《试析台湾"均富型增长模式"的改变》，《台湾研究集刊》2005年第3期。

8. 钟威：《台湾朝野的"老人年金"大战》，《台声》1995年1月。

9. 景天魁：《论底线公平》，http://www.sociology.cass.cn/shxw/shzc/t20041126_3666.htm。

10.〔香港〕王绍光著，何焕荣、乐园译：《政策导向、汲取能力与卫生公平》，《中国社会科学》2005年第6期。

11.〔德〕弗朗茨·柯尼培（Franz Knieps）：《德国医疗保险概况及现实中存在的问题》，载郑功成、贝克尔（Ulrich Becker）主编：《社会保障研究》2005年第1期。

12.罗纪琼：《浅谈国家建设六年计划有关社会福利之内容》，台湾《台湾经济预测与政策》第22卷第1期，1991年4月。

13.罗纪琼：《从社会保险到自费医疗——谈全民健保与医疗储蓄账户之结合》，台湾《自由中国之工业》第87卷第3期，1997年。

14.罗纪琼：《健康保险财务与医疗储蓄帐户》，台湾《自由中国之工业》第90卷第10期，2000年10月。

15.林国明：《到国家主义之路：路径依赖与全民健保组织体制的形成》，台湾《台湾社会学》第5期，2003年6月。

16. 林国明：《健保支票不能拿全民健康背书》，台湾《新新闻周报》第 878 期，2004 年 1 月。

17. 黄源协：《迈向全民健康保险：制度论观点的分析》，台湾《思与言》第 36 卷第 2 期，1998 年 6 月。

18. 言午：《我国民生主义的成就与发展》，台湾《宪政评论》第 16 卷第 3 期，1985 年 3 月 15 日。

19. 瞿宛文：《后威权下再论"民营化"》，台湾《台湾社会研究季刊》第 53 期，2004 年 3 月。

20. 王振寰、钱永祥：《迈向新国家？民粹威权主义的形成与民主问题》，台湾《台湾社会研究季刊》第 20 期，1995 年 8 月。

21. 民意调查：《现在，台湾最该做好的 10 件大事》，台湾《时报新闻周刊》，1986 年 6 月 14 日。

22. 吴中立：《健康保险需求与全民健保》，台湾《台湾经济预测与政策》第 19 卷第 1 期，1988 年 5 月。

23. 杨艾莉：《全民健保笨鸟乱飞》，台湾《天下杂志》，1995 年 3 月 1 日。

24. 文现深：《经建会的过去、现在与未来》，台湾《天下杂志》，1989 年 11 月 1 日。

25. 张博雅：《医生、病人都要凭良心》，台湾《天下杂志》，1991 年 12 月 1 日。

26. 吴肖琪：《全民健保推动之源始》，台湾《研考双月刊》第 24 卷第 1 期，2000 年。

27. "中央研究院经济研究所"：《全民健保给付与财源方案之比较讨论会》（1993 年 3 月 27 日），台湾《台湾经济预测与政策》第 24 卷第 1 期，1993 年。

28. 吴震宇：《期盼代表医界的中华民国全民健保基金会的成立》，台湾《当代医界》第 21 卷第 11 期，1994 年 11 月。

29. 姚明嘉：《强浪拍击全民健保》，台湾《天下杂志》，1994 年 4 月 1 日。

30. 萧文生：《论全民健保法之强制纳保制度及保费之订定》，台湾《法学丛刊》第 168 期，1997 年 10 月。

31. 吕建德：《全民健保体制改革刍议：治理组织的建立作为健保改革的核心问题》，台湾《国策专刊》第 17 卷，2001 年 5 月 1 日。

32. 张道义：《全民健保争审会的组织属性及其"访查"与"复检"的

权限》，台湾《宪政时代》第 26 卷第 4 期，2001 年 4 月。

33."内政部"：《台湾外籍配偶及大陆配偶社会福利资源手册》，台湾《妇女新知》第 252 期，2003 年 7 月。

34. 卢瑞芬、谢启瑞：《台湾医院产业的市场结构与发展趋势分析》，台湾《经济论文丛刊》第 31 辑第 1 期，2003 年 3 月。

35. 张笠云、朱永昌：《组织场域的浮现：台湾医疗产业研究》，台湾《中央研究院民族学研究集刊》第 77 期，1994 年 6 月。

36. 叶永文：《论 1970—1980 年代台湾医政关系》，台湾《思与言》第 42 卷第 3 期，2004 年 9 月。

37. 沈富雄：《论全民健保的缺失与改革》，台湾《国策期刊》第 17 期，2001 年 5 月 1 日。

38. 李昌元：《全民健保谁受益？》，台湾《中央月刊》，1995 年 4 月。

39. 邱家宜、陈静云：《健保改革大刀阔斧还是徐图缓进？》，台湾《新新闻周报》第 687 期，2000 年 5 月。

40. 邱永仁：《健保制度之危机与转机》，台湾《台湾医界》第 48 卷第 2 期，2005 年 2 月。

41. 邱永仁：《医院实施合理门诊量之探讨》，台湾《台湾医界》第 44 卷第 2 期，2001 年。

42. 张博钧：《全人照护医疗系统建置之探讨》，台湾《台湾银行季刊》第 56 卷第 1 期，2005 年 3 月。

43. 庄素玉：《全民如何抢救健保？》，台湾《天下杂志》第 320 期，2005 年 4 月 1 日。

44. 谢卿宏：《要有宏观的心才能化解健保危机》，台湾《国策专刊》，2001 年 5 月 1 日。

45. 王正：《从社会福利政策探讨政府之财政负担》，台湾《台湾银行季刊》第 45 卷第 4 期，1994 年 12 月。

46.《台大、和信两大医院院长替"医德"看诊，健保制度的"牵引"是病根》，台湾《新新闻周报》第 934 期，2005 年 2 月。

47. 黄达夫：《天下哪有白看的病》，台湾《远见杂志》，1999 年 5 月 1 日。

48. 邱花妹：《医术变算术》，台湾《天下杂志》，1998 年 7 月 1 日。

49. 薛立敏：《健保费率应否调整？》，台湾《经济前瞻》第 84 期，2002 年 11 月 5 日。

50. 赖森本、陈绫珊：《从会计观点检视我国社会保险问题（上）》，台湾《会计月刊》第229期，2004年12月。

51.社论：《全民健保法——一项划时代的社会立法》，台湾《中央月刊》，1994年8月。

52.社论：《全民健保法评析》，台湾《万国法律》第83期，1995年10月1日。

53.社论：《对全民健保制度的几点意见》，台湾《台经》第18卷第5期，1995年2月。

54.社论：《保险事业民营化——评全民健保计划》，台湾《台湾经济研究月刊》，1993年5月。

55.古允文：《民主化与社会福利：评Joseph Wong, Healthy Democracies: Welfare Politics in Taiwan and South Korea》，台湾《台湾社会学刊》，2006年第36期。

56.王丰：《全民健保——最实惠的台湾奇迹》，《南方人物周刊》，2009年第36期。

57.时晓虹等：《"路径依赖"理论新解》，《经济学家》，2014年第6期。

58.尹贻梅、刘志高、刘卫东：《路径依赖理论研究进展评析》，《外国经济与管理》，2011年第8期。

59.朱荣科、吴彦平、韩基圣：《论福利惯量》，《数量经济技术经济研究》，1997年第1期。

60.赵聚军：《福利刚性、市场、区域差距与人口结构——公共服务均等化的制约因素分析》，《天津社会科学》，2012年第2期。

61.周国端：《从国民年金制度看我国社会福利政策》，台湾《政策月刊》，1998年9月1日，第38期。

62."行政院卫生署全民健康保险医疗品质委员会"：《二代健保之论质计酬》，台湾《医疗品质杂志》，2007年第1期。

63.周菊香等：《台湾全民健保制度基本情况及启示》，台湾《医院管理论坛》，2014年第1期。

五、网站资料

"中央健保局"网站：http://www.nhi.gov.tw/
台湾博硕士论文资讯网：http://etds.ncl.edu.tw/theabs
台湾"国策专刊"：http://www.inpr.org.tw/publish/abstract.htm

台湾《自由时报》：http://www.libertytimes.com.tw/
香港凤凰卫视：http://www.phoenixtv.com/phoenixtv/
海峡之声网：http://www.vos.com.cn/

六、英文资料

1. Liu, Tsai-Ching ; Chen, Chin-Shyan, "An analysis of private health insurance purchasing decisions with national health insurance in Taiwan", *Social Science and Medicine*, Volume 55, Issue 5, September 2002.

2. Chou , Shin-Yi; Liu , Jin-Tan; Hammitt , James K, "National Health Insurance and precautionary saving: evidence from Taiwan", *Journal of Public Economics*, Volume 87, Issue 9-10, September 2003.

3. Chou, Y. J.; Staiger, Douglas, "Health insurance and female labor supply in Taiwan", *Journal of Health Economics*, Volume 20, Issue 2, March 2001.

4. Chen, Likwang; Yang, Wen-shan, Syu, Ci-Yong; Lin, Cheng-Ching, "Utilization of well-baby care visits provided by Taiwan's National Health Insurance Program", *Social Science and Medicine*, Volume 59, Issue 8, October 2004.

5. Lin, Kuo-Ming ,"From authoritarianism to statism: The politics of national health insurance in Taiwan ", Yale University, 1997.

6. Tang, Wen-hui Anna, "State, Politics, and National Health Insurance in Taiwan", *The American Asian Review*, Vol.XV, No.3, 1997.

7. Lin Chen-wei, "The policymaking process for the social security system in Taiwan: the National Health Insurance and National Pension Program", *The Developing Economies*, XL-3(September 2002).

8. Chiang, Tung-Liang, "Taiwan's 1995 health care reform", *Health Policy*, Vol.39, Issue 3, March 1997.

9. Tsung-Mei Cheng, "Taiwan's New National Health Insurance Program: Genesis and Experience So Far", *Health Aff*, 2003.

10. Joseph Wong, "Healthy Democracies: Welfare Politics in Taiwan and South Korea", Cornell University Press, 2004.

后　记

本书是在我的博士论文基础上修订而成的。书籍定稿之时，心中充满感激之情。

首先感谢我攻读博士学位的导师、南京大学历史系崔之清教授。崔老师是研究台湾问题的著名专家，治学严谨，知识渊博，学问精湛。本人资质愚钝，承蒙崔老师的点化，渐入学术的殿堂。崔老师对本书的选题、立意、大纲、资料搜集、写作均提出了宝贵意见，并付出了大量心血。书中每一章完成后，崔老师均不厌其烦地对其斟字酌句，使文章整体架构更加合理，行文更加顺畅，令学生至为钦佩和敬仰。生活和工作方面，崔老师和师母也给予学生无微不至的关照，师恩铭记于心。

感谢南京大学历史系史全生教授在学习和生活上的照顾。史老师是我硕士阶段的导师，经常询问学生论文写作、工作的事情，令学生不胜感激。还要感谢刘相平教授和李玉教授，不仅无私地提供大量参考书籍和对论文提出宝贵的修改意见，而且时常在学习和工作中予以提携，感激之情难以言表。

感谢美国德州大学奥斯汀分校历史系李怀印教授的邀请，使本人2013年有机会赴美访学一年，补充本课题研究的英文资料。与李教授的交流和聆听美国史学界的观点，开阔了我的研究视野，必将受益终身。李老师和师母的热情款待，至今记忆犹新，历历在目。

在材料搜集的过程中，特别感谢台湾大学"中国大陆研究中心"周继祥主任的邀请，使本人2012年有机会到台湾短期交流，并查阅本课题相关资料。研究中心左正东教授、林婉婷老师的周到接待铭记于心。感谢香港珠海书院历史研究所李南海博士、台湾成功大学中文系郑芳祥博士，他们无私地帮我复印、邮寄资料，从而使本书的材料能够如此丰富。感谢南京大学图书馆港台阅览室李佳老师为我查阅资料提供诸多方便。感谢首都师范大学王艳香同学、中国人民大学曹守亮和路则权同学，帮忙从北大图书馆和中国国家图书馆复印资料。由于选题相近，台湾民主自治同盟南京市委员会的刘卫东师兄也为本书提供了部分资料，一并致谢。

本书能够顺利完成，与众位同学曾经的帮助也是分不开的。由于对台湾问题研究有共同兴趣，毛文君经常与我交流台湾问题研究的动态和资料，在论文成稿后，又帮我审阅全文，并且提出诸多修改建议，使本书增色不少。祝小慧、李珍、沈茜等老同学在工作之余，帮我校对文稿。舒婧寒、郭明、周晓丹等同学则帮我修正中英文摘要。许彩丽、夏爱军、许淑杰、侯风云、钟霞、王蓓、徐向群、赵林凤等博士阶段的同学为人友善，使本人能够在和谐、融洽、相互激励的环境中完成学业。时光荏苒，同学情谊依旧。

还要感谢我的父母，他们虽然年过花甲，还是默默地帮我照看孩子，料理家务，使我可以安心撰写论文，修改书稿。感谢我的爱人吴鹏，他在我思路最困顿的时候为我指点迷津，在我骄傲的时候鞭策我，在我受到挫折的时候鼓励我。小女尚幼，我虽爱之甚切，却常感无暇亲近，待日后加倍疼惜。

本书得到 2011 年国家社科基金后期资助项目（11FZS035）基金资助，在此致谢！

深怀感恩之心，继续努力！

勇素华

2014 年 12 月于南京信息工程大学